# PRÉCIS

DE

# POLICE SANITAIRE VÉTÉRINAIRE

OU

EXPOSÉ DES MESURES SANITAIRES

APPLICABLES AUX ANIMAUX, EN FRANCE ET EN ALGÉRIE

PAR

## F. PEUCH

Professeur à l'École nationale vétérinaire de Toulouse.

## PARIS

ASSELIN ET Cⁱᵉ, ÉDITEURS

LIBRAIRES DE LA FACULTÉ DE MÉDECINE

et de la Société centrale de médecine vétérinaire

PLACE DE L'ÉCOLE-DE-MÉDECINE

1884

# PRÉCIS

DE

# POLICE SANITAIRE VÉTÉRINAIRE

*Hugon*
*vétérinaire militaire*
*au 3ᵉ ...*

9598-83. — Corbeil. Typ. et stér. Crété

# ABRÉVIATIONS EMPLOYÉES DANS CET OUVRAGE

*L.* Signifie Loi du 21 Juillet 1881.

*R.* — Règlement d'administration publique du 22 Juin 1882.

*Circ. minist.* — Circulaire ministérielle.

*Art.* — Article.

# PRÉFACE

Chargé depuis plusieurs années d'enseigner la législation sanitaire à l'École vétérinaire de Toulouse, je publie aujourd'hui ce *Précis*, qui renferme les connaissances essentielles sur la police sanitaire des animaux.

En cette matière, la loi du 21 juillet 1881 et le règlement d'administration publique du 22 juin 1882 ont introduit de nombreuses modifications dans notre anc'enne législation, afin de la mettre en harmonie avi c les principes du droit moderne et les données les plus certaines de la médecine. D'ailleurs, cette législation a été abrogée par la loi du 21 juillet 1881, qui impose à chacun de nous des obligations que nul ne doit méconnaître.

Vulgariser cette loi par une étude simple et méthodique, qui en fait connaître les préceptes, la procédure et les conséquences, tel est l'objet du présent ouvrage. De plus, il m'a paru utile de reproduire le décret du 26 décembre 1876, sur le service vétérinaire dans l'armée, en ce qui concerne les maladies contagieuses et de résumer les principales dispositions de la législation étrangère.

En conséquence, j'ai divisé ce *Précis de police sanitaire vétérinaire* en sept chapitres qui traitent successivement des notions préliminaires, de l'application de la législation sanitaire, de l'exercice de la médecine vétérinaire, du service des épizooties, des mesures sanitaires communes et des mesures sanitaires spéciales aux maladies réputées contagieuses, du service vétérinaire militaire, et de la législation étrangère.

Tel est le plan que j'ai adopté pour faciliter l'étude de notre législation sanitaire et contribuer ainsi à son utilité.

F. PEUCH.

Toulouse, 26 janvier 1884.

# PRÉCIS

DE

# POLICE SANITAIRE

## VÉTÉRINAIRE

---

## CHAPITRE PREMIER

### NOTIONS PRÉLIMINAIRES

ARTICLE 1ᵉʳ. — GÉNÉRALITÉS SUR LA POLICE SANITAIRE
VÉTÉRINAIRE.

### § 1ᵉʳ. — Définition. — But. — Importance.

*Définition.* — La police sanitaire vétérinaire est cette branche de la police générale qui s'occupe de l'application des mesures édictées par la législation sanitaire, afin de prévenir la propagation des maladies contagieuses dont les animaux peuvent être atteints.

La loi du 21 juillet 1881 sur la police sanitaire des animaux et le décret du 22 juin 1882 portant règlement d'administration publique pour l'exécution de cette loi constituent les documents essentiels de notre législation en cette matière. A ces documents s'ajoutent des circulaires ministérielles et des arrêtés de même nature, qui tracent avec précision à l'autorité administrative les règles qu'il convient d'observer dans certains cas.

*But.* — Étudier ces documents législatifs et administratifs afin d'acquérir les connaissances nécessaires pour faire une application judicieuse des mesures sanitaires qu'ils édictent, tel est le but de la police sanitaire.

Remarquons toutefois que, pour la plupart des auteurs, la police sanitaire ne comprend pas seulement l'exposé des mesures sanitaires, mais encore la description des maladies contagieuses. Nous avons pensé que ces deux parties pouvaient être examinées séparément et qu'il était plus conforme au véritable sens des mots *Police sanitaire*, de les employer pour désigner seulement l'étude méthodique de la législation sanitaire.

*Importance.* — L'importance de la police sanitaire vétérinaire se déduit de la valeur que les animaux domestiques représentent en France et qui est évaluée à *quatre milliards* de francs, du rôle du bétail en agriculture et dans l'alimentation, et de la gravité des maladies contagieuses.

On sait que les animaux domestiques forment en quelque sorte la base des opérations culturales; d'autre part, « la quantité de viande consommée en France qui, en 1855, était évaluée à 872 millions de kilogrammes, s'élevait en 1877 à 1261 millions, soit une augmentation de 40 p. 100 (1) ». Or les lois et règlements de

(1) *Revue vétérinaire,* 1883, p. 188.

police sanitaire ont pour but de protéger notre bétail contre les maladies contagieuses dont il est à tout instant menacé. Ces maladies sont généralement très graves ; elles peuvent se communiquer à un grand nombre d'animaux et constituer ainsi des *épizooties* meurtrières. Ainsi, en 1874, dans le département du Loiret, les pertes déterminées par les épizooties ont atteint 1,200,000 francs. « Une seule maladie, la péripneumonie, avait coûté, pendant la même année, au département de l'Aisne environ 150,000 francs, à celui de la Manche, 80,000 fr. » En 1870-71, la peste bovine a enlevé à notre agriculture « plus de 100,000 bêtes valant 25 millions de francs. Sur ce nombre, 58,000 ont été abattues par mesure sanitaire et ont donné lieu au paiement, par le Trésor public, d'indemnités qui se sont élevées à 10,670,000 francs (1). » Ce n'est pas seulement par les pertes pécuniaires qu'elles déterminent que les maladies contagieuses offrent de la gravité, mais encore par la funeste propriété que quelques-unes d'entre elles possèdent de se transmettre à l'homme. Tels sont, par exemple, la rage, le charbon, la morve.

A un autre point de vue, l'importance de la police sanitaire mérite d'être signalée. Il s'agit des garanties à donner aux nations voisines sur l'état sanitaire de notre bétail, afin d'assurer notre commerce d'exportation.

A ce sujet, on lit dans un rapport adressé le 24 mai 1876, par M. le ministre de l'agriculture et du commerce, au Président de la République, sur l'organisation d'un Comité consultatif des épizooties, le passage suivant : « Les départements de l'Ouest faisaient autrefois un commerce d'animaux de boucherie assez

_______

(1) Circulaire ministérielle du 1<sup>er</sup> juillet 1876. *Recueil de méd. vétér.*, 1876, p. 809.

actif avec l'Angleterre ; mais ce pays, qui s'entoure des plus grandes précautions pour prévenir l'introduction des épizooties, nous objecte *l'insuffisance de nos règlements, la négligence apportée dans leur application,* l'absence de garantie qui en résulte pour lui, et il soumet nos importations de bétail dans le Royaume-Uni à des mesures restrictives équivalant presque à une prohibition absolue.

» Depuis l'adoptton de ces mesures, nos exportations de bétail, qui étaient de 21,000 têtes en 1869 et de 38,000 en 1866, sont tombées à 2,000 têtes. Cette situation, qui provoque des plaintes légitimes, ne cessera que lorsque nous pourrons donner au gouvernement de la Grande-Bretagne la preuve que les affections contagieuses du bétail ne sont pas abandonnées à elles-mêmes chez nous. » En 1877, le chiffre des exportations s'est abaissé à 800.

Pour ces motifs et afin de prévenir l'extension de ces redoutables maladies, qui pourraient tarir l'une des sources vives de notre prospérité nationale, le législateur a édicté des mesures destinées à en arrêter la marche et en atténuer les dangers.

*Conséquences des mesures sanitaires.* — Ces mesures entraînent nécessairement des restrictions au droit de propriété, car, si ce droit permet « de jouir et de disposer des choses de la manière la plus absolue » il ne s'ensuit pas qu'il puisse s'exercer de manière à nuire à l'intérêt général. Ainsi, par exemple, le propriétaire d'un animal atteint d'une maladie contagieuse n'est point libre de le conduire où bon lui semble, attendu qu'en agissant ainsi, il causerait un préjudice à ses voisins et à la communauté, par la transmission de la maladie contagieuse dont ledit animal est affecté.

Une loi de police sanitaire doit donc être conçue de telle sorte qu'elle permette de faire une juste application du principe de droit public protecteur du droit de propriété. Pour atteindre ce but, elle doit être fondée notamment sur la connaissance complète de la contagion, c'est-à-dire la transmission d'une maladie d'un animal à l'autre.

Cette étude approfondie est du ressort de la pathologie, car elle est étroitement liée à celle des maladies contagieuses elles-mêmes. Toutefois, nous avons pensé qu'il convenait d'en esquisser ici les traits principaux comme introduction à l'étude de notre législation sanitaire.

### § 2. — Notions sommaires sur la contagion.

Le mot *contagion* est employé dans deux sens. Tantôt, il s'applique aux *maladies contagieuses*, c'est-à-dire aux maladies qui se communiquent d'un animal à l'autre, qui *se gagnent* suivant l'expression usuelle; tantôt, il s'applique à la *transmission* même de ces maladies. C'est dans ce dernier sens que ce mot est pris lorsque l'on dit *contagion immédiate, contagion médiate*, pour indiquer qu'elle a lieu par le contact direct, comme dans l'inoculation, la cohabitation, ou bien par l'intermédiaire de l'air, des aliments et des divers objets qui ont été en contact avec des animaux malades.

Quel que soit le mode suivant lequel la contagion s'effectue, elle procède toujours de l'existence d'un germe, d'un agent générateur, qui vient des animaux affectés de maladies contagieuses et qui pénètre dans l'organisme des animaux sains, lesquels deviennent malades à leur tour.

Prévenir l'introduction de ces germes dans l'économie animale, c'est à coup sûr la préserver des maladies contagieuses, puisque ces affections sont essentiellement caractérisées par la propriété de se transmettre des animaux malades aux animaux sains, par l'intermédiaire d'un germe, d'un agent vivant, qui s'introduit dans l'organisme, se multiplie et se développe aux dépens des éléments constitutifs des tissus et détermine ainsi des troubles fonctionnels constituant telle ou telle maladie contagieuse. Chacune de ces maladies résulte donc de l'action d'un germe doué de propriétés spécifiques; ce germe est pour ainsi dire l'essence de la contagion, il la constitue tout entière, et, sans lui, elle ne serait point. Ce germe a reçu les noms de *virus*, de *contage*, de *microbe*.

Or, notre législation sanitaire repose sur les données qui découlent des expériences entreprises pour déterminer la nature des maladies contagieuses, la cause intime de la virulence qui les caractérise, l'état et les propriétés de leurs agents essentiels. A cet égard, il convient d'examiner ici les résultats très importants des recherches de M. Chauveau sur la contagion.

Ces recherches ont démontré que les agents producteurs de certaines maladies (la morve, la clavelée, la vaccine, la peste bovine) sont des éléments corpusculaires, et non point des émanations gazeuses ou vaporeuses, s'échappant du corps des animaux malades; qu'en un mot, le virus est un corps solide, un germe pouvant se multiplier, et non point un corps aériforme.

D'autre part, l'observation nous a appris qu'il est des maladies dites *infectieuses*, comme le typhus des bêtes à cornes, le charbon, la clavelée, la péripneumonie contagieuse, qui se transmettent de l'animal malade à l'animal sain, alors même que le premier est placé à une certaine distance du second, tandis qu'il en est d'autres, comme la rage, la vaccine, la maladie du coït, qui ne se communiquent que par le contact immédiat du sujet malade avec le sujet sain.

Toutes les maladies contagieuses ne se transmettent donc pas avec la même facilité, et l'on conçoit déjà qu'une loi sur la police sanitaire doit tenir compte de ces différences. Mais dans quelle mesure? Si l'on admet — comme on le croit généralement aujourd'hui — que toutes les maladies contagieuses sont dues à des germes, on peut, comme l'a fait M. Chauveau, interpréter rationellement le mécanisme de la contagion à distance et en déduire les conclusions qui serviront de bases fondamentales à toute législation sanitaire. Ainsi, M. Chauveau, partant de cette donnée, que le virus n'est point un gaz, ni une vapeur, mais bien un corps solide, montre l'influence des sujets infectés sur les milieux qu'ils habitent et l'influence de ceux-ci sur les sujets sains. Pour cela, il expérimente comparativement sur deux maladies éruptives : la vaccine et la clavelée, dont les caractères extérieurs offrent une certaine analogie. — Tout le monde sait que la vaccine ne se transmet pas d'une personne à l'autre sans l'intervention de la lancette du vaccinateur; c'est là un bel exemple de contagion *immédiate*, c'est-à dire le dépôt direct du germe de la maladie dans le système circulatoire. Quant à la clavelée, c'est une maladie éruptive du mouton, qui se communique non seulement par contact immédiat, mais encore par l'intermédiaire des milieux, par l'air notammment, de telle sorte qu'un mouton devient claveleux en respirant l'air qui contient les germes de cette maladie, et en quelque sorte naturellement, sans qu'il soit nécessaire d'agir comme pour la vaccine.

Voilà donc deux maladies qui ne laissent pas que de se ressembler par l'aspect des boutons, et cependant l'une, la vaccine, n'apparaît que quand on l'inocule, tandis que l'autre, la clavelée, se développe, pour ainsi dire, d'une manière spontanée. Pourquoi ces différences? Par ses belles recherches expérimentales, M. Chauveau a établi qu'elles résultent du plus ou moins de richesse des humeurs en éléments corpusculaires. En diluant progressivement, d'une part, la lymphe vaccinale, c'est-à-dire le vaccin, et, d'autre part, le claveau, c'est-à-dire l'humeur contenue dans les boutons claveleux, il a montré que le vaccin ne prend plus, ou tout au moins très rarement, quand la dilution arrive au $1/50^e$, tandis que la clavelée s'inocule à tout coup avec une dilution au même degré, et, pour obtenir un degré d'atténuation qui rende l'inoculation à à peu près aussi incertaine qu'avec la dilution vaccinale au $1/50^e$, il faut étendre une partie de claveau dans mille cinq cents parties d'eau. On peut donc dire déjà que l'humeur claveleuse renferme trente fois plus d'éléments virulifères que la lymphe vaccinale. En outre, M. Chauveau estime que le nombre des pustules claveleuses est au moins dix fois plus considérable que celui des pustules vaccinales ; que, de plus, les premières peuvent donner dix fois plus d'humeur virulente que les secondes. Conséquemment, on arrive à cette conclusion, que les sujets clavelifères sont en mesure de céder aux milieux trois mille fois plus d'agents virulents que les sujets vaccinifères, et cela seulement par la surface cutanée.

Mais il faut considérer encore que cette voie d'excrétion (la peau) n'est pas la seule par laquelle s'échappe le germe morbide. Ainsi, le jetage nasal est doué de propriétés contagieuses très prononcées, de telle sorte qu'en tombant dans les boissons ou sur les aliments solides, il peut devenir le point de départ d'une infection par le tube digestif; ou bien ce jetage, « après s'être fixé et desséché sur quelque objet, s'en détache, par suite de frottement, sous forme de poussière qui se tient en suspension dans l'air, d'où elle envahit le poumon des individus sains. En second lieu, l'air expiré peut entraîner directement les corpuscules virulents hors du poumon malade et les disperser immédiatement dans l'atmosphère (A. Chauveau). » Rien de semblable n'existe dans la vaccine. Seules, les pustules cutanées contiennent l'humeur virulente, et encore celle-ci est-elle, comme on l'a vu, bien moins riche en éléments corpusculaires que le claveau, qui est, en outre, sécrété abondamment.

Ces faits, mis si heureusement en relief par M. Chauveau, démontrent donc que les différences observées dans le degré de contagion des maladies résultent du plus ou moins de richesse des humeurs en corpuscules virulents. « Pour expliquer l'infection des milieux, dit M. Chauveau, il n'est plus nécessaire d'invoquer une de ces causes vagues, indéterminées, mystérieuses, qui constituent ce qu'on appelle l'*influence épidémique :* à leur place s'élève la notion simple et précise d'une cause qui est exclusivement une affaire de *poids* et de *mesure*. Si un milieu dans lequel vivent des sujets atteints de telle maladie contagieuse devient infectieux, c'est qu'il est chargé d'une *grande quantité* d'agents virulents ; et il en est ainsi, non seulement parce que les sujets malades en produisent beaucoup, mais encore, et surtout peut-être, parce que le mode d'excrétion de ces agents est éminemment favorable à leur dispersion dans les milieux. » Ce passage, dans lequel se trouve résumée la pensée du savant expérimentateur lyonnais, nous indique donc par quel mécanisme s'opère l'infection des milieux habités par des sujets malades, sans qu'il soit nécessaire de faire intervenir une cause occulte qu'il ne serait pas en notre pouvoir de combattre.

Ce n'est pas seulement pendant la vie que les sujets malades répandent des germes morbides dans les milieux qui les environnent, mais encore après leur mort. Ainsi, les délicates et patientes recherches de M. Pasteur nous ont appris que la terre des fosses dans lesquelles ont été enfouis des cadavres charbonneux renferme des germes de cette maladie, alors même que l'enfouissement remonte à douze années. Et l'on conçoit que les fourrages récoltés sur ces fosses, ou dans leur voisinage immédiat, soient susceptibles de communiquer le charbon aux animaux qui en font usage, comme de nombreux faits en témoignent. Aussi le vieil adage : *Morte la bête, mort le venin*, n'est-il point applicable à la police sanitaire, et nous ajoutons que la longue durée de la vie des germes, leur conservation dans les cadavres, imposent l'obligation de détruire ceux-ci de la manière la plus complète possible, afin de prévenir le retour de ces enzooties ou épizooties charbonneuses, véritables fléaux de notre agriculture.

Ces quelques considérations sur les données les plus certaines de la science, en matière de maladies contagieuses, démontrent donc : 1° que même les maladies dont la contagion est la plus subtile, comme la peste bovine et la clavelée, ne se transmettent pas au moyen d'un gaz ou d'une vapeur, mais bien de particules solides extrêmement ténues, d'éléments corpusculaires ou germes susceptibles de se reproduire et de se multiplier dans l'organisme et d'engendrer ainsi une maladie semblable à celle qui leur a donné naissance ; 2° que cette manière de concevoir les agents de la virulence, procédant de recherches expérimentales et non de vues hypothétiques, doit servir de base à la législation sanitaire.

### § 3. — Aperçu historique sur l'ancienne législation. Ses inconvénients.

Les maladies contagieuses, notamment celles qui peuvent revêtir le caractère épizootique, c'est-à-dire affecter un très grand nombre d'animaux — comme le charbon, le typhus — ont appelé l'attention depuis les temps les plus reculés.

Ainsi les écrivains latins des premiers siècles de notre ère, Columelle, Virgile, Végèce, ont recommandé certaines mesures de police sanitaire, notamment l'isolement, l'abatage, l'enfouissement. A cette époque, on connaissait donc le caractère contagieux de quelques maladies épizootiques, et l'on prenait certaines précautions pour empêcher leur transmission aux animaux et à l'homme.

Mais ces mesures rationnelles, mises en usage chez les Romains, furent remplacées pendant le moyen âge par des pratiques superstitieuses, qui favorisaient la contagion plutôt que d'en enrayer la marche. Telles étaient par exemple, les réunions de bestiaux à la porte des églises pour les faire bénir ; l'intervention des sor-

ciers, devins, charlatans, l'emploi des amulettes, etc.
Ces pratiques, éminemment nuisibles, se perpétuè-
rent alors même que notre ancienne législation
sanitaire édictait des mesures analogues à celles qui
avaient été ordonnées en 1519 par le Sénat de Venise,
d'après les observations d'un célèbre médecin italien,
Fracastor, qui, en caractérisant la contagion et en dé-
duisant de son existence la nécessité de l'isolement, avait
posé, en 1514, les bases de la police sanitaire. C'est
que, pendant le moyen-âge et même longtemps après,
l'ignorance du peuple était profonde. Ainsi, en 1774,
lors de l'épizootie de peste bovine qui ravagea le midi
de la France, c'est-à-dire soixante ans après un arrêt
du Conseil d'État du roi (10 avril 1714), applicable à
cette maladie, il ne fallut rien moins que l'intervention
du gouvernement pour mettre un frein aux pratiques
superstitieuses qui étaient fort répandues. Faut-il dire
que, même de notre temps, la superstition règne encore dans certaines localités? Espérons que ce triste
reflet d'une époque de barbarie et d'ignorance s'effacera
de plus en plus et que l'instruction finira par pénétrer
dans le plus reculé de nos hameaux !

Notre ancienne législation sanitaire, qui a été abrogée
par la loi du 21 juillet 1881, remontait à l'année 1714
Elle se composait d'une multitude de documents très
divers élaborés par les différents pouvoirs publics qui se
sont succédé depuis cette époque jusqu'en 1878. On y
trouve des arrêts du Conseil d'État du roi (1714-1746-
1771-1774-1775-1780-1784), des arrêts de la Cour du
Parlement (1745-1778), des ordonnances royales (1739-
1763-1815), des ordonnances des généralités d'Auch et
de Bordeaux (1776), un arrêt du Directoire exécutif
(27 messidor an V), les articles 459 à 463 du Code pénal ;

des décrets (1865-1871-1876), des arrêtés ministériels (1865-1871-1876-1877-1878), la loi du 30 juin 1866.

Ces divers documents prescrivaient toutes les mesures de police sanitaire (déclaration, visite, isolement, marque, recensement, abatage, indemnité — seulement pour la peste bovine — enfouissement, équarrissage, désinfection); mais il était impossible de les appliquer d'une manière uniforme et régulière, vu les dispositions contradictoires de ces nombreux textes. Ainsi, il en était qui encourageaient la délation ; d'autres édictaient des pénalités excessives nullement en rapport avec la gravité des délits. Cette législation n'était donc plus en harmonie avec notre droit moderne. Néanmoins, et comme elle était toujours obligatoire il est arrivé, notamment en 1871 et 1872, lorsque la peste bovine sévissait en France, que des tribunaux ont appliqué dans toute leur rigueur, les dispositions pénales des anciens arrêts à des infractions que d'autres ont considérées comme de simples contraventions aux lois de police, de telle sorte que pour le même fait, l'amende a varié de 1 franc à 500 francs. La jurisprudence était donc très disparate, et l'on conçoit aisément qu'un pareil état de choses n'était pas de nature à faciliter l'application des mesures sanitaires, sans compter que la diversité des textes rendait la tâche de l'autorité administrative fort laborieuse et surtout très incertaine dans ses effets.

D'ailleurs notre ancienne législation était manifestement insuffisante en ce qui concerne l'organisation du service des épizooties et la surveillance qu'il est indispensable d'exercer à nos frontières depuis que la rapidité et la multiplicité des moyens de communication rendent plus imminents les dangers de la contagion.

Elle n'offrait non plus aux nations voisines qu'une garantie insuffisante sur l'état sanitaire de notre bétail, de telle sorte que notre commerce d'exportation était fortement éprouvé comme on l'a vu ci-dessus (p. 4). Une réforme était donc nécessaire et le législateur l'a opérée en élaborant la loi du 21 juillet 1881.

### ARTICLE II. — PRÉPARATION DE LA LOI DU 21 JUILLET 1881.

Le 24 mai 1876, un décret du Président de la République française, rendu sur la proposition de M. Teisserenc de Bort, alors ministre de l'agriculture et du commerce, instituait « un Comité consultatif des épizooties près du ministère de l'agriculture et du commerce », afin d'étudier « les réformes à introduire dans la législation relative aux épizooties, l'institution et l'organisation d'un service sanitaire ». Ce Comité se mit à l'œuvre, et M. H. Bouley, de l'Institut, inspecteur général des écoles vétérinaires, fut chargé de rédiger un rapport au ministre sur le projet de loi qu'il avait élaboré.

Ce rapport, non moins remarquable par la forme que par la solidité des motifs, est divisé en trois parties.

La première est consacrée à l'historique de notre législation sanitaire, elle renferme le résumé analytique de tous les documents édictés depuis le 10 avril 1714 jusqu'au 30 septembre 1871, afin de montrer l'évolution graduelle du système sanitaire français et de permettre d'apprécier, « au double point de vue de la justice et de l'efficacité pratique, les différentes mesures qui ont été successivement prescrites dans la série des cent soixante ans écoulés depuis l'édiction de la première d'entre elles ».

La deuxième partie démontre la nécessité d'une réforme de notre législation sanitaire, en faisant ressortir les inconvénients résultant des différences de pénalités pour une même infraction et de l'insuffisance de la loi quant à la police sanitaire à la frontière et aux garanties que les nations voisines peuvent exiger relativement à l'état sanitaire du bétail exporté.

La troisième partie du rapport dont il s'agit caractérise une loi sur la police sanitaire des animaux ; elle en fait connaître le but et les moyens. Une loi de cette nature doit, dit M. H. Bouley, « poser les principes généraux des règles qu'il convient de prescrire pour préserver la richesse publique des dommages que peuvent lui causer l'invasion et le développement des maladies contagieuses, et il est nécessaire de lui annexer un règlement d'administration publique par l'intermédiaire duquel les principes généraux établis par la loi doivent être adaptés à chacune des maladies contagieuses, suivant ce que nécessitent leur nature et les dangers qui s'y rattachent. » Cette loi, sans être limitative en principe, doit contenir une nomenclature des maladies contagieuses, afin d'offrir des règles précises aux autorités administratives. Elle doit tracer les règles générales en ce qui concerne l'organisation d'un service des épizooties à l'intérieur et à la frontière, décider dans quel cas il y a lieu d'accorder des indemnités et fixer les pénalités qu'entraînent les infractions à une loi de cette nature..Pour ces motifs généraux, le projet de loi sur la police sanitaire des animaux a été divisé en cinq titres: le premier est relatif aux maladies réputées contagieuses et aux mesures sanitaires qui leur sont applicables ; le deuxième, à l'importation des animaux ; le troisième, aux indemnités ; le quatrième, aux pénalités ; et le cinquième, aux dispositions générales. Les motifs des dispositions arrêtées sous chacun de ces titres, ont été ensuite exposés article par article. De plus, le Comité consultatif des épizooties a publié, à la suite de son rapport, les lois et règlements sur la police sanitaire dans tous les pays d'Europe.

Ainsi préparé, ce rapport a été communiqué au Conseil d'État, qui lui a fait subir quelques modifications indiquées dans l'exposé des motifs du projet de loi sur la police sanitaire, présenté au Sénat, le 4 novembre 1878, et adopté en deuxième lecture, le 15 mars 1879, à l'unanimité des votants (202) sans qu'aucun amendement ait été proposé et qu'aucune discussion se soit élevée sur l'un ou l'autre de ses articles. En outre, M. Testelin, après avoir comparé le projet soumis au Sénat à la loi anglaise sur la police sanitaire, a formulé ainsi son appréciation : « Je trouve, a dit l'honorable sénateur, que notre loi est juste, pratique, honnête et libérale, tandis que la loi anglaise est parfaitement ambiguë. »

Ce projet de loi fut ensuite soumis à l'examen de la Chambre des députés, qui nomma une commission chargée de l'examiner, et dont M. Mougeot fut le rapporteur. Cette commission s'inspirant des observations des délégués du Congrès national des vétérinaires de France, tenu à Paris en 1878, a introduit quelques modifications importantes dans le texte primitif. Ainsi l'article 3 du projet du Gouvernement et du Sénat présentait un défaut de rédaction qui pouvait avoir comme conséquence implicite d'assimiler les empiriques aux vétérinaires, attendu que le deuxième paragraphe dudit article stipulait que, non seulement les vétérinaires étaient tenus de faire la déclaration, mais encore « toutes autres personnes qui seraient appelées à soigner l'animal atteint ou suspect de maladies contagieuses. » La commission a supprimé cette partie du paragraphe deuxième et rédigé le paragraphe premier de telle sorte que la déclaration est obligatoire pour « toute personne ayant, *à quelque titre que ce soit, la charge des soins* ou la garde d'un animal atteint ou soupçonné d'être atteint d'une maladie contagieuse ». Dès lors, les empiriques n'échappent pas à cette obligation fondamentale et l'assimilation disparaît.

La commission a ajouté au projet de loi des dispositions relatives à l'exercice de la médecine vétérinaire, aux indemnités qui peuvent être allouées dans le·cas de péripneumonie ; elle a introduit diverses modifications dans la procédure et les pénalités. Ces additions et changements seront examinés dans ces chapitres de cet ouvrage qui traitent de ces différents sujets. Nous nous bornerons à constater ici que ce projet, après avoir été l'objet de divers amendements, a été adopté par la Chambre en première délibération le 8 mars 1881 et en deuxième délibération le 30 mai suivant. Il a été ensuite présenté au Sénat et converti en loi, dans la séance du 8 juillet 1881. Cette loi a été promulguée le 21 juillet 1881 et elle a été complétée par un règlement d'administration publique soumis au Conseil d'État et publié par un décret en date du 22 juin 1882.

En résumé, notre loi sanitaire repose sur les principes du droit moderne et sur les données les plus précises de la médecine en matière de contagion. C'est, en un mot, une œuvre consciencieusement étudiée, qui ne peut manquer d'être utile à la fortune publique et plus spécialement à l'agriculture, en diminuant les pertes que les maladies contagieuses lui font éprouver.

ARTICLE III. — EXPOSÉ DE LA LÉGISLATION SANITAIRE.

Notre législation sanitaire se compose de la loi du 21 juillet 1881 et du décret en date du 22 juin 1882 portant règlement d'administration publique pour son exécution. Elle comprend, en outre, divers arrêtés ministériels et des circulaires de même nature qui font connaître avec soin à l'autorité préfectorale, le rôle qu'elle doit remplir en matière de police sanitaire des animaux et les obligations qui lui incombent.

Dans cet article, nous reproduisons seulement notre loi sanitaire, attendu qu'en étudiant chaque mesure de police sanitaire, soit d'une manière générale, soit d'une manière spéciale, c'est-à-dire appliquée à chaque maladie contagieuse en particulier, nous ferons connaître, au fur et à mesure, les règles prescrites par le règlement d'administration publique et les divers arrêtés ministériels.

**Loi du 21 juillet 1881 sur la police sanitaire des animaux.**

TITRE I<sup>er</sup>. — MALADIES CONTAGIEUSES DES ANIMAUX ET MESURES SANITAIRES QUI LEUR SONT APPLICABLES.

Article premier. — Les maladies des animaux qui sont réputées contagieuses et qui donnent lieu à l'application des dispositions de la présente loi sont :

La peste bovine dans toutes les espèces de ruminants ;

La péripneumomie contagieuse dans l'espèce bovine ;

La clavelée et la gale dans les espèces ovine et caprine ;

La fièvre aphteuse dans les espèces bovine, ovine, caprine et porcine ;

La morve, le farcin, la dourine dans les espèces chevaline et asine ;

La rage et le charbon dans toutes les espèces.

Art. 2. — Un décret du Président de la République, rendu sur le raport du Ministre de l'agriculture et du commerce, après avis du Comité consultatif des épizooties, pourra ajouter à la nomenclature des maladies réputées contagieuses, dans chacune des espèces d'animaux énoncées ci-dessus, toutes autres maladies contagieuses, dénommées ou non, qui prendraient un caractère dangereux.

Les dispositions de la présente loi pourront être étendues, par un décret rendu dans la même forme, aux animaux d'espèces autres que celles ci-dessus désignées.

Art. 3. — Tout propriétaire, toute personne ayant, à quelque titre que ce soit, la charge des soins ou la garde d'un animal atteint ou soupçonné d'être atteint d'une maladie contagieuse, dans les cas prévus par les articles 1er et 2, est tenu d'en faire sur-le-champ la déclaration au Maire de la commune où se trouve cet animal.

Sont également tenus de faire cette déclaration tous les vétérinaires qui seraient appelés à le soigner.

L'animal atteint ou soupçonné d'être atteint de l'une des maladies spécifiées dans l'article 1er devra être immédiatement, et avant même que l'autorité administrative ait répondu à l'avertissement, séquestré, séparé et maintenu isolé autant que possible des autres animaux susceptibles de contracter cette maladie.

Il est interdit de le transporter avant que le vétérinaire délégué par l'Administration l'ait examiné. La même interdiction est applicable à l'enfouissement, à moins que le Maire, en cas d'urgence, n'en ait donné l'autorisation spéciale.

Art. 4. — Le Maire devra, dès qu'il aura été prévenu, s'assurer de l'accomplissement des prescriptions contenues dans l'article précédent et y pourvoir d'office, s'il y a lieu.

Aussitôt que la déclaration prescrite par le paragraphe 1er de l'article précédent a été faite, ou, à défaut de déclaration, dès qu'il a connaissance de la maladie, le Maire fait procéder sans retard à la visite de l'animal malade ou suspect par le vétérinaire chargé de ce service.

Ce vétérinaire constate et, au besoin, prescrit la complète exécution des dispositions du troisième alinéa de l'article 3 et les mesures de désinfection immédiatement nécessaires.

Dans le plus bref délai, il adresse son rapport au Préfet.

Art. 5. — Après la constatation de la maladie, le Préfet statue sur les mesures à mettre en exécution dans le cas particulier.

Il prend, s'il est nécessaire, un arrêté portant déclaration d'infection.

Cette déclaration peut entraîner, dans les localités qu'elle détermine, l'application des mesures suivantes :

1° L'isolement, la séquestration, la visite, le recensement et la marque des animaux et troupeaux dans les localités infectées ;

2° L'interdiction de ces localités ;

3° L'interdiction momentanée ou la réglementation des foires et marchés, du transport et de la circulation du bétail ;

4° La désinfection des écuries, étables, voitures ou autres moyens de transport ; la désinfection ou même la destruction des objets à l'usage des animaux malades ou qui ont été souillés par eux, et généralement des objets quelconques pouvant servir de véhicules à la contagion.

Un règlement d'administration publique déterminera celles de ces mesures qui seront applicables suivant la nature des maladies.

Art. 6. — Lorsqu'un arrêté du Préfet a constaté l'existence de la peste bovine dans une commune, les animaux qui en sont atteints et ceux de l'espèce bovine qui auraient été contaminés, alors même qu'ils ne présenteraient aucun signe apparent de maladie, sont abattus par ordre du Maire, conformément à la proposition du vétérinaire délégué et après évaluation.

Il est interdit de suspendre l'exécution desdites mesures pour traiter les animaux malades, sauf les cas et sous les conditions qui seraient spécialement déterminés par le Ministre de l'agriculture et du commerce, sur l'avis du Comité consultatif des épizooties.

Art. 7. — Dans le cas prévu par l'article précédent, les animaux malades sont abattus sur place, sauf le cas où le transport du cadavre au lieu de l'enfouissement sera déclaré par le vétérinaire plus dangereux que celui de l'animal vivant ; le transport en vue de l'abatage peut être autorisé par le Maire, conformément à l'avis du vétérinaire délégué, pour ceux qui ont été seulement contaminés.

Les animaux des espèces ovine et caprine qui ont été exposés à la contagion sont isolés et soumis aux mesures sanitaires déterminées par le règlement d'administration publique rendu pour l'exécution de la loi.

Art. 8. — Dans le cas de morve constatée, et dans le cas de farcin, de charbon, si la maladie est jugée incurable par le vétérinaire délégué, les animaux doivent être abattus sur l'ordre du Maire.

Quand il y a contestation sur la nature ou le caractère incurable de la maladie entre le vétérinaire délégué et le vétérinaire que le propriétaire aurait fait appeler, le Préfet désigne un troisième vétérinaire, conformément au rapport duquel il est statué.

Art. 9. — Dans le cas de péripneumonie contagieuse, le Préfet devra ordonner l'abatage, dans le délai de deux jours, des animaux reconnus atteints de cette maladie par le vétérinaire délégué, et l'inoculation des animaux d'espèce bovine, dans les localités reconnues infectées de cette maladie.

Le Ministre de l'agriculture et du commerce aura le droit d'ordonner l'abatage des animaux d'espèce bovine ayant été dans la même étable, ou dans le même troupeau, ou en contact avec des animaux atteints de péripneumonie contagieuse.

Art. 10. — La rage, lorsqu'elle est constatée chez les animaux de quelque espèce qu'ils soient, entraîne l'abatage, qui ne peut être différé sous aucun prétexte.

Les chiens et les chats suspects de rage doivent être immédiatement abattus. Le propriétaire de l'animal suspect est tenu, même en l'absence d'un ordre des agents de l'Administration, de pourvoir à l'accomplissement de cette prescription.

Art. 11. — Dans les épizooties de clavelée, le Préfet peut, par arrêté pris sur l'avis du Comité consultatif des épizooties, ordonner la clavelisation des troupeaux infectés.

La clavelisation ne devra pas être exécutée sans autorisation du Préfet.

Art. 12. — L'exercice de la médecine vétérinaire dans les maladies contagieuses des animaux est interdit à quiconque n'est pas pourvu du diplôme de vétérinaire.

Le Gouvernement, sur la demande des conseils généraux, pourra ajourner, par décret, dans les départements, l'exécution de cette mesure, pendant une période de six années à partir de la promulgation de la présente loi.

Art. 13. — La vente ou la mise en vente des animaux atteints ou soupçonnés d'être atteints de maladies contagieuses est interdite.

Le propriétaire ne peut s'en dessaisir que dans les conditions déterminées par le règlement d'administration publique prévu à l'article 5.

Ce règlement fixera pour chaque espèce d'animaux et de maladie le temps pendant lequel l'interdiction de vente s'appliquera aux animaux qui ont été exposés à la contagion.

Art. 14. — La chair des animaux morts de maladies contagieuses quelles qu'elles soient, ou abattus comme atteints de la peste bovine, de la morve, du farcin, du charbon et de la rage, ne peut être livrée à la consommation.

Les cadavres ou débris des animaux morts de la peste bovine et du charbon, ou ayant été abattus comme atteints de ces maladies, devront être enfouis avec la peau tailladée, à moins qu'ils ne soient envoyés à un atelier d'équarrissage régulièrement autorisé.

Les conditions dans lesquelles devront être exécutés le

transport, l'enfouissement ou la destruction des cadavres seront déterminées par le règlement d'administration publique prévu à l'article 5.

Art. 15. — La chair des animaux abattus comme ayant été en contact avec des animaux atteints [de la peste bovine peut être livrée à la consommation, mais leurs peaux, abats et issues ne peuvent être sortis du lieu de l'abatage qu'après avoir été désinfectés.

Art. 16. — Tout entrepreneur de transport par terre ou par eau qui aura transporté des bestiaux devra, en tout temps, désinfecter, dans les conditions prescrites par le règlement d'administration publique, les véhicules qui auront servi à cet usage.

TITRE II. — INDEMNITÉS.

Art. 17. — Il est alloué aux propriétaires des animaux abattus pour cause de peste bovine, en vertu de l'article 7, une indemnité des trois quarts de leur valeur avant la maladie.

Il est alloué aux propriétaires d'animaux abattus pour cause de péripneumonie contagieuse ou morts par suite de l'inoculation, en vertu de l'article 9, une indemnité ainsi réglée :

La moitié de leur valeur avant la maladie, s'ils en sont reconnus atteints ;

Les trois quarts, s'ils ont seulement été contaminés ;

La totalité, s'ils sont morts des suites de l'inoculation de la péripneumonie contagieuse.

L'indemnité à accorder ne peut dépasser la somme de 400 francs pour la moitié de la valeur de l'animal ; celle de 600 francs pour les trois quarts, et celle de 800 francs pour la totalité de sa valeur.

Art. 18. — Il n'est alloué aucune indemnité aux propriétaires d'animaux importés des pays étrangers, abattus pour cause de péripneumonie contagieuse dans les trois mois qui ont suivi leur introduction en France.

Art. 19. — Lorsque l'emploi des débris d'un animal abattu

pour cause de peste bovine ou de péripneumonie contagieuse a été autorisé pour la consommation ou un usage industriel, le propriétaire est tenu de déclarer le produit de la vente de ces débris.

Ce produit appartient au propriétaire; s'il est supérieur à la portion de la valeur laissée à sa charge, l'indemnité due par l'État est réduite de l'excédent.

Art. 20. — Avant l'exécution de l'ordre d'abatage, il est procédé à une évaluation des animaux par le vétérinaire délégué et un expert désigné par la partie.

A défaut, par la partie, de désigner un expert, le vétérinaire délégué opère seul.

Il est dressé un procès-verbal de l'expertise; le Maire et le juge de paix le contresignent et donnent leur avis.

Art. 21. — La demande d'indemnité doit être adressée au Ministre de l'agriculture et du commerce, dans le délai de trois mois, à dater du jour de l'abatage, sous peine de déchéance.

Le Ministre peut ordonner la revision des évaluations faites en vertu de l'article 20, par une commission dont il désigne les membres.

L'indemnité est fixée par le ministre, sauf recours au Conseil d'État.

Art. 22. — Toute infraction aux dispositions de la présente loi ou des règlements rendus pour son exécution peut entraîner la perte de l'indemnité prévue par l'article 17.

La décision appartiendra au Ministre, sauf recours au Conseil d'État.

Art. 23. — Il n'est alloué aucune indemnité aux propriétaires des animaux abattus par suite de maladies contagieuses, autres que la peste bovine et la péripneumonie contagieuse dans les conditions spéciales indiquées dans l'article 9.

TITRE III. — Importation et exportation des animaux.

Art. 24. — Les animaux des espèces chevaline, asine, bovine, ovine, caprine et porcine sont soumis, en tout temps, aux frais des importateurs, à une visite sanitaire au moment de leur entrée en France, soit par terre, soit par mer.

La même mesure peut être appliquée aux animaux des autres espèces, lorsqu'il y a lieu de craindre, par suite de leur introduction, l'invasion d'une maladie contagieuse.

Art. 25. — Les bureaux de douane et les ports de mer ouverts à l'importation des animaux soumis à la visite sont déterminés par décret.

Art. 26. — Le Gouvernement peut prohiber l'entrée en France, ou ordonner la mise en quarantaine, des animaux susceptibles de communiquer une maladie contagieuse, ou de tous les objets pouvant présenter le même danger.

Il peut, à la frontière, prescrire l'abatage, sans indemnité, des animaux malades ou ayant été exposés à la contagion, et, enfin, prendre toutes les mesures que la crainte de l'invasion d'une maladie rendrait nécessaires.

Art. 27. — Les mesures sanitaires à prendre à la frontière sont ordonnées par les Maires dans les communes rurales, par les commissaires de police dans les gares frontières et dans les ports de mer, conformément à l'avis du vétérinaire désigné par l'Administration pour la visite du bétail.

En attendant l'intervention de ces autorités, les agents des douanes peuvent être requis de prêter main-forte.

Art. 28. — Les municipalités des ports de mer ouverts à l'importation du bétail devront fournir des quais spéciaux de débarquement, munis des agrès nécéssaires ainsi qu'un bâtiment destiné à recevoir, à mesure du débarquement, les animaux mis en quarantaine par mesure sanitaire.

Les locaux devront être préalablement agréés par le Ministre de l'agriculture et du commerce.

Pour se rembourser de ces frais, les municipalités pourront établir des taxes spéciales sur les animaux importés.

Art. 29. — Le Gouvernement est autorisé à prescrire à la sortie les mesures nécessaires pour empêcher l'exportation des animaux atteints de maladies contagieuses.

## TITRE IV. — Pénalités.

Art. 30. — Toute infraction aux dispositions des articles 3, 5, 6, 9, 10, 11 § 2, et 12, de la présente loi, sera punie d'un emprisonnement de six jours à deux mois et d'une amende de 16 à 400 francs.

Art. 31. — Seront punis d'un emprisonnement de deux mois à six mois et d'une amende de 100 à 1,000 francs :

1° Ceux qui, au mépris des défenses de l'Administration, auront laissé leurs animaux infectés communiquer avec d'autres ;

2° Ceux qui auront vendu ou mis en vente des animaux qu'ils savaient atteints ou soupçonnés d'être atteints de maladies contagieuses ;

3° Ceux qui, sans permission de l'autorité, auront déterré ou sciemment acheté des cadavres ou débris d'animaux morts de maladies contagieuses, quelles qu'elles soient, ou abattus comme atteints de la peste bovine, du charbon, de la morve, du farcin et de la rage ;

4° Ceux qui, même avant l'arrêté d'interdiction, auront importé en France des animaux qu'ils savaient atteints de maladies contagieuses ou avoir été exposés à la contagion.

Art. 32. — Seront punis d'un emprisonnement de six mois à trois ans et d'une amende de 100 à 2,000 francs :

1° Ceux qui auront vendu ou mis en vente de la viande provenant d'animaux qu'ils savaient morts de maladies contagieuses quelles qu'elles soient, ou abattus comme atteints de la peste bovine, du charbon, de la morve, du farcin et de la rage ;

2° Ceux qui se sont rendus coupables des délits prévus par les articles précédents, s'il est résulté de ces délits une contagion parmi les autres animaux.

Art. 33. — Tout entrepreneur de transports qui aura contrevenu à l'obligation de désinfecter son matériel sera passible d'une amende de 100 francs à 1000 francs.

Il sera puni d'un emprisonnement de six jours à deux

mois, s'il est résulté de cette infraction une contagion parmi
les autres animaux.

Art. 34. — Toute infraction à la présente loi, non spécifiée dans les articles ci-dessus, sera punie de 16 francs à
400 francs d'amende. Les contraventions aux dispositions du
règlement d'administration publique rendu pour l'exécution
de la présente loi seront, suivant les cas, passibles d'une
amende de 1 franc à 200 francs, qui sera prononcée par le
juge de paix du canton.

Art. 35. — Si la condamnation pour infraction à l'une des
dispositions de la présente loi remonte à moins d'une année,
ou si cette infraction à été commise par des vétérinaires délégués, des gardes champêtres, des gardes forestiers, des
officiers de police à quelque titre que ce soit, les peines peuvent être portées au double du maximum fixé par les précédents articles.

Art. 36. — L'article 463 du Code pénal est applicable dans
tous les cas prévus par les articles du présent titre.

### TITRE V. — Dispositions générales.

Art. 37. — Les frais d'abatage, d'enfouissement, de transport, de quarantaine, de désinfection, ainsi que tous autres
frais auxquels peut donner lieu l'exécution des mesures prescrites en vertu de la présente loi, sont à la charge des propriétaires ou conducteurs d'animaux.

En cas de refus des propriétaires ou conducteurs d'animaux
de se conformer aux injonctions de l'autorité administrative,
il y est pourvu d'office à leur compte.

Les frais de ces opérations seront recouvrés sur un état
dressé par le Maire et rendu exécutoire par le Sous-Préfet.
Les oppositions seront portées devant le Juge de paix.

La désinfection des wagons de chemins de fer prescrite par
l'article 16 a lieu par les soins des compagnies ; les frais de
cette désinfection sont fixés par le Ministre des travaux publics, les compagnies entendues.

Art. 38. — Un service des épizooties est établi dans chacun des départements, en vue d'assurer l'exécution de la présente loi.

Les frais de ce service seront compris parmi les dépenses obligatoires à la charge des budgets départementaux et assimilés aux dépenses classées sous les paragraphes 1 à 4 de l'article 60 de la loi du 10 août 1871.

Art. 39. — Les communes où il existe des foires et marchés aux chevaux ou aux bestiaux seront tenues de préposer, à leurs frais et sauf à se rembourser par l'établissement d'une taxe sur les animaux amenés, un vétérinaire pour l'inspection sanitaire des animaux conduits à ces foires et marchés.

Cette dépense sera obligatoire pour la commune.

Le Gouvernement pourra, sur l'avis des conseils généraux, ajourner par décret, dans les départements, l'exécution de cette mesure pendant une période de six années, à partir du jour de la promulgation de cette loi.

Art. 40. — Le règlement d'administratration publique rendu pour l'exécution de la présente loi détermine l'organisation du Comité consultatif des épizooties institué auprès du Ministre de l'agriculture et du commerce.

Les renseignements recueillis par le Ministre au sujet des épizooties sont communiqués au Comité, qui donne son avis sur les mesures que peuvent exiger ces maladies.

Art. 41. — Sont et demeurent abrogés les articles 459, 460 et 461 du Code pénal, toutes lois et ordonnances, tous arrêts du conseil, arrêtés, décrets et règlements intervenus à quelque époque que ce soit, sur la police sanitaire des animaux.

La présente loi, délibérée et adoptée par le Sénat et par la Chambre des députés, sera exécutée comme loi de l'État.

Fait à Paris, le 21 juillet 1881.

JULES GRÉVY.

Par le Président de la République :
*Le Ministre de l'Agriculture et du Commerce,*

P. TIRARD.

# CHAPITRE II

APPLICATION DE LA LÉGISLATION SANITAIRE

L'application de la loi sur la police sanitaire des animaux, est du ressort de l'autorité administrative. En cette matière, les vétérinaires sont les conseillers naturels de l'autorité; ils ont un rôle capital à remplir. Mais, avant de le faire connaître, il convient d'examiner les différents points qui font l'objet de ce chapitre.

.ARTICLE Iᵉʳ — NOTIONS SOMMAIRES DE DROIT ADMINISTRATIF.

*Définition.* — Le droit administratif est une branche du droit public ayant pour objet l'étude des lois et actes qui déterminent les sacrifices que l'intérêt public peut exiger de l'intérêt privé pour la satisfaction des besoins généraux.

*Divisions.* — Le droit administratif, comme toute branche quelconque du droit, comprend : la règle ou le précepte, la puissance chargée de faire observer la règle, et le moyen ou procédé employé pour mettre en œuvre cette puissance afin qu'elle accomplisse son rôle. Il se divise ainsi et d'une manière générale en trois parties :

1° Les lois administratives;

2° Les autorités administratives;

2.

3° La procédure administrative.

Dans le présent ouvrage, le droit administratif est limité à l'étude : 1° de la loi du 21 juillet 1881 sur la police sanitaire des animaux ; 2° du règlement d'administration publique rendu pour son exécution (22 juin 1882) ; 3° de la circulaire ministérielle interprétative de la loi (20 août 1882) ; 4° de divers arrêtés ministériels qui précisent certains points de son application. Ces divers documents administratifs contiennent la procédure qu'il faut observer soit d'une manière générale, soit pour chaque cas en particulier. Nous ferons connaître cette procédure en étudiant les mesures de police sanitaire communes à toutes les maladies réputées contagieuses et celles qui sont édictées pour chacune de ces maladies considérées isolément. Pour le moment, nous n'aurons en vue que les autorités administratives et leurs attributions générales applicables à la police sanitaire des animaux.

*Autorités administratives.* — Sous le rapport de leur compétence territoriale et en se référant aux trois unités administratives : l'*État*, le *département* et la *commune*, qui personnifient les intérêts généraux, on distingue des autorités *centrales*, *départementales* et *communales*. Ces autorités composent :

1° L'administration *centrale ;*

2° L'administration *départementale ;*

3° L'administration *communale.*

## § 1er. — Administration centrale.

Elle est constituée par le Président de la République, les ministres, le Conseil d'État et la Cour des comptes.

*Attributions du Président de la République.* — Ces

attributions s'exercent, soit dans la sphère du pouvoir législatif, soit dans la sphère du pouvoir exécutif. Au point de vue du pouvoir *législatif*, le Président de la République a, concurremment avec les membres des deux Chambres, l'initiative des lois. (Art. 3, L. du 25 février 1875.)

Au point de vue du pouvoir *exécutif*, ses principales attributions sont indiquées dans la loi constitutionnelle du 25 février 1875. Nous nous contenterons de mentionner les deux attributions suivantes, applicables à notre sujet : il promulgue les lois lorsqu'elles ont été votées par les deux Chambres ; il surveille et assure leur exécution. Le Président de la République exerce le pouvoir exécutif notamment par des actes d'*administration* ayant pour objet de pourvoir aux différents services publics et d'assurer l'exécution des lois d'intérêt général. Ces actes administratifs portent le nom de *décrets*.

On distingue des décrets *généraux* ou *règlementaires* et des décrets *spéciaux* ou *individuels*. Les premiers sont les seuls qui nous intéressent. Ils peuvent être rendus de diverses manières, notamment par délégation de la loi, et, dans ce cas, ils doivent être délibérés en Conseil d'État. On les appelle encore *règlements d'administration publique*. Tel est, par exemple, celui du 22 juin 1882 rendu en vertu de la loi du 21 juillet 1881 sur la police sanitaire des animaux et pour l'exécution de celle-ci. L'article 2 de cette loi investit également le Président de la République du droit d'étendre, par voie de décret, les dispositions de notre loi sanitaire à d'autres maladies contagieuses et à d'autres espèces animales que celles qui sont énumérées dans l'article 1<sup>er</sup> de ladite loi. Dans ce cas, le décret règlementaire devra être rendu « sur le rapport du Ministre de l'agriculture, après avis du Comité consultatif des épizooties » (Art. 2, L. du 21 juillet 1881). Les articles 26 et 29 de cette loi confèrent encore au Gouvernement les pouvoirs les plus étendus soit pour prendre à l'entrée des animaux en France « toutes les mesures que la crainte de l'invasion d'une maladie rendrait nécessaires », soit pour prescrire à la sortie « les mesures nécessaires pour empêcher l'exportation des animaux atteints de maladies contagieuses. »

*Attributions des ministres.* — Les ministres sont les premiers auxiliaires du chef du pouvoir exécutif. Ils sont chargés : 1° de contre-signer les décrets du Président de la République et de lui adresser au besoin des rapports; 2° d'agir en leur nom personnel, en vertu de l'autorité qui leur a été déléguée. A ce dernier point de vue, les attributions des ministres se divisent en deux grandes classes : les attributions purement *administratives* et les attributions *contentieuses*. L'intérêt de cette distinction repose sur ce fait qu'il ne peut y avoir recours au Conseil d'État, à l'occasion des premières, que dans le cas d'incompétence ou d'excès de pouvoir, tandis qu'à l'occasion des secondes, il y a lieu à un recours contentieux pour simple *mal jugé*.

Les attributions administratives portent sur l'exécution de tous les actes du pouvoir exécutif. Ainsi, aux termes de l'article 102 du décret portant règlement d'administration publique, le ministre de l'agriculture est chargé de l'exécution dudit décret. Les pouvoirs confiés aux ministres s'exercent soit à l'égard des agents qui leur sont subordonnés, soit à l'égard des citoyens. Ainsi ils ont un droit d'*autorité* et de *contrôle* sur les premiers.

Leur droit d'*autorité* se manifeste par des *ordres* ou des *instructions*. Celles-ci sont des actes destinés à éclairer sur le sens et la portée d'une loi ou d'un règlement ; elles ont un caractère interprétatif. Elles sont individuelles ou collectives, et, dans ce dernier cas, on les désigne sous le nom de *circulaires*. Telle est l'instruction générale du 20 août 1882 adressée à tous les préfets afin d'appeler plus particulièrement leur attention sur les principales dispositions de notre loi sanitaire et du règlement qui la complète.

Le droit de *contrôle* des ministres leur permet d'annuler ou de réformer les actes de leurs subordonnés, soit d'office, soit sur la réclamation des particuliers. Ainsi l'article 21 de notre loi sanitaire établit que le ministre peut ordonner la revision des estimations d'animaux lorsqu'il y a lieu d'accorder des indemnités aux propriétaires.

Les *décisions* prises par les ministres constituent des *arrêtés* ayant un caractère définitif.

A l'égard des citoyens, les ministres sont les représentants légaux de l'État. A ce titre, ils font acquitter les dépenses résultant des engagements de l'État en délivrant des ordonnances de délégation ou de payement, et ils représentent l'État dans les procès administratifs devant le Conseil d'État.

Les ministres peuvent appliquer les lois aux citoyens par des arrêtés *spéciaux et individuels*, et ils peuvent également prendre des *arrêtés généraux et réglementaires* quand une disposition de loi ou de règlement d'administration publique le leur accorde. Ainsi l'article 16 de la loi oblige tous les entrepreneurs de transports de bestiaux à désinfecter les véhicules qui auront servi à cet usage, et l'article 5 du règlement d'administration publique du 22 juin 1882 pour l'exécution de la loi sur la police sanitaire, confie au ministre le soin de déterminer, sur l'avis du Comité consultatif des épizooties, les mesures de désinfection nécessaires dans tous les lieux où ont séjourné les animaux atteints de maladies contagieuses. C'est par application de ces règles qu'ont été rendus les arrêtés ministériels des 30 avril et 12 mai 1883 relatifs à la désinfection.

En matière de police sanitaire des animaux, les arrêtés ministériels ayant un caractère règlementaire sont rendus sur le rapport du directeur de l'agriculture après avis du Comité consultatif des épizooties. Ce Comité, qui est constitué près du ministre de l'agriculture, en vertu de l'article 40 de la loi du 21 juillet 1881, s'occupe de l'examen de toutes les questions de police sanitaire qui lui sont renvoyées par le ministre. La composition et les attributions de ce Comité sont déterminées par les articles 100 et 101 du règlement d'administration publique dont il sera parlé dans le chapitre III, qui traite du Service des épizooties.

Les attributions *contentieuses* des ministres s'exercent à l'occasion d'un litige administratif et lorsque les textes leur attribuent compétence. C'est ainsi qu'en matière de police sanitaire des animaux, ils sont chargés de statuer sur les demandes d'indemnité. (Art. 21 et 22, L. du 21 juillet 1881.)

Devant les ministres, les réclamations sont faites par écrit, sur timbre. Les décisions interviennent sur les rapports des bureaux. Ces décisions constituent de véritables *jugements* ayant force exécutoire et emportant hypothèque judiciaire. Toutefois il est à remarquer qu'elles sont toujours sujettes à l'appel devant le Conseil d'État. Cet appel doit, en général, être formé dans un délai de trois mois à partir de la notification de la décision attaquée.

*Attributions du Conseil d'État.* — Le Conseil d'État a des attributions *législatives, administratives* et *contentieuses*.

En matière législative, l'avis du Conseil d'État est facultatif.

En matière administrative, cet avis est nécessaire sur les règlements d'administration publique, c'est-à-dire sur des actes qui sont pour ainsi dire la continuation et l'extension de l'œuvre du législateur. C'est ainsi que le règlement d'administration publique du 22 juin 1882 n'a été décrété qu'après avis préalable du Conseil d'État.

En matière contentieuse, les attributions du Conseil d'État se réfèrent à la mission de juge. Elles supposent des réclamations qui s'appuient sur un droit méconnu et sur lesquelles le Conseil d'État est appelé à statuer comme tribunal administratif. — Ainsi il peut prononcer comme *tribunal de cassation,* sur les recours pour *incompétence* et *excès de pouvoir* contre les actes de l'autorité administrative et comme *tribunal d'appel* sur les recours formés contre les arrêtés des ministres.

Si un débat s'élève entre l'État et une partie privée, comme cela peut arriver à propos de la fixation des indemnités en matière de police sanitaire, le recours au Conseil d'État se forme par une requête signée d'un avocat au Conseil d'État. Cette requête est déposée au greffe de la section du contentieux : elle contient le nom et la demeure de la partie demanderesse, l'exposé sommaire des faits et des moyens, les conclusions, l'énonciation des pièces dont on entend se servir et qui doivent être jointes à l'appui de la requête; laquelle peut être encore complétée par un mémoire ampliatif. Le dépôt de la requête au greffe vaut signification au ministre.

L'instruction du litige administratif est dirigée par la section du contentieux qui prépare le rapport. L'affaire est ensuite jugée à l'audience publique de l'assemblée spéciale du contentieux. Les avocats présentent leurs observations orales, le maître des requêtes, commissaire du gouvernement, donne ses conclusions, et l'assemblée spéciale du Conseil d'État rend le jugement définitif. Sa décision est souveraine ; elle constitue un arrêt ayant immédiatement force exécutoire et emportant hypothèque judiciaire.

### § 2. — Administration départementale.

L'organisation de l'administration départementale repose sur la *loi du* 28 *pluviôse an VIII*, qui est fondée elle-même sur la maxime : *Agir est le fait d'un seul, délibérer est le fait de plusieurs.* — Cette loi établit les autorités suivantes :

Dans le *département*, un préfet, un conseil général et un conseil de préfecture ;

Dans l'*arrondissement*, un sous-préfet et un conseil d'arrondissement ;

Dans la *commune*, un maire et des adjoints et un conseil municipal.

*Attributions du préfet.* — Le préfet est le chef de l'administration *active* et le représentant direct du pouvoir central dans chaque département. Il remplit un rôle très important dans l'application de notre législation sanitaire. C'est ce fonctionnaire qui, après avoir reçu le rapport du vétérinaire délégué, prend un arrêté portant déclaration d'infection dans une zone territoriale du dé-

partement, plus ou moins étendue suivant les circonstances et le caractère contagieux de la maladie qu'il
s'agit de combattre. Cet arrêté préfectoral est en quelque sorte la constatation officielle de la contagion dans
les lieux qu'il détermine, et il a pour but de s'opposer à
la propagation de la maladie contagieuse signalée par le
maire et confirmée par le vétérinaire délégué.

Cet arrêté de déclaration d'infection doit être transmis « sans délai au ministre de l'agriculture, qui peut
prendre par un arrêté spécial des mesures applicables à
plusieurs départements. » (Art. 5, R. 22 juin 1882.) Cette
prescription doit être scrupuleusement observée afin
que le ministère soit tenu « constamment au courant
de la situation sanitaire du pays. » (Circ. minist.,
20 août 1882.)

C'est également le préfet qui a qualité pour donner
les ordres nécessaires dans les cas prévus par les articles 8, 9 et 11 de la loi.

C'est lui qui nomme dans son département « autant
de vétérinaires qu'il juge nécessaire pour assurer
l'exécution de la loi et des règlements sur la police sanitaire des animaux », et qui transmet leurs rapports
au ministre « avec ses observations sur la marche du
service. » (Art. 96 et 99, R. 22 juin 1882.)

Il intervient aussi d'une manière très active pour les
demandes d'indemnités, qu'il transmet au ministre de
l'agriculture avec toutes les pièces indispensables. Il
préside la Commission chargée de réviser l'estimation
des animaux, et, en cas de partage, sa voix est prépondérante. (Art. 65 et 66, R. 22 juin 1882.)

Enfin, d'une manière générale, le préfet est chargé,
dans son département, de l'exécution de toutes les me
sures sanitaires prescrites par notre législation.

### § 3. — Administration communale.

*Attributions du maire.* — Le maire reçoit la déclaration prescrite par l'article 3, de la loi ; il surveille ou fait surveiller la séquestration de l'animal malade ou suspect et même il y pourvoit d'office s'il y a lieu, en attendant l'arrivée du vétérinaire sanitaire qu'il a requis immédiatement. Après la visite du vétérinaire et si l'existence de la maladie est confirmée, il transmet « dans les vingt-quatre heures » le rapport de celui-ci au préfet, en lui faisant connaître « les mesures et les arrêtés qu'il a pris conformément à la loi sur la police sanitaire des animaux et au règlement d'administration publique. Le préfet accuse réception au maire dans le même délai ». (Art. 1, R. 22 juin 1882.)

« Les arrêtés pris par le maire sont exécutoires même avant l'approbation du préfet. (Art. 2, R.)

Dans les cas relatifs à l'abatage des animaux morveux ou enragés, à la désinfection, à la vente des débris cadavériques, aux précautions à prendre touchant le transport des animaux, à la surveillance sanitaire dont les animaux malades et suspects doivent être l'objet ; aux demandes d'indemnité, à la légalisation de certains certificats, etc., le maire donne les ordres et prend les dispositions nécessaires pour assurer l'exécution des prescriptions édictées par notre législation sanitaire.

Il est à remarquer que la loi du 21 juillet 1881, « ne touche nullement aux pouvoirs dont les maires sont investis par la loi des 16-24 août 1790. Ils restent, selon le texte de cette loi, chargés des soins de prévenir, par des précautions convenables, et de faire cesser, par des secours nécessaires, les accidents et fléaux calamiteux des épidémies et des épizooties, avec le concours des autorités départementales. » (*Rapport de M. Mougeot, à la Chambre des députés. — Motifs de l'art.* 36.)

En étudiant les mesures sanitaires communes à toutes les maladies contagieuses et celles que la loi prescrit pour chacune d'elles, nous ferons connaître avec détails les obligations qui incombent aux maires, dans l'application des mesures sanitaires.

L'autorité administrative n'a pas seule qualité pour appliquer les mesures de police sanitaire ; les directeurs des dépôts d'étalons et jumenteries de l'État, les directeurs des écoles vétérinaires, sont également investis de ce même droit, par les dispositions des articles 63 et 64 du règlement d'administration publique.

Ajoutons enfin que la loi sur la police sanitaire des animaux doit être appliquée sans hésitation et sans faiblesse, car une loi de cette nature étant naturellement protectrice, tout ce qui en amoindrit l'influence est préjudiciable à la communauté, et doit être sévèrement réprimé. La pratique de la police sanitaire n'est pas chose de sentiment, comme on l'a dit très judicieusement, et « l'expérience a appris jusqu'où peuvent conduire, dans le sens des abus, du désordre et des pertes matérielles, la tolérance des uns, les transactions des autres, la mollesse et l'indifférence de tous (1). »

Il faut donc que la loi soit appliquée avec fermeté, et que les peines qu'elle édicte soient redoutées comme un châtiment juste et mérité.

(1) *Congrès national des vétérinaires de France.* Paris, Asselin et Cie, 1879, p. 105.

ARTICLE II. — PÉNALITÉS. — JURIDICTIONS COMPÉTENTES.

Une loi de police sanitaire doit faire connaître les pénalités encourues pour infractions à ses dispositions, sous peine de rester lettre morte, attendu qu'il serait contraire au droit d'appliquer des pénalités dont le principe ne serait pas contenu dans la loi. Sans un texte précis et formel, l'autorité serait entièrement désarmée et dans l'impossibilité de faire exécuter les prescriptions sanitaires.

A cet égard, le titre IV de la loi du 21 juillet 1881, comprenant les articles 30 à 36, renferme des dispositions extrêmement importantes, qu'il ne faut jamais perdre de vue, et que nous allons examiner article par article.

Art. 30. — Toute infraction aux dispositions des articles 3 (déclaration et isolement), 5 (arrêté de déclaration d'infection), 6 (abatage dans la peste bovine et interdiction de traitement), 9 (abatage dans la péripneumonie contagieuse), 10 (abatage dans la rage), 11, § 2 (autorisation pour la clavelisation), 12 (interdiction de l'exercice de la médecine vétérinaire aux empiriques), sera punie d'un emprisonnement de six jours à deux mois et d'une amende de 16 à 400 francs.

Le Code pénal fixait à 200 francs le maximum de l'amende pour des infractions de même nature que celles qui sont stipulées ci-dessus, mais le législateur a pensé que « la valeur relative de l'argent et des animaux, le nombre ainsi que l'importance des transactions dont ils sont l'objet, s'étant profondément modifiés depuis soixante-dix ans, la répression par l'amende fixée par le Code pénal manquerait, dans certains cas, de l'efficacité qu'elle avait en 1810. » (*Rapport de M. Mougeot à la Chambre des députés. — Mars 1881.*)

Art. 31. — Cet article punit d'un emprisonnement de deux mois à six mois et d'une amende 100 à 1000 francs :

1° Ceux qui, au mépris des défenses de l'administration, auront laissé leurs animaux infectés communiquer avec d'autres ;

2° Ceux qui auraient vendu ou mis en vente des animaux qu'ils savaient atteints ou soupçonnés d'être atteints de maladies contagieuses ;

3° Ceux qui, sans permission de l'autorité, auront déterré ou sciemment acheté des cadavres ou débris d'animaux morts de maladies contagieuses quelles qu'elles soient, ou abattus comme atteints de la peste bovine, du charbon, de la morve, du farcin et de la rage ;

4° Ceux qui, même avant l'arrêté d'interdiction, auront importé en France des animaux qu'ils savaient atteints de maladies contagieuses ou avoir été exposés à la contagion.

L'élévation des peines, dit le rapporteur du projet de loi à la Chambre des députés, M. Mougeot, se justifie, pour les délits visés dans les trois premiers paragraphes, par le fait d'avoir volontairement enfreint les prescriptions les plus importantes de la loi, et, pour le délit visé dans le quatrième paragraphe, par la nécessité d'arrêter les résultats désastreux qui résulteraient de l'importation d'animaux atteints ou suspects de maladies contagieuses, achetés à vil prix dans les pays voisins.

Art. 32. — Seront punis d'un emprisonnement de six mois à trois ans et d'une amende de 100 à 2,000 francs :

1° Ceux qui auront vendu ou mis en vente de la viande provenant d'animaux qu'ils savaient morts de maladies con-

tagieuses, quelles qu'elles soient, ou abattus comme atteints
de la peste bovine, du charbon, de la morve, du farcin et de
la rage ;

2° Ceux qui se seront rendus coupables des délits prévus
par les articles précédents, s'il est résulté de ces délits une
contagion parmi les autres animaux.

Les pénalités édictées par cet article sont justifiées
par les dangers que présentent, pour la santé publique,
le maniement et la consommation de viandes provenant
d'animaux morts de maladiès contagieuses ou abattus
commè atteints des maladies ci-dessus indiquées.

Le deuxième paragraphe reproduit les dispositions
de l'article 461 du Code pénal, mais il abaisse la peine
de deux à cinq ans d'emprisonnement prévue par le
Code, à celle de six mois à trois ans.

Art. 33. — Tout entrepreneur de transports qui aura
contrevenu à l'obligation de désinfecter son matériel, sera
passible d'une amende de 100 francs à 1,000 francs.

Il sera puni d'un emprisonnement de six jours à deux
mois, s'il est résulté de cette infraction une contagion parmi
les autres animaux.

Le projet du Gouvernement punissait ce délit d'une
amende de 100 à 1,000 francs exclusivement.

Le projet adopté par le Sénat renfermait une disposition additionnelle stipulant une peine de six mois à trois
ans, dans le cas où il est résulté de cette infraction une
contagion parmi les autres animaux.

La Commission de la Chambre des députés a proposé
d'assimiler ce délit à ceux qui sont visés par l'article 30
et de fixer en conséquence la durée de l'emprisonnement de six jours à deux mois. Cette modification a été
adoptée et convertie en loi.

Art. 34. — Toute infraction aux dispositions de la présente loi, non spécifiée dans les articles ci-dessus, sera punie de 16 francs à 400 francs d'amende. Les contraventions aux dispositions du règlement d'administration publique, rendu pour l'exécution de la présente loi, seront, suivant les cas, passibles d'une amende de 1 franc à 200 francs qui sera prononcée par le juge de paix du canton.

L'article 41 de la loi abrogeant toutes les sanctions pénales prévues par la législation ancienne, il était nécessaire d'atteindre, par une disposition générale, les infractions à la loi sanitaire non spécifiées dans les articles précédents, afin que les délinquants ne pussent arguer du silence de la loi sur le fait délictueux qui leur serait reproché. D'autre part, la pénalité ne pouvant procéder que de la loi, les prescriptions du règlement d'administration publique seraient restées lettres mortes si le législateur n'avait pas édicté les peines que les infractions à cet acte administratif entraînent.

On remarquera encore que l'article 34 attribue juridiction au juge de paix au lieu de l'attribuer à la police correctionnelle pour les contraventions au règlement d'administration publique, passibles d'une amende de 1 fr. à 200 francs. C'est là une dérogation à la procédure en cette matière et qui a été introduite dans la loi d'après un amendement de M. Lorois afin de diminuer les frais qu'entraîne une poursuite devant le tribunal correctionnel. Mais il ne faudrait pas en conclure que le juge de paix, c'est-à-dire le tribunal de simple police, sera compétent dans tous les cas où il y aura lieu de prononcer une amende inférieure à 200 francs, car il est nécessaire de distinguer parmi les infractions celles qui procèdent de la violation de la loi et celles qui résultent de l'inobservation du règlement d'administration publique. Les premières sont de la compétence du tribunal correctionnel, et les secondes rentrent dans les attributions des juges de paix. A ce sujet, la circulaire ministérielle du 20 août 1882 renferme une observation très importante. Il sera nécessaire, dit le ministre, « de surveiller la rédaction des procès-verbaux et la direction qui leur sera donnée afin de prévenir les confusions qui pourraient s'établir sur la nature du fait délictueux à réprimer. Le plus souvent l'autorité administrative aura à intervenir par voie d'arrêté à l'effet de prescrire l'exécution de telle ou telle mesure prévue par la loi ou le règlement ; dans le cas de violation ou d'inobservation, l'infraction ne se rapporterait pas à l'arrêté, mais bien aux dispositions visées de la loi ou du règlement. Si j'insiste sur ce point, ajoute le ministre, c'est que des erreurs de cette nature se sont produites antérieurement et que des délinquants passibles de peines correctionnelles n'ont été punis que de peines de simple police. »

Art. 35. — Si la condamnation pour infraction à l'une des dispositions de la présente loi remonte à moins d'une année, ou si cette infraction a été commise par des vétérinaires délégués, des gardes champêtres, des gardes forestiers, des officiers de police à quelque titre que ce soit, les peines peuvent être portées au double du maximum fixé par les précédents articles.

Cet article est rédigé d'après le même esprit que l'article 462 du Code pénal. Les pénalités qu'il édicte se justifient par ce fait que les infractions ont été commises par des agents de l'administration, c'est-à-dire des personnes investies de la confiance de l'autorité, et qui avaient la mission et le devoir de faire exécuter la loi.

De plus, en étendant ces pénalités à ceux déjà con-
damnés dans le cours de l'année pour infraction à la
loi sanitaire, le législateur a voulu atteindre « toute
une classe de trafiquants interlopes qui spéculent sur
le malheur public et se font les agents de la propagation de la contagion par les actes commerciaux illicites
qu'ils commettent ». (*Rapport de M. H. Bouley.*)

Art. 36. — L'article 463 du Code pénal est applicable dans
tous les cas prévus par les articles du présent titre.

Par cette disposition, la loi donne aux tribunaux
le droit de modérer les peines en admettant des circonstances atténuantes, conformément aux dispositions
et à l'esprit de l'article 463 du Code pénal, qui établit
que « dans tous les cas où la peine de l'emprisonnement et celle de l'amende sont prononcées par le Code
pénal, si les circonstances paraissent atténuantes, les
tribunaux correctionnels sont autorisés, même en cas
de récidive, à réduire l'emprisonnement même au-
dessous de six jours, et l'amende même au-dessous de
seize francs ; ils pourront aussi prononcer séparément
l'une ou l'autre de ces peines, et même substituer l'a-
mende à l'emprisonnement, sans qu'en aucun cas, elle
puisse être au-dessous des peines de simple police. »
Ces dispositions permettent donc aux juges de pro-
portionner les peines au degré de gravité des délits, à
leur nature, leurs mobiles et leurs effets.
A ce point de vue, dit M. H. Bouley, « la loi actuelle
diffère essentiellement des anciens arrêts du Conseil,
qui défendaient aux juges d'user d'indulgence et leur
imposaient l'obligation absolue d'appliquer la peine
dans toute son intensité. Cette rigueur extrême a eu
cette conséquence que, la plupart du temps, les anciens

arrêts sont restés inappliqués, malgré la force de loi que le Code pénal leur avait reconnue, les tribunaux se refusant à se servir d'un droit dont l'application aurait trop donné raison au vieil adage : *Summum jus, summa injuria*.

En décidant que l'article 463 du Code pénal est applicable à notre loi sanitaire, le législateur de 1881 s'est inspiré de cet enseignement du passé, et, tout en édictant des pénalités rigoureuses, il a permis au juge d'en modérer l'application suivant les circonstances et de manière qu'elle n'ait rien d'excessif.

### ARTICLE III. — MALADIES CONTAGIEUSES DONNANT LIEU A L'APPLICATION DE LA LOI.

Les maladies contagieuses qui donnent lieu à l'application de notre législation sanitaire, sont énumérées dans l'article 1ᵉʳ de la loi du 21 juillet 1881. Ce sont :

La peste bovine dans toutes les espèces de ruminants ;

La péripneumonie contagieuse dans l'espèce bovine ;

La clavelée et la gale dans les espèces ovine et caprine ;

La fièvre aphteuse dans les espèces bovine, ovine, caprine et porcine ;

La morve, le farcin, la dourine dans les espèces chevaline et asine ;

La rage et le charbon dans toutes les espèces.

Ces maladies contagieuses ne sont pas les seules que l'on connaisse, mais ce sont les principales, les plus importantes, celles qui, en raison des dommages matériels qu'elles peuvent causer et des dangers que quelques-unes font courir à l'espèce humaine, doivent être soumises d'une manière permanente aux dispositions de la loi.

Mais il est à remarquer que, notre loi sanitaire n'est pas limitative en principe. Ainsi l'article 2 arme le pouvoir exécutif du droit d'ajouter « à la nomenclature des maladies réputées contagieuses, dans chacune des espèces d'animaux énoncés ci-dessus, toutes autres maladies contagieuses, dénommées ou non, qui prendraient un caractère dangereux ». Par cette disposition prévoyante, le législateur a voulu sauvegarder les intérêts des agriculteurs en se réservant de mettre à profit les progrès de la science. Qu'une maladie, comme la gale par exemple, qui ne doit être soumise aux dispositions de la loi que pour les animaux des espèces ovine et caprine, revête chez l'espèce chevaline le caractère épizootique, et l'administration pourra l'ajouter à la liste des maladies contagieuses ; ou bien encore que la contagion et la prophylaxie d'une maladie soient mieux connues qu'au moment de la promulgation de la loi, comme c'est le cas aujourd'hui pour la tuberculose de l'espèce bovine et le rouget du porc, l'administration centrale pourra, si elle le juge convenable, appliquer telle disposition de la loi qui lui paraîtra utile à l'intérêt général.

Ce n'est pas seulement sous ce rapport que la loi sanitaire est susceptible de recevoir d'importantes additions, mais encore sous celui des espèces animales qu'elle désigne. Ainsi le second alinéa de l'article 2 stipule que « *les dispositions de la présente loi pourront être étendues aux animaux d'espèces autres que celles désignées ci-dessus* », c'est-à-dire à des espèces non domestiques. L'expérience a, en effet, démontré dit

M. H. Bouley, que des maladies contagieuses des animaux domestiques pouvaient s'attaquer à des animaux sauvages tenus en captivité et à ceux qui appartiennent à des espèces peu répandues en France et dont on ne trouve des spécimens que dans les collections, dans les jardins d'acclimatation ou encore dans les cirques et les exhibitions foraines (1). Tout récemment M. L. Trasbot a démontré que le charbon bactéridien pouvait exister chez le lion (2).

C'est par voie de décret que le pouvoir exécutif peut ajouter à la loi telle maladie contagieuse et telle espèce animale qui lui paraîtraient de nature à porter atteinte à l'intérêt général. Ce décret, qui émane du Président de la République, sera rendu « *sur le rapport du ministre de l'agriculture, après avis du Comité consultatif des épizooties* ». (Art. 2 de la loi.) De plus l'article 61 du règlement d'administration publique dispose que, « *dans les cas d'urgence, un arrêté du ministre de l'agriculture, rendu après avis du Comité consultatif des épizooties, déterminera celles des dispositions contenues au présent règlement qu'il y aurait lieu d'appliquer pour combattre les maladies contagieuses qui seraient ajoutées à la nomenclature, conformément à l'article 2 de la loi sur la police sanitaire des animaux.* »

### ARTICLE IV. — APERÇU GÉNÉRAL SUR LE RÔLE DU VÉTÉRINAIRE.

En raison de ses connaissances spéciales, le vétérinaire remplit un rôle très important dans l'application de notre loi sanitaire, soit comme conseiller des pro-

______

(1) Rapport au ministre de l'agriculture. *Rec. de méd. vétér.*, 1879, p. 525.

(2) *Archives vétérinaires*, 1883, p. 641.

priétaires ou de l'autorité militaire, soit comme délégué de l'autorité administrative. C'est lui, en effet, qui peut faire connaître à ses clients ou aux chefs de corps qui le consultent, les mesures sanitaires à employer dans tel ou tel cas, les obligations qui leur incombent, les formalités qu'ils ont à remplir pour exciper de leur droit à l'indemnité, etc. C'est au vétérinaire que les autorités administratives doivent s'adresser afin d'être renseignées sur le caractère contagieux, la gravité des maladies du bétail et sur les mesures sanitaires qu'il convient de prescrire. En pareil cas, sa mission acquiert une très grande importance, car il est clair que l'autorité ne pourra faire une juste application de la loi que si elle est bien éclairée, bien conseillée. Or, les mesures de police sanitaire étant prises dans un intérêt général, peuvent porter atteinte au droit de propriété, c'est-à-dire à un droit proclamé inviolable en principe. Il faut par conséquent que l'application de ces mesures restrictives du droit de propriété soit solidement motivée et strictement conforme à l'esprit comme au texte de notre loi sanitaire.

L'étude de notre législation sanitaire s'impose donc à tous les vétérinaires d'autant plus que le législateur a consacré l'importance de nôtre profession en interdisant son exercice dans les maladies contagieuses à quiconque n'est pas pourvu du diplôme de vétérinaire et en établissant d'une manière permanente un service des épizooties, comme on le verra dans le chapitre suivant.

# CHAPITRE III

EXERCICE DE LA MÉDECINE VÉTÉRINAIRE. — SERVICE
DES ÉPIZOOTIES

ARTICLE 1<sup>er</sup>. — EXERCICE DE LA MÉDECINE VÉTÉRINAIRE.

L'exercice de la médecine vétérinaire dans les maladies
contagieuses des animaux est interdit à quiconque n'est pas
pourvu du diplôme de vétérinaire.

Le gouvernement, sur la demande des conseils généraux, pourra ajourner, par décret, dans les départements,
l'exécution de cette mesure, pendant une période de six années à partir de la promulgation de la présente loi.

Tel est le texte de l'article 12 de la loi du 21 juillet 1881.

Cet article a été introduit dans la loi par la commission nommée par la Chambre des députés pour examiner
le projet de loi qui avait été adopté en première délibération, par le Sénat. C'est à la suite d'une enquête, que
le Gouvernement et la commission précitée ont proposé
d'interdire le traitement des animaux atteints de maladies contagieuses à quiconque n'est pas pourvu du
diplôme de vétérinaire.

« Sur 75 conseils généraux, dont les délibérations sur
ce sujet sont parvenues au Gouvernement, 70 se pronon-
cent pour l'inscription de cette défense dans la loi de
police sanitaire ; 4 seulement ont émis un avis favorable
au maintien du *statu quo ;*

» 45 conseils généraux demandent l'application immédiate de cette mesure ;

» 25 expriment la crainte que le nombre des vétérinaires soit encore insuffisant pour assurer, dans toutes les éventualités, le traitement des animaux atteints de maladies contagieuses ;

» Ils demandent que l'on favorise le recrutement de nos élèves vétérinaires, par la fondation de nouvelles bourses de l'État et des départements, et paraissent disposés à demander dans leurs départements l'ajournement prévu par le deuxième paragraphe (1). »

Néanmoins le gouvernement et la Commission ont pensé avec juste raison qu'il convenait en principe d'inscrire dans la loi, l'interdiction du traitement des maladies contagieuses à quiconque n'est pas pourvu du diplôme de vétérinaire. Cette addition importante, qui complète si heureusement notre loi sanitaire, n'a pas été sanctionnée pourtant sans discussion.

Ainsi, à la Chambre des députés (séance du 8 mars 1881), M. Lorois (du Morbihan) a contesté l'utilité de cet article en arguant de l'ignorance des propriétaires sur la nature de la maladie dont leurs animaux peuvent être affectés et de la pénurie des vétérinaires.

Il a proposé de ne pas comprendre la fièvre aphtheuse parmi les maladies contagieuses dont le traitement est interdit aux empiriques, en raison de la facilité avec laquelle on guérit cette maladie.

Mais le docteur Guyot, député du Rhône, a réfuté ce système en faisant remarquer d'une part, qu'en permettant aux empiriques de soigner une maladie contagieuse, il arrivera forcément qu'ils les soigneront

(1) Rapport de M. Mougeot, député. — (*Echo des Sociétés et Associations vétérinaires*, 1881 p. 135.)

toutes, en arguant de leur ignorance ; d'autre part, que
les empiriques, en traitant les animaux atteints de maladies contagieuses, constituent « la principale cause de
la propagation de ces maladies ». Or la loi accordant
des indemnités pour deux d'entre elles, la péripneumonie contagieuse notamment, le législateur devait
s'appliquer à limiter le plus possible la contagion de
cette maladie afin de diminuer les dépenses du Trésor
public.

Après ces explications, l'article 12 a été adopté par
la Chambre des députés, en première délibération.
(Séance du 8 mars 1881). Toutefois, lors de la deuxième
délibération du projet de loi sur la police sanitaire,
au sein de cette même assemblée, le 8 mai 1881,
M. Lorois a proposé d'attribuer aux conseils généraux et non au Gouvernenent le droit d'ajourner
l'interdiction dont il s'agit ici, attendu que « les conseils généraux connaissant parfaitement les besoins de
leurs départements, sont les meilleurs juges, les vrais
juges de la question de savoir si la loi doit ou non être
appliquée ou provisoirement suspendue. » Mais M. Tirard,
ministre de l'agriculture, a répliqué fort judicieusement
que le projet en discussion, une fois converti en loi,
donnerait lieu — par les indemnités allouées — à des
dépenses considérables, qui seront payées par l'État.
Or, « il est naturel que celui qui paye soit juge des
questions soumises à son examen et de l'opportunité de
l'application des mesures prescrites dans le premier paragraphe de l'article 12 ; il faut qu'il puisse veiller au
bon emploi des fonds qu'exigera le fonctionnement de
la loi. Si les conseils généraux ou les communes four-
nissaient les fonds, je comprendrais l'objection de
M. Lorois ; mais ici, je le répète, il ne s'agit que des

dépenses faites par l'État. » Et M. le ministre a fait remarquer que la proposition de M. Lorois aurait pour conséquence « de réduire encore le rôle utile des vétérinaires, leur influence, et de maintenir dans quelques départements, pendant un temps beaucoup trop long, les immunités dont jouissent des ignorants et dont les paysans ont été trop longtemps les victimes.

Après cette argumentation que l'on ne saurait trop applaudir, car elle témoigne d'un esprit éclairé et pratique, la Chambre des députés a adopté l'article 12 tel qu'il avait été rédigé par la Commission. — A son tour, le Sénat l'a voté tel quel, et il a été ainsi converti en loi.

Par conséquent, c'est aux seules personnes munies du diplôme de vétérinaire, c'est-à-dire offrant garantie légale de capacité, qu'il appartient de traiter les animaux atteints ou suspects de maladies contagieuses.

Par ces mots : « *L'exercice de la médecine vétérinaire dans les maladies contagieuses,* » il faut entendre, non seulement le traitement des animaux atteints de maladies contagieuses, mais encore celui des animaux suspects, attendu que ces derniers peuvent être des agents actifs de la contagion et d'autant plus redoutables que l'on se méfie moins d'eux. Ce serait évidemment méconnaître l'esprit de la loi que de restreindre l'interdiction stipulée en l'article 12 aux seuls animaux reconnus atteints de maladies contagieuses, car ce serait admettre, pour cette mesure éminemment préservatrice, une exception que le législateur n'a pas faite pour les autres mesures sanitaires.

Toutefois il faut bien remarquer que l'interdiction dont il s'agit ne s'applique quant à présent qu'aux maladies réputées contagieuses par l'article 1er de la loi du 21 juillet 1881. En dehors du domaine de cette loi, l'exercice de la médecine vétérinaire est libre, au grand détriment de l'agriculture et de la fortune publique.

Les infractions aux dispositions de l'article 12 de notre loi sanitaire peuvent entraîner un emprisonnement de six jours à deux mois et une amende de 16 à 400 francs (art. 30 L.). Ces pénalités peuvent être tempérées par l'article 36 de notre loi, qui, en laissant subsister l'article 463 du code pénal, permet au juge de tenir compte, s'il y a lieu, des circonstances atténuantes.

L'interdiction de traiter les animanx atteints ou suspects de maladies contagieuses ne s'applique pas encore à tous les départements, vu le nombre insuffisant des vétérinaires. Et le gouvernement, usant du droit que la loi lui confère, a ajourné l'application de cette mesure dans plusieurs départements. — Ainsi un décret en date du 22 juin 1882 décide que l'interdiction stipulée en l'article 12 est ajournée jusqu'au 21 juillet 1887 dans les départements ci-après désignés :

Alpes (Basses-). — Alpes (Hautes-). — Alpes-Maritimes. — Ardèche. — Aude. — Corrèze. — Corse. — Côte-d'Or. — Côtes-du-Nord. — Creuse. — Dordogne. — Drôme. — Eure. — Finistère. — Gard. — Indre. — Isère. — Jura. — Loir-et-Cher. — Loire (Haute-). — Manche. — Meurthe-et-Moselle. — Meuse. — Morbihan. — Orne. — Rhin (Haut-) (partie française du). — Savoie. — Tarn. — Var. — Vaucluse. — Vienne (Haute-).

Ce décret a été critiqué par M. Quivogne, directeur du journal l'*Écho des Sociétés et Associations vétérinaires*, qui a établi par une statistique (1) que le nombre des vété-

_______

(1) Voir *Écho des Sociétés et Associations vétérinaires*, nº de juillet 1882, p. 382.

rinaires est largement suffisant dans la plupart des départements précités pour assurer l'application de la loi. D'autre part, à la suite des délibérations prises par divers conseils généraux dans leur session d'août 1882, le décret précité a été rapporté en ce qui concerne les départements de l'Ardèche, de l'Eure, de l'Isère, et de Loir-et-Cher, par un acte de même nature en date du 23 décembre 1882. En 1883, un décret, rendu le 3 juillet, fait cesser l'ajournement des prescriptions de l'article 12, dans le département de la Meuse. — Il reste encore 26 départements dans lesquels l'exercice de la médecine vétérinaire est entièrement libre. Cet état de choses est évidemment préjudiciable à l'intérêt général. On sait en effet que le traitement des maladies contagieuses par les empiriques est une des causes principales de la dispersion de ces maladies. Plus d'une fois la morve a été introduite dans une écurie par un cheval réputé guéri par un empirique, qui le traitait comme atteint de gourme ou de coryza. Des faits de même ordre ne sont pas rares non plus en ce qui concerne la péripneumonie contagieuse. Il est donc à désirer que la défense stipulée dans le premier paragraphe de l'article 12 de la loi produise ses effets dans toute l'étendue de notre territoire afin de prévenir l'extension de la contagion, conformément au vœu du législateur.

ARTICLE II. — SERVICE DES ÉPIZOOTIES.

Le service des épizooties se fait dans l'intérieur du pays et à la frontière. — Dans le présent article nous aurons en vue le service civil à l'intérieur, nous réservant de traiter, dans le chapitre IV, de la police sanitaire à la frontière, et, dans le chapitre VI, du service vétérinaire dans l'armée en ce qui concerne les maladies contagieuses.

### § 1ᵉʳ. — **Législation. — But. — Importance.**

L'article 38 de la loi du 21 juillet 1881 impose à chaque département l'obligation d'établir un service des épizooties ou service sanitaire vétérinaire. Cet article est ainsi conçu :

Un service des épizooties est établi dans chacun des départements, en vue d'assurer l'exécution de la présente loi.

Les frais de ce service seront compris parmi les dépenses obligatoires à la charge des budgets départementaux et assimilés aux dépenses classées sous les paragraphes 1ᵉʳ à 4 de l'art. 60 de la loi du 10 août 1871.

En outre, les articles 96 et 99 du règlement d'administration publique font connaître, d'une manière générale, le mode de nomination et les attributions des vétérinaires chargés de ce service.

Indépendamment de ce service, la loi a décidé en principe la création d'un Comité consultatif des épizooties auprès du ministre de l'agriculture. (Art. 40, L.) Les attributions et la composition de ce Comité sont stipulées dans les articles 100 et 101 du règlement d'administration publique.

Art. 100. — Le Comité consultatif des épizooties institué près du Ministère de l'agriculture est chargé de l'étude et de l'examen de toutes les questions qui lui sont renvoyées par le ministre, spécialement en ce qui concerne :

L'application de la législation relative aux épizooties et les modifications que l'expérience pourra démontrer nécessaires ;

L'organisation et le fonctionnement du service vétérinaire ;

Les mesures à appliquer pour prévenir et combattre les épizooties, ainsi que les mesures propres à améliorer les conditions hygiéniques des animaux.

Il rédige sur ces objets les instructions qu'il peut y avoir lieu de publier.

Il reçoit en communication les rapports du service sanitaire des départements, ainsi que les informations sur les maladies épizootiques à l'étranger, et indique ceux de ces renseignements qu'il peut être utile de livrer à la publicité.

Le Comité présente, chaque année, au Ministre un rapport général sur l'état sanitaire des animaux pendant l'année écoulée.

Art. 101. — Le Comité consultatif des épizooties est composé de seize membres.

Sont de plein droit membres du Comité:

1° Le directeur de l'agriculture ;

2° L'inspecteur général des écoles vétérinaires ;

3° L'inspecteur général des services sanitaires ;

4° Le chef du service vétérinaire, qui fait en même temps fonction de secrétaire.

Le Ministre de l'agriculture nomme les douze autres membres, qui sont renouvelables par tiers chaque année. Les membres sortants peuvent être renommés.

Le président est nommé par le Ministre.


*But.* — En établissant dans chaque département, un service vétérinaire, le législateur s'est proposé de prévenir la contagion, en confiant « à un personnel instruit et dévoué (1) », le soin « d'éclairer les autorités administratives sur l'existence des maladies contagieuses, leur nature et les prescriptions qui leur sont applicables ».

(1) Rapport de M. le Dʳ Mougeot à la Chambre des députés sur le projet de loi de police sanitaire des animaux.

*Importance.* — L'importance du service des épizooties se confond avec celle de la police sanitaire elle-même (voy. p. 2). Toutefois, il convient de mentionner ici les observations contenues dans une circulaire adressée par le ministre de l'agriculture et du commerce, le 1<sup>er</sup> juillet 1876, aux préfets. Cette instruction ministérielle avait pour but d'appeler l'attention des préfets sur l'importance et la nécessité de la création d'un service vétérinaire permanent. A ce sujet, le ministre fait remarquer que « l'action des autorités locales restera plus ou moins stérile, quelque bonne volonté qu'elles y mettent, si elles n'ont pas auprès d'elles, toujours à leur portée, la personne qui a la connaissance spéciale des choses. »

Le Comité consultatif pense, et je partage son avis, ajoute le ministre, « que le succès réside dans une organisation vétérinaire s'étendant sur tout le territoire et autant que possible uniforme. Elle est nécessaire pour que l'administration puisse exercer partout son action protectrice contre le fléau des contagions qui s'attaquent à nos espèces domestiques et que l'énergie des mesures prises d'un côté ne se trouve pas annulée par l'inertie ou l'impuissance des autorités dans les localités voisines. En pareille matière, le succès dépend, je le répète, du concours de tous les efforts. Qu'une seule voie reste ouverte à la contagion, et toutes les digues qu'on aura pu lui imposer ailleurs deviennent par cela même inutiles. »

### § 2. — Aperçu historique.

Delafond a fait connaître, dans son *Traité sur la police sanitaire des animaux domestiques*, publié en 1838, un

projet d'organisation de service d'épizooties, dû à
Hurtrel d'Arboval. D'après ce projet, le service dont
il s'agit devrait exister dans chaque département,
« qu'une maladie épizootique y règne ou non. » Il se
composerait d'un comité central général et de commissaires chargés de faire exécuter les mesures sanitaires
prescrites par les vétérinaires désignés par l'autorité.
Deux de ces fonctionnaires résideraient dans le chef-
lieu du département; d'autres, dans les sous-préfec-
tures et les chefs-lieux de cantons. — Dès qu'une maladie
épizootique serait signalée, le maire ferait prendre les
premières mesures et préviendrait « le sous-préfet qui,
sans perdre un moment, enverrait sur les lieux les
deux commissaires de son arrondissement. Ceux-ci,
après avoir prescrit les premiers moyens et pourvu à
leur exécution, sans même attendre des instructions
ultérieures, feraient de suite un rapport en double, pour
être adressé directement au comité central et en même
temps au commissaire spécial du chef-lieu du département. Ce commissaire et le vétérinaire qui lui serait
adjoint se transporteraient l'un et l'autre dans la commune infectée, y reconnaîtraient la maladie, traceraient
la marche à suivre, feraient de nouveaux voyages ou
des tournées plus ou moins fréquentes, selon l'étendue
ou les progrès du mal, et, en outre, entretiendraient
une correspondance active avec leurs délégués. Le comité, de son côté, informé à temps, s'assemblerait
extraordinairement, s'empresserait de délibérer et
d'envoyer ses instructions aux commissaires d'arrondissement et de département. »

En 1870, Urbain Leblanc publia un très remarquable
projet d'organisation du service sanitaire vétérinaire.
Après avoir fait ressortir, par l'analyse de 326 rapports

sur les épizooties adressés au ministère de l'agriculture, de 1864 à 1868, le défaut d'uniformité et l'insuffisance du service vétérinaire, ce praticien distingué proposait de remédier aux inconvénients résultant de ce fâcheux état de choses, par les dispositions suivantes :

Le meilleur moyen serait une *loi* qui instituerait un service d'hygiène vétérinaire rétribué par l'État et composé *d'autant de vétérinaires qu'il y a de cantons*. Ces vétérinaires auraient le titre de *vétérinaires cantonaux* et résideraient aux chefs-lieux de canton.

Un des vétérinaires cantonaux de chaque arrondissement et étant domicilié au chef-lieu de l'arrondissement, aurait le titre de *vétérinaire d'arrondissement*.

Un des vétérinaires cantonaux de chaque département et habitant le chef-lieu du département aurait le titre de *vétérinaire départemental*.

Cinq vétérinaires au moins, résidant dans la capitale, feraient partie d'une commission et auraient le titre de *membres de la commission des enzooties et des épizooties*.

*Chaque vétérinaire cantonal* serait chargé :

*A.* De surveiller l'état sanitaire de sa circonscription, et, en cas de maladie contagieuse, en cas d'enzootie ou d'épizootie, dont il aurait eu connaissance d'une manière quelconque, d'en prévenir l'autorité compétente, afin de provoquer l'application des mesures sanitaires prescrites par les lois, arrêts ou règlements.

*B.* D'assister à toutes les réunions où l'on rassemblerait des animaux, comme aux foires et aux marchés.

*C.* D'inspecter les animaux vivants et les viandes destinées à la consommation alimentaire.

*D.* De reccueillir tous les éléments nécessaires à une statistique exacte du nombre et de la valeur des animaux domestiques vivants, des animaux sains et des animaux malades, avec indication des maladies, des animaux *morts natu-*

*rellement*, avec indication de l'importance des pertes occasionnées par ce genre de mort, et enfin, avec indication des causes de mort et des moyens qui ont été employés pour prévenir cette mort.

*E.* De rédiger, à la fin de chaque année et, au plus tard, avant le 15 janvier de l'année suivante, un rapport très circonstancié, très explicite, terminé par un tableau récapitulatif d'*un modèle uniforme* pour toute la France, et rendant compte de la mission qui lui a été confiée, rapport qui devra être écrit sur un registre déposé à la mairie du chef-lieu de canton et dont une copie devra être adressée au sous-préfet, qui la fera remettre à un vétérinaire habitant le chef-lieu d'arrondissement et qui aura le titre de *vétérinaire d'arrondissement*.

» *F.* De faire des conférences publiques et gratuites sur l'hygiène le plus souvent qu'il pourra.

» *Le vétérinaire d'arrondissement* aura pour mission d'analyser les rapports particuliers des vétérinaires cantonaux, de les résumer, avec quelques détails cependant, dans un nouveau rapport, toujours avec un tableau récapitulatif terminal du *modèle uniforme* adopté pour les vétérinaires cantonaux. Ce rapport, consigné dans un registre déposé à la sous-préfecture, sera adressé en copie par l'entremise du sous-préfet au préfet, qui remettra cette copie au vétérinaire domicilié au chef-lieu du département et qui aura le titre de *vétérinaire départemental*, lequel, à son tour, sera chargé de dépouiller tous les rapports des vétérinaires d'arrondissement, et de les résumer dans un autre rapport très substantiel, et toujours terminé par un tableau récapitulatif semblable à celui que devront fournir les vétérinaires cantonaux. Enfin une copie de ce rapport des vétérinaires de département, dont l'original restera à la préfecture, sera adressée, avant le 1er février de chaque année, par les préfets, au ministre, qui les transmettra à la COMMISSION CENTRALE DES ENZOOTIES ET DES ÉPIZOOTIES, laquelle, après examen scrupuleux, pourra au moins, et *seulement alors*, rendre compte au ministre de l'état sanitaire

PEUCH. — Précis de police sanit. vétér.    4

et de l'importance de la population animale relativement au nombre, à la valeur des animaux et aux pertes occasionnées par la mort naturelle de ces animaux. La commission utilisera aussi les documents sérieux bien recueillis sur tous les points de la France, en constatant l'état de la science sur des questions controversées et en proposant, s'il y a lieu, de nouvelles mesures sanitaires basées sur les enseignements que lui auront fournis les documents qui auront été mis à sa disposition par le ministre et qui constitueront des archives extrêmement précieuses.

*Les membres fonctionnaires du service vétérinaire devraient être nommés par le ministre de l'agriculture et du commerce,* parce qu'il ne s'agit pas seulement d'intérêts divisibles, particuliers à une contrée, à un département, par exemple, mais bien d'*intérêts généraux* ; car les enzooties et les épizooties ne s'arrêtent pas devant les limites cadastrales des départements ; elles sont souvent communes en même temps à plusieurs départements voisins ; il est donc indispensable que tous les membres du service vétérinaire soient sous l'autorité directe du ministre, pour que le ministre puisse prendre des mesures d'ensemble.

En outre, Urbain Leblanc estimait que le service vétérinaire coûterait 800,000 francs par an, somme qui n'est pas très élevée quand on la compare à l'importance de l'institution. Il pensait que les membres de ce service devaient recevoir des appointements qui seraient payés par une caisse spéciale dont la loi prescrirait la création au ministère de l'agriculture. Cette caisse serait alimentée : « 1° par une subvention de l'État ; 2° par une subvention des départements ; 3° par une subvention des communes, dans des proportions déterminées ». Puis il ajoutait :

Tout ce que l'on pourra faire en dehors de cette organisation obligatoire et légale ne produira rien d'efficace, les sommes que l'on dépensera seront perdues ou à peu près, comme cela est arrivé déjà partout où des semblants de services vétérinaires ont été institués en vue de combattre les enzooties et les épizooties, et d'obtenir en même temps des documents indispensables à une statistique vraie et profitable. *Qui veut la fin veut les moyens. Les demi-mesures, en pareille circonstance, sont plus nuisibles qu'utiles, parce qu'elles donnent des résultats qui trompent et inspirent une confiance souvent dangereuse.*

En 1878, le Congrès national des vétérinaires de France, ayant mis à l'ordre du jour de l'une des séances (10 septembre) la question de l'organisation du service sanitaire vétérinaire, décida que ce service devait être composé de tous les vétérinaires exerçant dans le département et dirigé par un vétérinaire départemental, nommé « par voie d'élection, c'est-à-dire par les vétérinaires du département réunis à cet effet ».

### § 3. — Organisation du service des épizooties d'après la législation actuelle.

On a vu ci-dessus (p. 56) que l'article 38 de la loi impose à chaque département l'obligation d'instituer un service des épizooties, et que les frais de ce service seront rangés parmi les dépenses obligatoires à la charge des budgets départementaux.

Il résulte de ces dispositions, dit la circulaire ministérielle du 20 août 1882 adressée aux préfets, que « le service des épizooties est avant tout une institution départementale. Si chaque service en particulier concourt à l'extinction des épizooties sur l'ensemble du territoire de la République, ses efforts sont en proportion de ce qu'exige le département dans lequel il opère, et c'est ce département qui recueille avant tout les bénéfices de son action. Comme conséquence de cette doctrine, le règlement d'administration publique devait laisser à l'autorité administrative départementale le soin de pourvoir à l'organisation de ce service ; elle le constituera en y faisant entrer tel nombre de vétérinaires qu'elle jugera utile. Une seule condition est imposée : c'est que le service des épizooties ait un chef à qui appartiendra la direction et le contrôle. Il est indispensable que ce vétérinaire réside au chef-lieu du département, afin que vous l'ayez toujours sous la main pour les missions que le règlement vous oblige à lui confier. Ainsi, il doit vérifier sur place tous les cas de peste bovine et de péripneumonie, et les ordres d'abatage et d'inoculation, en ce qui concerne cette dernière maladie, ne peuvent être donnés sans son avis motivé.

Le chef du service des épizooties prendra le titre de *vétérinaire délégué, chef du service sanitaire du département*; ses collègues s'appelleront simplement *vétérinaires sanitaires*.

I. *Attributions des vétérinaires sanitaires ou de circonscription.* — Dès qu'une maladie contagieuse est signalée dans une commune, le maire doit faire « procéder sans retard à la visite de l'animal malade ou suspect par le vétérinaire chargé de ce service », conformément à l'article 4 de la loi. Les règles que le vétérinaire doit observer dans cette visite sont tracées dans la partie de cet ouvrage qui traite de cette mesure (Voy. chapitre IV, article III). Toutefois nous ferons remarquer ici que, s'il constate l'existence de la maladie contagieuse présumée, il doit sur-le-champ s'assurer de la complète exécution de la séquestration et prescrire les mesures de désinfection immédiatement nécessaires, comme le prescrit l'article 4 précité, afin de circonscrire le foyer contagieux.

Puis, séance tenante, il rédige son rapport. S'il a constaté l'existence d'une maladie contagieuse, il conclut à l'application de telle ou telle mesure de police sanitaire suivant les cas. S'il s'agit de la péripneumonie contagieuse, il adresse son rapport au vétérinaire, chef du service sanitaire départemental.

Dans tous les autres cas, il remet ledit rapport au maire qui l'a requis. Celui-ci le fait parvenir au préfet en même temps qu'il l'informe, le cas échéant, de l'existence d'une maladie contagieuse, conformément aux dispositions de l'article 1er du règlement d'administration publique.

Le préfet, étant informé de l'existence de la maladie contagieuse, prend un arrêté portant déclaration d'infection, et il est du devoir du vétérinaire sanitaire de s'assurer de la complète exécution des mesures prescrites par cet acte administratif. Il procède au dénombrement et à la marque des animaux, s'il y a lieu. C'est lui, en un mot, qui assiste le maire de ses conseils et de son concours, pour faire exécuter contre les maladies contagieuses toutes les mesures que la loi prescrit.

En outre, et indépendamment du rapport spécial que les vétérinaires sanitaires sont tenus de faire pour chaque invasion de maladie contagieuse, sur l'origine de cette maladie et les mesures prises, ils doivent, « *à la fin de chaque année, adresser au vétérinaire délégué, chef du service, un rapport général conforme aux instructions qui leur sont données.* » (Art. 99, R.)

II. *Attributions du vétérinaire délégué, chef du service sanitaire du département.* — Ce vétérinaire peut être chargé du service sanitaire dans une circonscription du département, et, dans ce cas, ses attributions sont semblables à celles des vétérinaires sanitaires.

Il doit « *toujours se rendre sur les lieux en cas de*

*peste bovine ou de péripneumonie. Les ordres d'abatage ou d'inoculation ne peuvent être donnés sans son avis motivé.* » (Art 96, R.) C'est lui qui procède à l'estimation des animaux. (Art. 20, L.)

Il est chargé de centraliser les rapports émanant des vétérinaires et tous les renseignements qu'il a pu se procurer sur le service des épizooties dans le département auquel il est attaché, afin de pouvoir renseigner d'une manière précise et certaine l'autorité préfectorale sur l'état sanitaire du bétail et la marche des maladies contagieuses. A la fin de chaque année, le vétérinaire délégué rédige un rapport d'ensemble.

III. *Rapports administratifs.* — Il y a lieu de distinguer un rapport primitif, des rapports périodiques, un rapport final et des rapports généraux.

1° Le rapport primitif est l'exposé clair, simple et concis, des constatations que le vétérinaire sanitaire a faites et des mesures de police qu'il convient de prescrire.

Ainsi, après avoir rappelé le mandat qui lui a été confié, il fera connaître les résultats de sa visite, la maladie qu'il a observée, son origine, les dommages qu'elle a causés, le nombre des animaux morts, malades ou suspects suivant les cas, les mesures sanitaires qui ont été employées. Bref, il fera un compte rendu fidèle de tout ce qu'il aura fait et constaté, en évitant toutefois d'entrer dans de longs détails sur les symptômes qu'il a observés, attendu que l'autorité administrative ne demande pas qu'on lui fasse une dissertation de pathologie, mais bien si la maladie contagieuse qui a fait l'objet de la déclaration, ou toute autre réputée contagieuse par la loi sanitaire, existe ou n'existe pas. Donc, en quelques lignes le praticien motivera son diagnostic, sans encombrer son rapport de détails minutieux, qui en rendent la lecture aride et monotone surtout aux fonctionnaires administratifs ; car ceux-ci recherchent dans un document de cette nature, non pas l'énumération de tous les symptômes de la maladie que l'on a observée, mais bien une constatation nette et concise de ladite maladie avec l'indication précise des mesures sanitaires qu'il convient d'employer eu égard aux circonstances particulières de l'espèce pour laquelle on est consulté.

. Pour observer cette règle fondamentale dans la rédaction de tout rapport administratif, il est clair que le vétérinaire délégué doit unir à une instruction médicale solide, des connaissances approfondies sur la loi de police sanitaire du 21 juillet 1881, le règlement d'administration publique du 22 juin 1882 et la circulaire ministérielle du 20 août suivant. L'étude attentive de ces divers documents, rapprochée du caractère contagieux de la maladie qu'il constate et de la disposition topographique des lieux rendant possible un isolement plus ou moins complet, lui permettra de faire une sélection judicieuse parmi les mesures sanitaires et de proposer ainsi à l'autorité administrative celles qui sont le mieux appropriées au cas particulier en présence duquel il se trouve. Tel doit être le fond du rapport.

En ce qui concerne la forme, nous nous contenterons de dire que le rapport doit être rédigé avec clarté, simplicité et méthode, que les faits et les observations qu'il renferme doivent s'enchaîner logiquement, afin que les conclusions en découlent pour ainsi dire d'elles-mêmes, et qu'elles portent ainsi la conviction dans l'esprit du lecteur.

Il va sans dire que le rapport doit être exempt de fautes grammaticales et de fautes de style. Ajoutons qu'il suffit de l'écrire sur papier ordinaire.

2° Les rapports périodiques ont pour but d'informer l'autorité de la marche d'une épizootie, afin qu'elle soit à même de prescrire de nouvelles mesures ou de modifier celles qui sont adoptées. Ce n'est guère que dans le cas de peste bovine ou de péripneumonie contagieuse que ces rapports sont nécessaires.

3° Le rapport final ou terminal est celui que l'on rédige quand la maladie contagieuse a disparu, afin que l'autorité puisse lever les mesures sanitaires. Ce rapport résume les constatations faites, les pertes que la maladie a déterminées et les résultats des mesures sanitaires.

4° Un rapport annuel *général*, sur toutes les maladies contagieuses que les vétérinaires sanitaires ont été à même d'observer et sur les mesures dont elles ont été l'objet, avec l'indication des résultats obtenus, sera adressé au vétérinaire délégué, chef du service sanitaire départemental, conformément à l'article 99 du règlement d'administration publique.

Ce rapport pourrait être fait ou tout au moins résumé sous forme de tableau d'un modèle uniforme pour toutes les circonscriptions sanitaires de la France, comme le conseillait M. Leblanc.

5° Un *rapport d'ensemble*, rédigé chaque année par le vétérinaire délégué, est adressé au préfet, et transmis au ministre. Il résume tous les documents afférents au services des épizooties.

Les renseignements contenus dans ces divers rapports ont pour but de fournir à l'administration de l'agriculture des indications pratiques dont elle pourra s'inspirer pour diriger l'application des mesures sanitaires. A ce sujet, M. H. Bouley a exposé un programme embrassant les principales questions qui se posent lorsque des maladies contagieuses sévissent dans une contrée.

Quelle est leur origine? Procèdent-elles de l'influence des lieux, comme on l'admet pour le charbon? Et, dans ce cas, quelles sont les conditions de différents ordres auxquelles une part peut être attribuée dans leur développement : conditions géographiques, climatériques, saisonnières, culturales, industrielles, d'alimentation, de logement, etc.?

Si la maladie procède de la contagion exclusivement, comment, par quelle voie a-t-elle été introduite dans la localité où elle sévit actuellement? Quelle marche a-t-elle suivie? Quelles conditions ont paru favorables à son développement? Dans quelles autres sa décroissance s'est-elle effectuée et son extinction produite?

Sous quelles formes, graves ou bénignes, s'est-elle présentée? Ces formes peuvent-elles être rattachées à des conditions appréciables : influences saisonnières, conditions de race, d'alimentation, de logement, etc.?

Dans quelle mesure la mortalité a-t-elle sévi? Où les guérisons se sont-elles produites?

Quels résultats ont donné les méthodes ou procédés divers mis en usage pour combattre les maladies contagieuses? Quelle influence ont eu, par exemple, l'inoculation, l'émigration, l'isolement, les différents moyens thérapeutiques, soit pour prévenir les maladies, soit pour en modifier l'évolution, en atténuer l'intensité, faciliter leur extinction, enrayer leur marche, sur les groupes d'animaux ou sur les individus isolés?

IV. *Étendue du service des épizooties.* — En pratique, les mots : *Service des épizooties*, ne doivent pas être entendus dans un sens limitatif et s'appliquer seulement à une institution sanitaire de laquelle seraient exclues

l'inspection des foires et marchés, celle des abattoirs
et des ateliers d'équarrissage, attendu que ces mesures
sont essentiellement utiles pour prévenir l'extension
des maladies contagieuses non seulement aux animaux,
mais encore à l'homme.

Il est vrai que la désignation de l'inspecteur vétérinaire chargé de ces fonctions appartient, d'après notre
loi sanitaire et d'après celle du 16-24 août 1790', à l'autorité locale ou communale, de telle sorte que, sous ce
rapport notamment, des différences existent, au moins
dans les grandes villes, entre ces fonctionnaires et les
vétérinaires sanitaires. Ces différences, qui sont motivées par des raisons administratives, ne sont pas telles
cependant que le service d'inspection sanitaire soit
indépendant de celui des épizooties. Un tel état de
choses eût été profondément préjudiciable au bon
fonctionnement du service vétérinaire. Aussi le règlement d'administration publique rendu pour l'exécution
de la loi a-t-il fait connaître, dans les articles 80 à 92,
les règles à suivre lorsque des maladies contagieuses
sont constatées dans les foires ou marchés, les abattoirs et les ateliers d'équarrissage, et la circulaire ministérielle interprétative de la loi insiste-t-elle particulièrement auprès des préfets pour les prier de tenir la
main à ce que l'autorité communale fasse exécuter
ponctuellement les prescriptions de notre législation
sanitaire sur les matières dont il s'agit. Au surplus, cette circulaire a le soin de faire remarquer que,
dans notre nouvelle législation sanitaire, c'est le préfet,
c'est-à-dire le représentant direct du pouvoir central
dans le département, « qui est le pivot de tout le
système sanitaire »; c'est donc de ce fonctionnaire qu'é-
manent les ordres nécessaires pour l'exécution de la loi,

et c'est vers lui que convergent tous les renseignements recueillis dans toutes les parties du département sur les maladies contagieuses.

Ces considérations démontrent que les pouvoirs conférés au préfet par notre législation sanitaire ne concernent pas seulement le service des épizooties, mais encore qu'ils s'étendent à l'inspection sanitaire des foires et marchés aux bestiaux, des abattoirs et des ateliers d'équarrissage. Par conséquent, il est du devoir de l'autorité préfectorale de prendre les dispositions nécessaires pour que l'autorité communale ne puisse pas s'affranchir des obligations que notre loi sanitaire lui impose. C'est particulièrement dans les campagnes qu'il est nécessaire d'exercer une surveillance active. C'est là surtout que l'inspection sanitaire des foires et marchés fait souvent défaut, de même que celle des abattoirs ou tueries particulières dans lesquelles sont sacrifiés les animaux destinés à la consommation. C'est dans ces tueries que sont abattus les animaux phthisiques qui seraient saisis dans les abattoirs publics pourvus d'un service d'inspection, ceux qui sont maigres à l'excès, ceux enfin dont la viande est insalubre.

Il est donc à désirer que le service sanitaire soit organisé de telle sorte que l'inspection des foires et marchés, des tueries particulières, ne soit pas abandonnée au bon vouloir des maires, qui opposent souvent la force d'inertie aux injonctions de l'autorité préfectorale. En pareil cas, nous estimons que celle-ci a le droit et le devoir de pourvoir d'office aux visites sanitaires dont l'autorité communale diffère sans cesse la réalisation.

Mais on conçoit facilement que le préfet ne pourra remplir convenablement le rôle qui lui est dévolu par notre législation sanitaire qu'autant qu'il aura auprès de lui, un fonctionnaire pouvant l'éclairer sur les abus qui se commettent, les dangers qui en résultent pour la santé et la fortune publiques, et les mesures à prendre afin d'y remédier. Ce fonctionnaire est naturellement le vétérinaire délégué, chef du service sanitaire du département, résidant auprès du préfet, qui, dans une organisation bien comprise, doit être constamment tenu au courant de tout ce qui concerne l'état sanitaire du bétail du département auquel il est attaché.

V. *Nombre et répartition des vétérinaires sanitaires. Modes de nomination.* — L'article 96 du règlement d'administration publique du 22 juin 1882 dispose que, « *dans chaque département, le préfet nomme autant de vétérinaires sanitaires qu'il le juge nécessaire pour l'exécution de la loi et des règlements sur la police sanitaire des animaux.* » C'est donc à ce haut fonctionnaire, qui jouit à cet égard d'un pouvoir discrétionnaire, qu'il appartient d'organiser le service des épizooties. A cet effet, le département est divisé en circonscriptions sanitaires, dans l'étendue desquelles chaque vétérinaire désigné par l'administration est appelé à exercer ses fonctions.

On a soutenu que tous les vétérinaires d'un département devaient faire partie du service sanitaire, chacun dans le rayon de sa clientèle. M. Rossignol, vétérinaire à Melun, qui a émis ce système d'organisation, l'a développé et motivé sur ce fait que, la déclaration étant la base de la police sanitaire, le vétérinaire, en raison de ses rapports avec ses clients, de la confiance qu'il a su leur inspirer, est mieux à même que toute autre personne de leur faire connaître les obligations que la loi impose et de les amener par la persuasion à déclarer à l'autorité l'existence ou la suspicion de maladies contagieuses sur le bétail qu'ils possèdent. Ce système, qui a prévalu devant le Congrès national des vétérinaires à Paris, a été combattu par M. C. Leblanc, vétérinaire à Paris. M. C. Leblanc pense « qu'il vaudrait mieux supprimer tout service vétérinaire que de le généraliser sans aucun discernement; un service sur le papier sera inutile et il aura des conséquences funestes à la profession, car on fera retomber sur les vétérinaires l'absence de résultats obtenus, on leur reprochera de céler, dans l'intérêt de leurs clients, les cas de maladies contagieuses survenus et de ne pas appliquer les règlements (1). »

Tout en reconnaissant les inconvénients qu'il y aurait à généraliser, *sans discernement*, le service des épizooties et à confier à tous les vétérinaires d'un département les fonctions de vétérinaire sanitaire, nous estimons qu'il convient de les multiplier le plus possible, attendu qu'il est à craindre qu'ils ne puissent s'acquitter convenablement de leurs fonctions, si la circonscription territoriale qui leur est attribuée est trop étendue. On ne saurait donc trop rappeler à l'autorité départementale la très grande importance du service des épizooties et lui montrer que la production du bétail et l'activité de notre commerce d'exportation sont étroitement liées à son bon fonctionnement. Par conséquent, il est à désirer que le service dont il s'agit comprenne le plus grand nombre de membres possible afin que l'autorité puisse, par des mesures simples et locales, détruire les foyers contagieux primitifs aussitôt qu'ils seront découverts sans avoir recours à des mesures portant sur un grand

(1) *Archives vétérinaires*, Alfort, 1878, p. 780.

PEUCH. — Précis de police sanit. vétér.      5

nombre d'animaux dispersés en différents points du territoire. C'est ce qui arrive lorsque par suite du défaut de déclaration, les animaux ont été déplacés, vendus et emmenés dans diverses localités, semant ainsi la contagion sur leur passage et l'introduisant dans des pays où elle n'existait pas. Cette dispersion des foyers contagieux est surtout à craindre de nos jours en raison de la rapidité de nos moyens de transport et de l'activité des transactions commerciales dont le bétail est l'objet. Pour ce motif encore, il importe au plus haut point que le service des épizooties comprenne un grand nombre d'observateurs, c'est-à-dire de vétérinaires chargés de signaler à l'autorité l'existence des maladies contagieuses et les mesures à employer pour en prévenir le développement. De l'organisation du service des épizooties dépend évidemment le sort de notre loi de police sanitaire. Si cette organisation est rationnelle, c'est-à-dire telle que l'autorité puisse être convenablement renseignée, la loi sera un grand bienfait pour la fortune publique, tandis que, si cette organisation est insuffisante, notre loi, qui constitue pourtant une œuvre consciencieusement étudiée, sera frappée de stérilité ou tout au moins ne répondra point au but du législateur.

Ce n'est pas seulement sous le rapport du nombre des vétérinaires sanitaires que des dissidences se sont élevées, mais encore relativement à leur mode de nomination. Plusieurs systèmes ont été proposés. On a vu précédemment (p. 63) la décision du Congrès vétérinaire de 1878, suivant laquelle tous les vétérinaires exerçant dans un département devraient faire partie du service sanitaire et le vétérinaire chef du service être nommé à l'élection. Ce sysème a été combattu par M. C. Leblanc, qui estime avec juste raison que, pour arriver à un résultat sérieux, il faut que le vétérinaire délégué, chef du service sanitaire du département, soit nommé au concours ; « il est à désirer qu'il soit rémunéré assez largement pour s'abstenir de toute clientèle, et qu'il ne dépende en aucune façon de confrères dont il doit contester les agissements et contredire parfois les opinions (1). » — Telle est aussi notre manière de voir sur ce sujet et nous pensons même que ce mode de nomination du chef du service sanitaire du département serait la meilleure garantie du bon fonctionnement de notre système sanitaire.

Il est vrai que ce mode de nomination entraînerait des frais élevés, ou du moins qui paraissent tels au premier abord. En admettant, par exemple, que chaque vétérinaire délégué, chef du service départemental, reçoive de l'État un traitement fixe de 4,000 francs par an, susceptible d'être augmenté par les allocations du conseil général, on arriverait à un chiffre de 344,000 fr., qui ne constituerait pas un surcroît de dépense hors de proportion avec le but à atteindre. Si l'on se rappelle en effet que notre commerce d'exportation avec l'Angleterre a subi une baisse évaluée, par le ministre de l'agriculture lui-même, à plus de 15 millions de francs (2), on ne trouvera pas la somme précédente trop élevée ; de plus, avec un service sanitaire rationnellement organisé, ayant à sa tête un vétérinaire exclusivement chargé de fonctions sanitaires, c'est-à-dire un spécialiste, l'autorité serait mieux à même de s'opposer à l'extension des contagions animales et

(1) *Archives vétérinaires*, Alfort, 1880, p. 780.
(2) *Rec. de méd. vétér.*, 1877, p. 135. Extrait du procès-verbal de la séance du Sénat du 21 décembre 1876.

d'atteindre le but que le législateur a eu en vue en édictant notre loi de police sanitaire.

Mais on peut encore objecter que l'État ne saurait prendre à sa charge une dépense de cette nature, attendu que le service des épizooties est, en principe, une institution départementale. Cette doctrine administrative, qui, au premier abord, paraît rationnelle, n'est pas motivée en fait, car la rapidité des moyens de transport, leur multiplicité et l'activité des transactions commerciales auxquelles les animaux donnent lieu de nos jours, sont telles qu'il n'est plus exact, pratiquement parlant, de considérer le service des épizooties comme une institution locale. S'il est admissible que « le département recueille avant tout les bénéfices de son action » (1), il est non moins vrai qu'une mesure de cette nature intéresse l'état sanitaire du bétail de toute une contrée et même de tout le pays. La justesse de cette seconde proposition est démontrée par l'expérience du passé. Ainsi U. Leblanc a établi par des recherches administratives portant sur 326 rapports sur les épizooties, adressés au ministre de l'agriculture, pendant la période quinquennale de 1864 à 1868, que « les mesures sanitaires qui étaient prescrites et exécutées dans un département n'avaient souvent pas d'efficacité parce que les mêmes mesures avaient été négligées dans les départements voisins, d'où les foyers de contagion revenaient incessamment ». Ce fâcheux état de choses a produit fréquemment « du découragement chez les habitants qui avaient fait des efforts pour déraciner l'épizootie dans les contrées qu'ils habitaient, et qui étaient bientôt

_______

(1) Circulaire ministérielle du 20 août 1882.

envahies de nouveau par des animaux malades provenant d'un département voisin ou de contrées plus ou moins éloignées dans lesquelles les mesures de police sanitaire avaient été négligées faute de surveillance (1). »

On peut bien dire, sans aucune exagération, que les mêmes faits se reproduiront aujourd'hui, bien que le service des épizooties soit obligatoire pour chaque département, et qu'il comprenne partout un vétérinaire délégué chef dudit service, car celui-ci ne pourra convenablement s'acquitter de ses fonctions, très nombreuses et très importantes, qu'autant qu'il sera suffisamment rétribué pour s'en occuper d'une manière active et constante, sans être absorbé par la clientèle ou toute autre occupation étrangère à son service.

En ce qui concerne la nomination des vétérinaires sanitaires ou de circonscription, M. C. Leblanc estime qu'elle doit avoir lieu également par voie de concours, ou d'examen d'aptitude devant un jury composé de vétérinaires et présidé par un délégué du préfet ; « ceux qui seront admis seront nommés aux places créées ; si le nombre des admis est supérieur à celui des circonscriptions cantonales, ceux qui auront un nombre inférieur de points seront placés à la suite et nommés sans nouvel examen, en cas de vacances. Ils n'auront point de traitement fixe, mais des vacations réglées suivant les distances parcourues ; une somme suffisante devra être demandée au Conseil général et, en cas de refus, portée au budget départemental à titre de dépense obligatoire (2). »

<hr>

(1) U. Leblanc, *De la nécessité d'instituer un service sanitaire vétérinaire pour toute la France*, Paris, 1870, p. 17.

(2) *Archives vétérinaires*, Alfort, 1882, p. 812.

Ce système nous paraît très rationnel et nous ne pouvons qu'en désirer la réalisation. Mais en attendant qu'il en soit ainsi, il faut au moins décider que le chef du service sanitaire départemental sera nommé au concours, convenablement payé et exclusivement attaché à ses fonctions afin de donner une sanction pratique à la pensée qui a inspiré le législateur de 1881.

VI. *Frais du service des épizooties, d'après la législation actuelle.* — L'article 38 de la loi du 21 juillet 1881 stipule que « les frais de ce service seront compris parmi les dépenses obligatoires à la charge des budgets départementaux et asssimilés aux dépenses classées sous les paragraphes 1er à 4 de l'article 60 de la loi du 10 août 1871. »

Les vétérinaires des épizooties recevront donc un traitement fixe ou bien ils seront payés par vacations. Ce dernier mode paraît être celui qui est le plus suivi. Il a été adopté par le département de la Haute-Garonne. Le taux des vacations est fixé à 6 ou 8 francs d'après les dispositions du décret de 1807.

VII. *Avantages et inconvénients de la loi.* — En ce qui concerne le service des épizooties, les avantages de la loi se déduisent de l'obligation imposée à chaque département relativement à l'organisation de ce service. Avant la loi du 21 juillet 1881, cette institution sanitaire était à peu près facultative, bien que diverses circulaires ministérielles, notamment celle du 1er juillet 1876, en eussent fortement signalé l'importance et recommandé la création aux préfets. Aujourd'hui les départements ne peuvent échapper à l'obligation qui leur incombe d'après l'article 38 de la loi.

Mais il est à craindre que les conseils généraux ne votent pas des fonds suffisants pour rémunérer les membres du service des épizooties, malgré tous les efforts de l'administration préfectorale. D'ailleurs en admettant même que le service soit bien organisé dans quelques départements, il ne le sera certainement pas dans tous, de telle sorte que les inconvénients signalés par U. Leblanc, sous l'ancienne législation, se reproduiront aujourd'hui. Nous reconnaissons volontiers que ces inconvénients seront moins prononcés qu'autrefois en raison de l'obligation du service sanitaire imposée par la loi. Néanmoins il faut avouer que le service des épizooties ne présentera pas l'uniformité désirable, puisque tel département en rétribuera bien le chef, qui pourra ainsi lui consacrer beaucoup de temps, alors que tel autre, voisin du premier ou plus ou moins éloigné, ne donnera que des émoluments dérisoires à un vétérinaire délégué, qui, par cela même, ne pourra s'occuper du service des épizooties que d'une manière secondaire.

On conçoit sans peine que, pour remédier à ce défaut d'uniformité, à cette insuffisance du service des épizooties, il faudrait des ressources budgétaires permettant de rétribuer convenablement les vétérinaires, chefs de service.

Ces vétérinaires seraient nommés au concours. Une fois en fonctions, le chef du service sanitaire départemental s'occuperait activement des perfectionnements ou des réformes à introduire dans le service qui lui serait confié. Après s'être rendu un compte exact de toutes choses, il verrait s'il y a lieu d'augmenter le nombre des vétérinaires sanitaires, de réduire l'étendue des circonscriptions territoriales en s'appliquant de son mieux à répartir les fonds votés par le conseil général proportionnellement aux nécessités du service des épizooties. Il ferait ainsi à l'autorité préfectorale des propositions bien motivées et utiles , car elles résulteraient d'études pratiques faites par un homme compétent , exclusivement attaché au service . sanitaire, remplissant en un mot des fonctions spéciales. Ce système entraînerait sans doute un surcroît de dépenses, mais ces dépenses n'auraient, selon nous, rien d'excessif, si on les compare à l'importance du but à atteindre (voy. p. 2 et p. 58), et si l'on remarque encore que notre loi sanitaire accordant des indemnités dans le cas de péripneumonie contagieuse, il est indispensable que le gouvernement s'entoure des plus sérieuses garanties pour justifier les dépenses dont le Trésor public sera grevé de ce chef. On pourrait peut-être, pour subvenir aux dépenses qu'exige le service des épizooties, décider la création d'une caisse des épizooties qui serait alimentée soit, comme le proposait U. Leblanc, par l'État, le département et la commune, soit, comme l'a indiqué M. C. Leblanc, par un impôt minime, ou mieux par une cotisation temporaire que chaque propriétaire de bestiaux serait tenu de payer (1).

Quoi qu'il en soit, ce mode de nomination et de payement pourrait être déterminé par une loi nouvelle, qui, à l'instar de celle du 16 juin 1879 relative à la nomination du professeur départemental d'agriculture, prescrirait en même temps le concours pour l'obtention de la place de vétérinaire délégué, chef du service sanitaire du département. Telle est notre opinion sur ce point fondamental de police sanitaire.

(1) *Archives vétérinaires*, Alfort, 1877, p. 217 et 1882, p. 815.

# CHAPITRE IV

DES MESURES SANITAIRES COMMUNES A TOUTES LES MA-
LADIES RÉPUTÉES CONTAGIEUSES PAR LA LOI DU 21 JUIL-
LET 1881.

## SECTION Ire. — POLICE SANITAIRE A L'INTÉRIEUR

### ARTICLE 1er. — DÉCLARATION.

*Définition.* — La déclaration est une mesure de police sanitaire qui consiste à informer l'autorité de l'existence d'une maladie contagieuse.

*But. — Importance.* — Cette formalité a pour but de permettre à l'autorité d'appliquer le système sanitaire que la loi prescrit pour la maladie signalée. Son importance est donc capitale, car il est clair que l'autorité ne peut agir qu'autant qu'elle est prévenue.

*Législation.* — D'une manière générale, la déclaration est prescrite par l'article 3 de la loi du 21 juillet 1881, et les articles 63, 64, 81, 90 et 92 du règlement d'administration publique. L'article 3 de la loi dispose que : « *Tout propriétaire, toute personne ayant, à quelque titre que ce soit, la charge des soins ou la garde d'un animal atteint ou soupçonné d'être atteint d'une maladie contagieuse, dans les cas prévus par les articles 1 et 2, est tenu d'en faire sur-le-champ la déclaration au maire de la commune où se trouve cet animal.*

5.

» *Sont également tenus de faire cette déclaration tous
les vétérinaires qui seraient appelés à le soigner.* »

*Etendue de l'obligation de déclarer.* — La loi oblige
non seulement le propriétaire, mais encore *toute personne* ayant, à quelque titre que ce soit, la charge des
soins ou la garde d'un animal malade ou suspect, à en
faire la déclaration, car, en raison de l'importance de
cette obligation, le législateur a voulu prendre des garanties contre la négligence du propriétaire, de ses subordonnés ou de tierces personnes préposées aux soins
à donner à l'animal. Par conséquent, les aubergistes qui
reçoivent des animaux en dépôt dans leurs écuries, les
fermiers des marchés aux bestiaux, les palefreniers, les va-
chers, les bergers, les empiriques, les conducteurs d'animaux et plus généralement tous ceux qui les gardent, les
soignent ou s'en servent, sont tenus de faire la déclaration.

La loi impose également cette obligation *à tous les
vétérinaires qui seraient appelés à soigner l'animal
atteint ou soupçonné d'être atteint d'une maladie contagieuse.* Ces dispositions ne doivent pas être interprétées
dans un sens restrictif, et s'appliquer seulement au cas
où le vétérinaire a prescrit un traitement, car une
circulaire ministérielle du 20 août 1882 fait remarquer
que les vétérinaires sont également tenus de faire
connaître au maire les cas de maladies contagieuses
qu'ils constatent dans l'exercice de leur profession ; et
cette circulaire interprétative de la loi ajoute même
que, dans le cas où le propriétaire n'aurait pas fait la
déclaration, il serait du devoir du vétérinaire « de sup-
pléer à son inaction ». Il est donc évident que l'obligation de déclarer existe pour le vétérinaire, alors même
qu'il se contente de visiter l'animal malade ou suspect
sans ordonner aucun traitement.

Les vétérinaires inspecteurs des abattoirs sont également tenus de faire la déclaration lorsqu'ils constatent l'existence d'une maladie contagieuse, soit sur les animaux vivants, soit sur les animaux abattus, conformément aux dispositions de l'article 90 du règlement d'administration publique.

Art. 90. — Les abattoirs publics et les tueries particulières sont placés d'une manière permanente sous la surveillance d'un vétérinaire délégué à cet effet. Lorsque l'ouverture d'un animal fait reconnaître les lésions propres à une maladie contagieuse, le maire de la commune d'où provient cet animal en est immédiatement avisé afin qu'il prenne les dispositions nécessaires.

Il en est de même des vétérinaires préposés à la surveillance des ateliers d'équarrissage, par application de l'article 92 du règlement précité.

Art. 92. — Les ateliers d'équarrissage sont placés d'une manière permanente sous la surveillance d'un vétérinaire délégué à cet effet.

Les vétérinaires préposés à l'inspection des foires et marchés sont également tenus de faire la déclaration dans le cas de maladie constatée ou même de simple suspicion, conformément aux prescriptions des articles 81 et 82 du règlement d'administration publique.

Art. 81. — Le vétérinaire préposé à l'inspection sanitaire des animaux conduits aux foires et marchés est tenu de porter immédiatement à la connaissance de l'autorité locale tous les cas de maladie contagieuse ou de suspicion constatés par lui. La police fait immédiatement mettre en fourrière les animaux atteints ou suspects de maladies contagieuses.

Le vétérinaire fait son enquête sans délai et propose l'adoption des mesures de précaution nécessaires.

Art. 82. Dans le cas de constatation de maladie contagieuse, le maire de la commune d'où proviennent les animaux en est immédiatement informé par un avis mentionnant le nom du propriétaire. Sur cet avis, le maire prend les mesures prescrites par la loi et le présent règlement.

La déclaration est également obligatoire pour les directeurs des dépôts d'étalons et des jumenteries de l'État, et pour les directeurs des Écoles vétérinaires, comme le stipulent les articles 63 et 64 du règlement d'administration publique.

Art. 63. — Dans l'intérieur des dépôts d'étalons et jumenteries de l'État, les mesures prescrites par la loi sur la police sanitaire des animaux et par le présent règlement sont appliquées par les soins des directeurs ; ceux-ci sont tenus néanmoins de faire à l'autorité locale la déclaration prévue par l'article 3 de la loi sur la police sanitaire des animaux.

Art. 64. — Les écoles vétérinaires donnent avis, à l'autorité, du lieu d'origine des animaux amenés à leur consultation, de tous les cas de maladies contagieuses constatés sur ces animaux.

Elles peuvent, avec l'autorisation du ministre, garder en vie, pour servir à des études scientifiques, des animaux atteints de maladies contagieuses.

Dans l'intérieur de ces établissements, les mesures de police sanitaire sont appliquées par les directeurs, qui font à l'autorité locale la déclaration prévue à l'article 3 de la loi sur la police sanitaire des animaux.

Mais l'obligation de déclarer existe non seulement lorsque l'on constate l'existence d'une maladie contagieuse, mais encore dans le cas de simple suspicion.

Au premier abord, cette disposition de la loi peut paraître bien exigeante, puisqu'elle implique, comme condition nécessaire pour être bien remplie, des connaissances spéciales que ne sauraient posséder les personnes qui sont tenues de faire la déclaration. Quelques explications, dirons-nous, avec M. H. Bouley, doivent être données pour faire disparaître cette objection.

On doit considérer d'abord que les propriétaires des animaux et les personnes préposées à leur donner des soins savent parfaitement reconnaître, non pas toujours leurs maladies spéciales, mais l'état maladif quelconque dans lequel ils peuvent tomber.

Quand il s'agit d'un cas isolé, cette première manifestation peut rester sans signification, au point de vue sanitaire public, pour celui qui l'observe.

Mais si, dans un même moment, ou dans des jours très rapprochés, des cas semblables viennent à se produire, voilà un fait insolite qui doit mettre en éveil l'attention des intéressés et les déterminer à prévenir l'autorité de ce qui se passe chez eux de tout à fait exceptionnel.

Lorsqu'aucun événement de cet ordre ne s'est encore produit dans une commune, ceux qui en sont les premiers témoins sur leurs animaux peuvent être, jusqu'à un certain point, excusés, s'ils ne se sont pas empressés d'aller en faire la déclaration à l'autorité. Ils peuvent arguer de ce qu'ils ne savaient pas, de ce que, n'étant pas prévenus, ils ont pu ne pas attacher toute l'importance qu'il fallait à ce qui se passait sous leurs yeux ; et quand des juges seront appelés à prononcer sur leur culpabilité, ils sauront faire la part de ce qu'il y aura d'atténuant pour eux dans les circonstances.

Mais cette excuse de l'ignorance et de l'inattention ne peut plus être invoquée quand il est de notoriété dans la commune que déjà le maire a été averti, et que, surtout, par l'affichage et la publication faite à son de caisse, comme il est d'usage dans le plus grand nombre des communes, tout le monde a été mis sur le qui-vive et déterminé ainsi à se tenir

en garde contre ce qui peut se passser d'inaccoutumé dans les
étables, les bergeries, les écuries et les pâtures. Alors tout état
maladif des animaux doit être considéré comme suspect, et
l'obligation naît, pour leurs propriétaires, détenteurs et gardiens, d'aller en faire sans délai la déclaration. Ainsi expli-
quée, cette obligation n'a plus rien, on le voit, qui puisse et
doive être considéré comme excessif (1).

Enfin la circulaire ministérielle du 20 août 1882
stipule que « *la déclaration est obligatoire, même après
la mort de l'animal, s'il existe des motifs de croire qu'il a
succombé à une maladie contagieuse* » ou soupçonnée
telle. Cette disposition est évidemment conforme à l'esprit de la loi, car le législateur n'a pu vouloir négliger
aucun moyen de renseigner l'autorité sur l'existence,
réelle ou présumée, d'une maladie contagieuse.

*Temps.* — La déclaration doit être faite *sur-le-champ*,
c'est-à-dire immédiatement, sans délai, aussitôt que
l'existence de la maladie contagieuse est connue ou
dès que le soupçon de l'existence d'une maladie de
cette nature a pris naissance. Cette disposition s'explique facilement attendu que les mesures de police sanitaire seront d'autant plus efficaces et d'autant moins
onéreuses que leur application sera plus prompte. Il en
est tout autrement lorsque la contagion a pu suivre librement son cours. Alors le nombre des animaux malades ou suspects est considérable et l'on se trouve en
présence de difficultés que l'on aurait évitées par une
déclaration faite à l'heure que la loi prescrit, c'est-à-
dire immédiatement, sans aucun retard.

*Forme.* — *Lieu.* — La déclaration peut être verbale
ou écrite ; elle doit être faite au maire de la commune

(1) Rapport de **M. H. Bouley** au ministre de l'agriculture.

où se trouve l'animal malade ou suspect. A cet égard, la circulaire ministérielle du 20 août 1882, renferme les dispositions suivantes : « Le maire qui aura reçu la déclaration devra la transcrire sur un registre spécial et remettre immédiatement un récépissé au déclarant. Ce récépissé indiquera les nom, prénoms et domicile de la personne qui a fait la déclaration, le titre auquel elle agit, le nombre et l'espèce des animaux, le nom de la maladie et, si le déclarant n'est pas le propriétaire, le nom de celui-ci ; cette pièce sera datée et signée. »

*Conséquences du défaut ou du retard dans la déclaration.* — La loi punit « d'un emprisonnement de six jours à deux mois et d'une amende de 16 à 400 francs » (Art. 30 L.), toute infraction à l'obligation de déclarer. Ces peines peuvent être portées au double du maximum fixé ci-dessus, « *si la condamnation pour l'infraction précitée remonte à moins d'une année, ou si cette infraction a été commise par des vétérinaires délégués, des gardes champêtres, des gardes forestiers, des officiers de police à quelque titre que ce soit.* » (Art. 35 L.)

*Cas dans lequel l'animal atteint ou suspect de maladie contagieuse meurt ou est abattu avant la déclaration.* — Dans ce cas, « le maire commet un vétérinaire à l'effet de constater la nature de la maladie. Le procès-verbal de constatation est remis au maire, qui en transmet sans retard une copie au préfet.

« Le vétérinaire délégué, chef du service sanitaire du département, est envoyé sur place, s'il y a lieu, pour vérifier les constatations de son collègue. » (Art. 3 R.)

Ce cas peut se présenter pour la péripneumonie contagieuse, d'où l'indication de conserver au moins le poumon, jusqu'à l'arrivée du chef du service sanitaire.

ARTICLE II. — ISOLEMEMT.

*Définition.* — L'isolement est une mesure de police sanitaire qui consiste à séparer les animaux malades ou suspects des animaux sains, afin de prévenir la propagation des maladies contagieuses.

*But.* — Soustraire les animaux sains à la contagion, tel est le but de l'isolement.

*Importance.* — L'isolement, de même que la déclaration, est une mesure d'une importance fondamentale. Lorsque cette mesure est bien appliquée, la préservation des animaux sains est assurée. Mais il n'est pas toujours possible, dans la pratique, d'avoir recours à un isolement complet et rigoureux.

*Modalités.* — L'isolement peut se faire sous forme de *séquestration* ou de *cantonnement.* La séquestration consiste à renfermer les animaux malades ou suspects dans un local à part, isolé autant que possible et en affectant au service des animaux séquestrés, des personnes, des aliments et des ustensiles distincts, s'il s'agit de maladies à contagion très subtile, comme la peste bovine, la clavelée, la fièvre aphteuse. Le local dans lequel les animaux sont enfermés prend le nom de *lazaret*, lorsque la séquestration comprend les animaux de divers propriétaires, ceux d'une commune, ou de contrées diverses. La durée de la séquestration est très variable suivant la maladie contagieuse à laquelle on a affaire.

D'une manière générale on estime que, pour les animaux suspects, elle doit être égale à celle de la période d'incubation et qu'elle doit se prolonger jusqu'au delà de la convalescence pour les animaux malades. Notre législation sanitaire a fixé avec précision la durée de la séquestration pour chaque maladie contagieuse, car ce point est d'une très grande importance dans la pratique.

En étudiant les mesures sanitaires applicables à chaque maladie, nous ferons connaître les règles à suivre en pareille matière. Pour le moment, il suffit de faire remarquer que le temps pendant lequel les animaux doivent être séquestrés constitue ce que l'on désigne dans le langage de la police sanitaire sous le nom de *quarantaine*. Mettre des animaux en quarantaine, c'est donc les séquestrer pendant une certaine période de temps dont la durée est déterminée par la loi.

La séquestration constitue un mode d'isolement rigoureux et complet, offrant par cela même l'une des meilleures garanties contre la contagion. Mais elle est onéreuse pour les propriétaires, surtout quand elle porte sur des animaux qui vivent en troupeaux, dans les pâtures, sur les terrains vagues, comme les moutons. Il peut même arriver que les ressources fourragères manquent ou soient insuffisantes pour nourrir à la bergerie, pendant de longs mois, un troupeau séquestré. C'est pour remédier à cet inconvénient que la loi tolère un autre mode d'isolement que l'on désigne sous le nom de cantonnement.

Le cantonnement consiste à isoler un troupeau en lui assignant une pâture ou un lieu de parcage dont les limites seront nettement déterminées par l'autorité afin d'éviter tout contact avec les bêtes saines du voisinage. Autant que possible on choisit, comme lieux de cantonnement, des endroits éloignés des grandes routes, des chemins vicinaux et limités par des bornes naturelles, une rivière, une forêt, un fossé, etc.

Le cantonnement peut être *permanent* ou *mixte*.

Dans le premier cas, les animaux isolés restent jour et nuit dans le lieu qui a été fixé, jusqu'à l'expiration de la quarantaine. L'*émigration* est une sorte de cantonnement permanent dans lequel on parque les animaux dans une clairière, ou dans un pâturage isolé, situé à une certaine distance de la localité où sévit la maladie. C'est ainsi qu'avant la découverte de la vaccination charbonneuse, et depuis un temps immémorial, les bergers avaient l'habitude de déplacer les troupeaux dans lesquels le sang de rate s'était déclaré et de les conduire, soit dans la montagne, soit dans tout autre lieu où le charbon ne règne pas.

Dans le second mode de cantonnement, on laisse les animaux en plein air pendant le jour et on les rentre à l'étable ou à la bergerie pendant la nuit ou à tout autre moment, suivant l'état du temps. Mais alors il faut que l'autorité détermine avec soin les routes, chemins ou sentiers que les animaux devront suivre pour se rendre dans le lieu de cantonnement et pour revenir ensuite dans leurs habitations. Les conducteurs ou bergers seront tenus de suivre l'itinéraire fixé, et l'autorité veillera à ce qu'ils ne s'en écartent point.

En étudiant les mesures de police sanitaire applicables à la péripneumonie contagieuse, à la clavelée, nous verrons que notre législation sanitaire trace, avec le plus grand soin, les règles à suivre pour que le cantonnement soit efficace et sans danger, de manière à concilier, dans la juste mesure que comporte cette matière, l'intérêt général avec l'intérêt privé.

*Législation.* — Les règles générales de l'isolement sont contenues dans les articles 3, 4, 5, 13 et 14, de la loi, 6 et 81 du règlement d'administration publique.

Le troisième alinéa de l'article 3 dispose que « *l'ani-*

*mal atteint ou soupçonné d'être atteint de l'une des ma-*
*ladies spécifiées dans l'article* 1ᵉʳ *devra être immédiate-*
*ment et avant même que l'autorité administrative ait ré-*
*pondu à l'avertissement, séquestré, séparé et maintenu*
*isolé autant que possible des autres animaux susceptibles*
*de contracter cette maladie. — Il est interdit de le trans-*
*porter avant que le vétérinaire délégué par l'administra-*
*tion l'ait examiné.* »

*Étendue de l'obligation d'isoler.* — Établissons d'abord
que cette obligation s'applique à tous les propriétaires,
détenteurs ou gardiens d'animaux. Elle concerne également les autorités administratives, le maire notamment,
qui a le devoir « de s'assurer, soit par lui-même, soit par
son délégué (le garde champêtre dans les communes
rurales, le commissaire de police dans les villes), que
l'isolement et la séquestration ont été effectués et
d'y pourvoir d'office, s'il y a lieu. » (Circul. minist.
du 20 août 1882.)

Le vétérinaire délégué par l'autorité doit également
constater et, au besoin, prescrire la complète exécution
de l'isolement (art. 4, L).

De même que la déclaration, l'isolement est obligatoire dans le cas de maladie constatée comme dans celui de simple suspicion, car, en pareille matière, on ne
saurait prendre trop de précautions pour limiter étroitement le foyer contagieux ou seulement soupçonné tel.

L'isolement doit être aussi complet que possible ; à cet
égard, la circulaire ministérielle du 20 août 1882 fait
observer que l'expression *autant que possible* dont le législateur s'est servi « doit être entendue dans un sens
étroit, c'est-à-dire que l'isolement devra être complet
toutes les fois qu'il n'y aura pas empêchement par suite
d'absence de locaux.

» Il y aurait faute si, pouvant réaliser complètement le vœu de la loi, on ne le faisait pas par négligence ou in - curie. » Toutefois, cela ne veut pas dire que l'isolement doive être absolu, c'est-à-dire que l'animal malade ou suspect soit séparé même des animaux auxquels la maladie dont il s'agit ne peut être communiquée, car une pareille prescription resterait à l'état de lettre morte, vu l'impossibilité dans laquelle on se trouverait de l'appliquer, d'autant plus que le vœu de la loi est entièrement réalisé dès l'instant où l'animal atteint ou suspect de maladie réputée contagieuse est éloigné de tout autre appartenant à l'une des espèces susceptibles de contracter son mal. Ainsi, par exemple, on pourrait isoler un cheval morveux dans une étable contenant des bœufs, ou une vache atteinte de la fièvre aphteuse dans une écurie contenant des chevaux. Mais « il est interdit, sous aucun prétexte, de conduire, même pendant la nuit, aux abreuvoirs communs, les animaux atteints de maladies contagieuses et ceux qui ont été exposés à la contagion. Cette interdiction s'applique même aux animaux dont la circulation a été permise exceptionnellement. » (Art. 6, R.)

Cette prescription est extrêmement importante et « les autorités locales devront tenir énergiquement la main » à ce qu'elle soit observée, attendu que « l'abreuvement à l'étable pouvant présenter parfois quelque difficulté, on aurait pu être tenté, la nuit principalement, où les chemins sont déserts, de mener aux abreuvoirs communs les animaux placés sous la surveillance de l'autorité pour cause de maladie contagieuse. Indépendamment des germes morbifiques qu'ils déposeraient sur leur parcours, ces animaux pourraient transformer l'abreuvoir en une source commune où tout le

bétail de la localité viendrait puiser la contagion. »
(Circ. minist. 20 août 1882.)

Il est également interdit de vendre ou d'exposer en
vente « des animaux atteints ou soupçonnés d'être
atteints de maladies contagieuses. » (Art. 13, L.) C'est,
en effet, par la vente des animaux malades et surtout par celle des animaux suspects, encore sains en
apparence, que les maladies contagieuses se propagent.
A ce point de vue, dit M. H. Bouley, l'action de la loi
ne saurait être trop restrictive et sa surveillance trop
rigoureuse, car on peut dire avec certitude que c'est
principalement par la vente des animaux infectés, dont
les propriétaires se dessaisissent par le commerce pour
éviter de plus grandes pertes, que les contagions
gagnent le plus de terrain.

L'article 13 stipule, en outre, que « le propriétaire ne
peut se dessaisir des animaux atteints ou suspects de
maladies contagieuses que dans les conditions déterminées par le règlement d'administration publique
prévu à l'article 5. » Cette exception à la règle formulée
dans le premier alinéa dudit article est motivée par ce
fait que, dans plusieurs maladies contagieuses, la fièvre
aphteuse, la péripneumonie contagieuse, la clavelée,
la chair des animaux malades et à plus forte raison
celle des animaux suspects n'est point insalubre. Interdire dans ce cas la vente des animaux pour la boucherie eût été excessif et vexatoire. D'autre part, l'abatage pour la boucherie constitue en pareille occurrence
un moyen très économique de dépeuplement qui
diminue d'autant les chances d'extension et d'entretien
de la maladie sur les lieux. Il suffisait donc de décider,
en principe, que la vente ou la mise en vente des animaux malades ou suspects serait interdite et de laisser

au pouvoir exécutif le soin de faire connaître les conditions auxquelles cette vente pouvait être tolérée et les précautions à prendre en vue d'éviter la contagion par le transport des animaux ou la vente de leurs *issues*, et c'est ce que le législateur a fait.

En étudiant les mesures sanitaires applicables à chaque maladie contagieuse, nous ferons connaître les dispositions du règlement d'administration publique qui tracent les règles à suivre, les formalités à observer lorsque la vente des animaux contaminés a été autorisée pour la boucherie.

*Temps*. — L'obligation d'isoler et celle de déclarer sont connexes et même, dans la pratique, l'isolement doit précéder la déclaration. Il est clair que, du moment qu'il s'agit d'une contagion, l'indication est expresse de séparer le plus tôt possible et avant tout, l'animal malade ou suspect de ceux auxquels il pourrait communiquer sa maladie.

**Marque.** — La marque est une mesure complémentaire de l'isolement. Elle sert à prévenir les détournements de bestiaux, les ventes clandestines, etc. Notre législation la prescrit explicitement pour toutes les maladies réputées contagieuses, à l'exception de la gale.

Chez les grands animaux, la marque doit être faite sur la joue gauche. Il est interdit d'apposer sur cette joue aucune autre marque que celle du service sanitaire (art. 7, R.). « Cette disposition n'est pas, d'ailleurs, de nature à rencontrer de la résistance ; il n'est pas dans l'habitude des éleveurs ni du commerce de marquer les animaux sur la joue et, d'un autre côté, si la marque est faite au feu, il n'en résultera aucune diminution de valeur pour la peau. » (Circ. minist. 20 août 1882.)

Les moutons seront marqués, soit par des entailles aux oreilles, soit sur le dos, au moyen d'une matière colorante. Les chiens, au moyen d'un collier pourvu d'une plaque de métal sur laquelle seront gravés le nom et la demeure de leur propriétaire.

**Recensement.** — Le recensement, de même que la marque, est une mesure complémentaire de l'isolement, qui consiste à compter les animaux malades et suspects afin de prévenir tout détournement et toute vente clandestine.

*Conséquences du défaut d'isolement.* — Les infractions à l'obligation d'isoler entraînent soit l'application de l'article 30 de la loi, si, par négligence et en raison des locaux dont on dispose, l'isolement est jugé insuffisant; soit l'application de l'article 31, si, malgré les défenses de l'administration, on a laissé les animaux infectés communiquer avec d'autres.

Nous rappellerons que les pénalités édictées par l'article 31 consistent en un emprisonnement de deux mois à six mois et une amende de 100 à 1000 francs. Les dispositions de cet article sont également applicables à ceux qui auraient vendu ou mis en vente des animaux qu'ils savaient atteints ou soupçonnés d'être atteints d'une maladie contagieuse.

Ces pénalités ont leur raison d'être dans les dangers que peuvent présenter, au point de vue de l'intérêt général, les maladies contagieuses des animaux ; elles se déduisent d'ailleurs des considérations que nous avons exposées précédemment sur l'étendue de l'obligation d'isoler. Ajoutons qu'elles peuvent être augmentées, si, par suite des infractions stipulées ci-dessus, la contagion s'est propagée à d'autres animaux. Dans ce cas, qui a été prévu par l'article 32, la loi punit les délinquants d'un emprisonnement de six mois à trois ans et d'une amende de 100 à 2000 francs.

ARTICLE III. — VISITE.

*But.* — La visite a pour but de renseigner l'autorité sur l'existence de la maladie contagieuse qui a été signalée et de lui faire connaître les mesures de police sanitaire qu'il convient de prescrire.

*Devoirs du maire.* — *« Aussitôt que la déclaration prescrite par l'article 3 a été faite, ou, à défaut de déclaration, dès qu'il a connaissance de la maladie, le maire fait procéder sans retard, à la visite de l'animal malade ou suspect, par le vétérinaire chargé de ce service. »* (Art. 4, L.)

Par conséquent, quel que soit le mode suivant lequel l'existence de la maladie a été signalée au maire, que ce fontionnaire ait été informé par la déclaration dont il est parlé ci-dessus, ou bien de toute autre manière, soit par la rumeur publique, soit par un avis bénévole ; en un mot, *« dès qu'il a connaissance de la maladie, »* le maire requiert immédiatement le vétérinaire sanitaire de la circonscription d'avoir à se rendre le plus tôt possible sur les lieux où sévit la maladie afin de procéder à la visite. On conçoit aisément qu'il est très important que le maire ne mette aucun retard à requérir le vétérinaire sanitaire, et que celui-ci doive se rendre à l'appel du maire dans le plus court délai possible, car il est clair que l'on aura d'autant plus de chances de limiter et d'éteindre le foyer contagieux que les mesures de police sanitaire seront appliquées dans le plus bref délai.

*Devoirs du vétérinaire.* — La mission du vétérinaire sanitaire comprend trois points principaux : 1° visiter l'animal malade ou suspect ; 2° s'assurer de l'exécution de l'isolement et prescrire la désinfection ; 3° rédiger un rapport.

1° *Visite*. — Le propriétaire ou le détenteur de l'animal malade ou suspect ne peut point s'y opposer, car cette visite, prescrite par la loi, est faite dans un but d'intérêt général, et, en réalité, elle est toujours utile au propriétaire de l'animal lui-même.

Le vétérinaire procède à cette visite en observant scrupuleusement les préceptes de la science et en employant tous les moyens d'investigation qu'il juge convenable, afin d'établir le diagnostic de la manière la plus nette et la plus précise. Il est de règle absolue de s'enquérir de la provenance de l'animal malade ou suspect, de l'époque à laquelle remonte la maladie, de son origine, des dommages qu'elle a causés. Ces renseignements offrent parfois la plus grande importance pour déterminer la maladie à laquelle on a affaire. En pareille matière, une erreur de diagnostic serait des plus préjudiciables à la réputation du praticien. Il devra donc agir avec beaucoup d'attention et de prudence et ne pas se prononcer à la légère. Il n'est pas tenu de le faire à la première visite si les symptômes qu'il constate et les renseignements qu'il recueille lui paraissent insuffisants. Mais il doit agir avec la plus grande célérité, ce qui ne veut pas dire avec précipitation, mais bien avec le calme, la réflexion et l'assurance qui caractérisent le véritable praticien.

D'ailleurs, s'il conserve des doutes, il n'en doit pas moins maintenir isolés les animaux suspects, et adresser son rapport à l'autorité administrative.

Il peut se faire que l'animal malade ait succombé ; le vétérinaire procèdera alors à l'autopsie, et il pourra ainsi établir le diagnostic avec toute la certitude désirable.

Il va sans dire que, dans ces diverses opérations, le vétérinaire évitera avec soin tout ce qui serait de nature à propager la contagion, notamment l'emploi d'un thermomètre malpropre, le lavage des instruments d'autopsie dans des seaux ou baquets servant à abreuver les animaux, etc.; mais il serait certainement superflu d'insister sur ces précautions qu'un praticien soucieux de sa réputation n'omettra jamais.

2° *S'assurer de l'exécution de l'isolement et prescrire la désinfection.* — Le troisième alinéa de l'article 4 dispose que le vétérinaire constate, et, au besoin, prescrit la complète exécution de l'isolement et les mesures de désinfection immédiatement nécessaires. Par ce moyen, le foyer contagieux est aussitôt limité, car l'homme de l'art posssède les connaissances nécessaires pour prescrire une séquestration et une désinfection rationnelles, c'est-à-dire appropriées au caractère contagieux de la maladie qu'il s'agit de combattre. On ne saurait donc trop applaudir à cette heureuse disposition de notre loi sanitaire.

En raison de l'importance des prescriptions du vététérinaire, en pareil cas, la circulaire ministérielle du 20 août 1882 stipule qu'elles s'exécutent « sous la surveillance de l'autorité municipale. »

3° *Rédaction du rapport.* — Dès que le vétérinaire a terminé sa visite, il doit, sans perdre de temps, rédiger son rapport pour rendre compte des constatations qu'il a faites.

Cette partie de la mission confiée au vétérinaire n'offre pas moins d'importance que les précédentes. Il est clair, en effet, que le praticien sera jugé plus ou moins avantageusement suivant la manière dont il rédigera son rapport ; et l'on conçoit aisément que le vétérinaire qui s'acquittera convenablement de sa tâche donnera de lui-même la meilleure opinion à l'autorité administrative, en même temps qu'il contribuera à appeler l'attention sur notre profession et sur l'importance des services qu'elle rend à la fortune publique, en permettant de faire une juste application de notre loi sanitaire.

Les règles à observer pour la rédaction de ce rapport ont été stipulées dans le chapitre III (voy. p. 66).

ARTICLE IV. — DÉCLARATION D'INFECTION.

*Définition.* — Sous le nom de *déclaration d'infection*, notre législation désigne un ensemble de mesures sanitaires applicables à tel ou tel cas réclamant l'intervention de l'autorité administrative. En d'autres termes, la déclaration d'infection c'est le *régime* ou *système sanitaire* qu'exige chaque maladie contagieuse suivant les circonstances dans lesquelles on l'observe.

*Nature de cet acte.* — La déclaration d'infection est un acte administratif qui constitue en quelque sorte la préface des mesures sanitaires et dont les conséquences sont graves, en ce sens qu'elles sont toujours plus ou moins restrictives du droit de propriété et qu'elles imposent des obligations que l'on doit scrupuleusement remplir.

*Législation.* — Les principes généraux applicables à la déclaration d'infection sont contenus dans l'article 5 de la loi, qui est ainsi conçu :

« *Après la constatation de la maladie, le préfet statue sur les mesures à mettre à exécution dans le cas particulier.*

» *Il prend, s'il est nécessaire, un arrêté portant déclaration d'infection.*

» *Cette déclaration peut entraîner, dans les localités qu'elle détermine, l'application des mesures suivantes :*

» *1° L'isolement, la séquestration, la visite, le recensement et la marque des animaux et troupeaux dans les localités infectées ;*

» *2° L'interdiction de ces localités ;*

» *3° L'interdiction momentanée ou la règlementation des foires et marchés, du transport et de la circulation du bétail ;*

» *4° La désinfection des écuries, étables, voitures ou autres moyens de transport ; la désinfection ou même la destruction des objets à l'usage des animaux malades ou qui ont été souillés par eux et généralement des objets quelconques pouvant servir de véhicules à la contagion.*

» *Un règlement d'administration publique déterminera celles de ces mesures qui sont applicables suivant la nature de la maladie.* »

*Effets généraux.* — D'après les dispositions contenues dans l'article 5 de la loi, on voit que l'arrêté préfectoral portant déclaration d'infection entraîne, dans tous les lieux qu'il énumère, l'application de mesures sanitaires variables suivant la nature de la maladie. A cet égard, le législateur a établi les règles générales que l'on doit suivre et il a laissé à l'administration centrale le soin de faire connaire, dans un règlement d'administration publique, les prescriptions sanitaires qu'exige chaque maladie contagieuse, attendu que ces maladies ne se transmettent pas toutes avec la même facilité.

Sous ce rapport, notre législation sanitaire réalise encore un grand progrès sur la législation ancienne, qui traitait toutes les maladies contagieuses de la même manière, et dont par cela même l'application était souvent injuste et vexatoire, tandis que la loi actuelle et le règlement d'administration publique prescrivent pour chaque maladie réputée contagieuse des mesures sanitaires rationnellement appropriées à leur gravité et à leur caractère contagieux.

Par ce moyen, les restrictions plus ou moins étendues que les mesures sanitaires apportent au droit de propriété sont motivées ; elles sont à l'abri de toute critique sérieuse, puisqu'elles sont proportionnées au degré de chaque contagion, et l'application de la loi n'a plus rien d'excessif.

La *déclaration d'infection* a lieu par un arrêté préfectoral, qui est la constatation officielle de l'existence de la contagion dans les lieux qu'il détermine. Or, cet arrêté découle tout naturellement du rapport du vétérinaire délégué, il en est pour ainsi dire la sanction pratique. Il va de soi que ce n'est qu'autant que ce rapport conclut à l'existence de l'une des maladies réputées contagieuses par la loi, qu'il y a lieu de mettre en œuvre le système sanitaire qu'elle prescrit.

Il est à noter « qu'à partir du moment où l'arrêté préfectoral portant déclaration d'infection a été publié, les prescriptions de la loi et du règlement d'administration publique sortent leur plein et entier effet. Il en résulte que toutes ces prescriptions doivent être appliquées *ipso facto*, à la seule exception de celles qui exigent une nouvelle intervention de l'autorité ; tels sont par exemple l'abatage des animaux malades dans le cas de peste bovine ; l'abatage et l'inoculation dans le cas de péripneumonie. » (Circ. minist. 20 août 1882.)

Les prescriptions de l'arrêté préfectoral portant déclaration d'infection varient avec chaque maladie con-

tagieuse et suivant les circonstances en présence desquelles on se trouve. Elles peuvent porter soit sur une
commune tout entière, soit sur une partie seulement,
qui peut être limitée à une ferme, à un bâtiment d'exploitation, à un pâturage, à une écurie, etc., etc. Elles
ont pour but de prévenir la propagation de la contagion
par une surveillance attentive exercée tout à la fois sur
les animaux malades et contaminés, et sur ceux qui
sont susceptibles de contracter leur maladie. Leur importance est donc considérable, et l'on comprend que la
loi ait conféré au préfet, c'est-à-dire au chef de l'administration départementale, le pouvoir d'en prescrire l'application.

Le Comité consultatif des épizooties avait pensé que
l'arrêté portant déclaration d'infection devait être pris
par le maire, afin sans doute que lés effets en fussent
plus prompts. Mais « il a paru que, si le maire devait
être averti immédiatement des maladies contagieuses
par la déclaration des propriétaires ou autres intéressés,
et veiller à l'accomplissement des premières mesures de
précaution prescrites par la loi, il ne convenait pas de
lui laisser le soin de prendre l'arrêté portant déclaration d'infection, qui entraîne des conséquences très
graves (1). »

*Pénalités.* — En cas d'infraction aux dispositions de
l'arrêté préfectoral portant déclaration d'infection, les
délinquants sont passibles des peines édictées, 1° par
l'article 30 de la loi (emprisonnement de six jours à
deux mois et amende de 16 à 400 francs) ; 2° par l'article 34, qui stipule que les contraventions aux disposi-

(1) Exposé des motifs du projet de loi sur la police sanitaire des
animaux, modifié par le Conseil d'État. *Revue vétérinaire*, 1879,
p. 126.

tions du règlement d'administration publique seront, suivant les cas, passibles d'une amende de 1 franc à 200 francs, qui sera prononcée par le juge de paix du canton.

### ARTICLE V. — ABATAGE.

*Définition*. — L'abatage encore appelé *occision, assommement*, est une mesure de police sanitaire qui consiste à tuer un animal atteint ou suspect d'une maladie contagieuse, afin de prévenir l'extension de la contagion.

*Législation*. — La loi du 21 juillet 1881 prescrit l'abatage dans le cas de peste bovine (art. 6), de morve constatée, de farcin, de charbon si la maladie est jugée incurable (art. 8), de péripneumonie contagieuse (art. 9) et de rage (art. 10). Ces différents cas seront étudiés avec tout le soin qu'ils comportent, dans le chapitre V de cet ouvrage, relatif aux mesures spéciales à chaque maladie contagieuse. Nous ferons simplement remarquer ici que la loi (art. 17) accorde des indemnités aux propriétaires d'animaux abattus pour cause de peste bovine ou de péripneumonie contagieuse, sous la réserve de certaines formalités que nous ferons connaître dans le chapitre V.

*Ordre d'abatage*. — Cet ordre est donné par le maire excepté quand il s'agit de l'abatage des animaux atteints de péripneumonie contagieuse. Dans ce cas, l'abatage est ordonné par le préfet (art. 9, L.). S'il y avait lieu de procéder à l'abatage d'animaux suspects de péripneumonie contagieuse, ce serait le ministre de l'agriculture seul, qui aurait le droit de donner l'ordre dont il s'agit (art. 9, L.).

*Lieu d'abatage*. — Les animaux peuvent être abattus

sur place, chez le propriétaire lui-même, au bord de la fosse dans laquelle ils doivent être enfouis, ou bien ils sont conduits à l'abattoir ou à l'atelier d'équarrissage suivant la nature des maladies contagieuses dont ils sont affectés. Le transport des animaux dans ces établissements est soumis à certaines conditions ou formalités prescrites par le règlement d'administration publique pour chaque maladie suivant son caractère contagieux.

*Procédés d'abatage.* — Autant que possible, il convient de sacrifier les animaux par assommement plutôt que par effusion de sang afin de diminuer les chances de contagion. Sous ce rapport, l'appareil Bruneau peut être très utilement employé pour les grands animaux. Il est du devoir de l'autorité de veiller à ce que l'abatage soit effectué conformément aux prescriptions qu'elle a ordonnées, et, dans la plupart des cas, le vétérinaire sanitaire doit procéder à l'autopsie du cadavre. Cette opération est même indispensable quand il s'agit, par exemple, de la péripneumonie contagieuse, attendu que le procès-verbal d'autopsie constitue l'une des pièces essentielles à l'appui de la demande d'indemnité qui peut être formée par le propriétaire de l'animal abattu.

*Utilisation des débris cadavériques.* — Lorsque des animaux ont succombé à une maladie contagieuse *quelle qu'elle soit* ou qu'ils ont été abattus comme atteints « de la peste bovine, de la morve, du farcin, du charbon et de la rage, leur chair ne peut être livrée à la consommation » (art. 14, L.). Ces dispositions sont appuyées sur ce fait, que les règlements relatifs à la salubrité de la viande interdisent la vente de celle qui provient d'animaux morts d'une maladie quelconque et, d'autre part, sur les dangers que présente l'alimentation avec de la viande provenant d'un animal atteint de l'une des maladies énumérées ci-dessus.

Ce n'est pas seulement la vente de la viande qui est interdite, mais encore celle de tous les débris cadavéri-ques, la peau comprise, lorsqu'il s'agit de la peste bovine ou du charbon. Dans l'un ou l'autre de ces cas, les cadavres devront être enfouis en totalité « avec la peau tailladée, à moins qu'ils ne soient envoyés à un atelier d'équarrissage régulièrement autorisé» (art. 14, L.). Ces prescriptions ont pour but de préserver tout à la fois l'homme et les animaux des contagions qu'ils sont sus-ceptibles de contracter par l'intermédiaire des débris cadavériques.

Toutefois, la loi tolère la vente de la viande des ani-maux atteints ou suspects de maladies contagieuses. autres que celles qui sont spécifiées ci-dessus. Dans le chapitre V de cet ouvrage, qui traite des mesures appli-cables à chaque maladie, nous indiquerons avec soin les cas dans lesquels la vente de la chair peut être au-torisée.

ARTICLE VI. — DÉSINFECTION.

*Définition.* — La désinfection est une mesure de po-lice sanitaire qui consiste à détruire par des agents physiques ou chimiques les matières virulentes ou germes que les animaux malades ont pu laisser après eux et à prévenir ainsi le retour de la contagion.

Pris dans son sens grammatical, le mot *désinfection* signifie suppression de l'*infection*, c'est-à-dire de la con-tagion par l'intermédiaire des milieux : air, eau, sol, etc. Or les animaux affectés de maladies contagieuses peu-vent laisser dans les lieux qu'ils ont habités, ou seule-ment parcourus, des germes qui pénètrent ensuite dans l'organisme d'autres animaux, lesquels deviennent à leur tour de nouveaux foyers contagieux, et ainsi de suite. De plus, les cadavres de ces animaux laissent également échapper des germes qui peuvent propager les maladies contagieuses. Remarquons que ces germes sont pour ainsi dire incorporés dans les produits de sécrétion ou les déjections, qui leur servent de véhicules, de telle sorte qu'ils infectent les litières, les fourrages, l'herbe des pâturages, les mangeoires, les râteliers, etc., et plus généralement tous les objets sur lesquels ils se déposent naturellement. Ces germes peuvent encore être rejetés au dehors, avec l'air expiré, et flotter ainsi dans l'atmosphère à la manière des poussières très ténues que l'on y trouve.

Quel que soit le mode suivant lequel s'opère la dissémination des germes virulents ou l'infection des milieux, on conçoit qu'elle remplit un rôle capital dans la transmission des maladies contagieuses, et que l'application d'un système sanitaire quelconque comprend nécessairement la désinfection, c'est-à-dire la destruction des germes que les animaux malades ont pu laisser après eux.

*Législation.* — La désinfection est obligatoire d'après les dispositions du paragraphe 4 de l'article 5 de la loi du 21 juillet et celles de l'article 5 du règlement d'administration publique. Elle doit porter sur « les écuries, étables, voitures ou autres moyens de transport, sur les objets à l'usage des animaux malades ou qui ont été souillés par eux et, généralement, sur les objets quelconques pouvant servir de véhicules à la contagion. » (Art. 5, L.) En outre, le règlement d'administration publique dispose que « les locaux, cours, enclos, herbages et pâtures où ont séjourné les animaux atteints de maladies contagieuses doivent être désinfectés. Les mesures de désinfection sont déterminées, sur l'avis du Comité consultatif des épizooties, par des instructions ministérielles. » (Art. 5, R.) A cet égard, trois arrêtés ministériels très détaillés ont été rendus, le 30 avril et le 12 mai 1883.

**Arrêté du 12 mai 1883, relatif à la désinfection dans le cas de maladies contagieuses des animaux.**

Article premier. — Les opérations de désinfection prescrites par la loi du 21 juillet 1881 et le règlement d'administration publique rendu pour son exécution auront lieu conformément aux règles ci-après :

### I. — Objets a désinfecter.

Art. 2. — La désinfection doit s'appliquer à tout ce qui peut recéler les germes de la contagion et notamment :

1° Aux locaux qui ont été habités par les animaux malades et à tout ce qui peut en provenir : fumiers, purins, litières, pailles, fourrages, ustensiles et objets divers qui ont pu être souillés par ces animaux ;

2° Aux ruisseaux, rigoles et conduits servant à l'écoulement des déjections liquides ; aux fosses à purin et au lieu de dépôt des fumiers ;

3° Aux cours, enclos, herbages et pâtures où ont stationné les animaux malades ;

4° Aux rues, routes et chemins qui ont été parcourus par les animaux malades ou par les véhicules chargés de leurs cadavres ou de leurs fumiers ;

5° Aux véhicules qui ont servi au transport des animaux atteints ou soupçonnés d'être atteints de maladies contagieuses ou de leurs cadavres, et des fumiers provenant des locaux, cours, enclos ou herbages déclarés infectés ;

6° Aux cadavres et à leurs débris ;

7° Aux fosses d'enfouissement;

8° Aux personnes qui, par suite de leurs rapports avec les animaux malades, avec leurs cadavres ou débris de cadavres, leurs fumiers, peuvent devenir les agents de la transmission des maladies contagieuses.

## II. — AGENTS DÉSINFECTANTS.

Art. 3. — Les agents désinfectants sont les suivants :

1° *Le feu*. — Destruction des éponges, couvertures et vêtements en mauvais état, licols, cordes d'attache, mauvaises boiseries, mangeoires et râteliers de peu de valeur, etc., etc.

Les objets en fer, tels que : pelles, fourches, chaînes d'attache, mors et anneaux de contention des taureaux, etc., sont passés au feu.

Le procédé dit « du flambage » est employé lorsque les circonstances le permettent, pour les murs, boiseries, mangeoires, séparations, planchers, etc.

2° *Eau bouillante*. — Les couvertures, vêtements et autres objets auxquels ce moyen de désinfection peut être appliqué sont placés dans un récipient et arrosés d'eau bouillante jusqu'à ce qu'ils en soient recouverts ; après essorage, l'opération est renouvelée encore une fois.

3° *Vapeur d'eau surchauffée*. — La vapeur d'eau surchauffée à 120 degrés peut être employée pour la désinfection des surfaces et des objets sur lesquels il est possible de la faire arriver en jet continu.

4° *Chlorure de chaux*. — Le chlorure de chaux se répand en poudre sur le sol et dans les rigoles d'écoulement des déjections; on le mélange avec les fumiers et avec les liquides. Délayé dans dix fois son poids d'eau, le chlorure de chaux est employé pour les lavages et les arrosements.

On emploie pour les mêmes usages :

5° Le *chlorure de zinc*, en solution à raison de 20 gram. mes par litre d'eau (2 p. 100);

6° Le *sulfate* et le *nitro-sulfate de zinc*, en solution dans la même proportion ;

7° L'*acide phénique* dans la même proportion ;

8° Le *bichlorure de mercure* (sublimé corrosif), à raison de 1 gramme par litre d'eau (1 p. 1000), est employé dans le cas de morve, particulièrement pour le lavage du fond des mangeoires et de la partie des murs faisant face à la tête des animaux. Ce désinfectant, en raison de sa nature toxique, ne doit être employé que sous la direction d'un vétérinaire.

9° L'*acide sulfurique*, étendu d'eau dans la proportion de 20 grammes d'acide par litre d'eau (2 p. 100), doit être employé pour la désinfection des fumiers et litières et des matières de balayage et pour le lavage des rigoles et des sols en terre, etc., etc.

10° L'*essence de térébenthine*, diluée dans la proportion de 250 grammes d'essence par litre d'eau, doit être employée pour le lavage dans le cas de charbon.

11° L'*huile lourde de gaz*, mélangée avec le goudron dans la proportion d'une partie d'huile lourde contre dix parties de goudron, est employée comme enduit.

12° Le *chlore gazeux* est employé en fumigations dans les espaces hermétiquement clos (1).

13° L'*acide sulfureux* s'emploie pour le même usage (2).


III. — Règles a suivre dans la désinfection des locaux, cours, enclos, herbages et patures, des fumiers et purins, des routes et chemins, des véhicules et des personnes.


Art. 4. — Les opérations de désinfection, en ce qui concerne les locaux, doivent être adaptées à la nature des maladies contagieuses (Voy. chapitre V).

(1) Le chlore gazeux s'obtient en chauffant dans une terrine 100 parties de bioxyde de manganèse en poudre avec 450 parties d'acide chlorhydrique ; avec 1 kilogramme de bioxyde de manganèse et 4 kil. 500 d'acide chlorhydrique, on produit 300 litres de gaz.

(2) L'acide sulfureux s'obtient en faisant brûler sur un plat de terre un mélange de fleur de soufre et de nitrate de potasse.

Art. 5. — La désinfection des cours, enclos, herbages et pâtures consiste :

1° Dans l'enlèvement des déjections qui sont mises en tas, arrosées avec un liquide désinfectant, puis enfouies ;

2° Dans le lavage à grande eau des cours et l'arrosage avec un liquide désinfectant des places où se trouvaient les déjections ;

3° Pour les pâtures, herbages et enclos, dans l'arrosage avec un liquide désinfectant des places où se trouvaient les déjections.

Art. 6. — Le fumier extrait des locaux infectés et celui qui a pu être souillé de matières contagieuses sont arrosés abondamment avec un des liquides désignés à l'article 3 et recouverts ensuite d'une couche de terre.

Art. 7. — Les ruisseaux, rigoles, et conduits d'écoulement des purins sont lavés à grande eau et arrosés avec un liquide désinfectant.

Art. 8. — La désinfection des fosses à purin se fait en y versant une dissolution de sulfate de zinc ou de nitro-sulfate de zinc représentant en quantité un deux-centième de la contenance des fosses.

Art. 9. — Les fumiers et purins désinfectés comme il vient d'être dit sont employés de préférence pour la fumure des jardins et des terres arables.

Art. 10. — Pour la désinfection des routes et chemins parcourus par des animaux atteints de maladies contagieuses, les déjections sont ramassées avec soin, mises en tas dans un endroit écarté et traitées comme les fumiers (art. 6). L'emplacement des déjections est saupoudré de chlorure de chaux ou arrosé avec un liquide désinfectant. Les objets qui ont servi au ramassage et au transport des déjections sont ensuite lavés avec un liquide désinfectant.

Art. 11. — Les voitures devant servir au transport des animaux atteints de maladies contagieuses ou de leurs cadavres, ainsi que des fumiers provenant d'étables infectées, doivent être disposées de façon à ne laisser tomber ou écou-

ler sur le chemin parcouru aucune matière solide ou liquide.
— Elles sont suivies par un homme muni de pelle, balai et brouette pour le ramassage des matières qui pourraient s'en échapper durant le trajet. Ces matières sont traitées comme il est dit à l'article précédent.

Les voitures, après déchargement, sont grattées, balayées, puis lavées à grande eau et, après qu'elles se sont ressuyées, arrosées avec un liquide désinfectant.

Les pelle, balai et brouette sont traités de la même manière.

Art. 12. — Toute personne qui a été en contact soit avec des animaux atteints de maladies contagieuses, soit avec leurs cadavres, leurs débris, leurs fumiers, et dont les vêtements, les chaussures, les mains peuvent être souillés de matières contagieuses, est tenue de se soumettre aux mesures de désinfection suivantes :

1° Lavage et savonnage des mains et des bras, immédiatement après chaque contact avec les animaux malades, leurs cadavres ou débris, leurs fumiers, etc. ;

2° Lavage des chaussures.

Les eaux de lavage sont versées dans la fosse à purin ou désinfectées directement par l'addition de la proportion convenable de sulfate de zinc ;

3° Lavage et lessivage des vêtements de toile. Fumigation au chlore dans un endroit clos des vêtements de laine et autres objets qui ne pourraient être lavés sans être altérés.

Art. 13. — Avant le chargement pour le transport à la fosse d'enfouissement ou à l'atelier d'équarrissage, les cadavres sont désinfectés par le lavage, avec un liquide désinfectant, des orifices : bouche, cavités nasales, yeux, anus, organes génitaux, ainsi que des parties du corps souillées par les matières excrémentitielles, puis par le saupoudrage des mêmes parties avec du chlorure de chaux.

Art. 14. — Dans tous les cas où la vente des peaux provenant d'animaux atteints de maladies contagieuses est permise, après désinfection, la désinfection a lieu par l'immersion complète dans la solution de sulfate de zinc à 2 p. 100.

Telles sont les dispositions générales de l'arrêté ministériel du 12 mai 1883. En outre, ce document renferme d'autres règles de désinfection, mais comme elles sont spéciales à chacune des maladies contagieuses, nous les ferons connaître dans le chapitre V de cet ouvrage, qui traite des mesures sanitaires particulières à chaque maladie.

*Conséquences du défaut ou de la négligence relativement à l'obligation de désinfecter*. — Le défaut de désinfection constitue une infraction à l'article 5 de la loi du 21 juillet 1881. Or, cette infraction peut donner lieu à l'application des dispositions de l'article 30 de ladite loi : emprisonnement de six jours à deux mois et amende de 16 à 400 francs, suivant les circonstances. La négligence dans la désinfection et spécialement dans l'observation des règles prescrites par l'arrêté ministériel qui a été rendu en vertu du règlement d'administration publique, constitue une contravention pouvant entraîner, suivant les cas, « une amende de 1 franc à 200 francs qui sera prononcée par le juge de paix du canton. » (Art. 34, L.)

### ARTICLE VII. — ENFOUISSEMENT.

*Définition*. — L'enfouissement est une mesure sanitaire employée depuis la plus haute antiquité, et qui consiste à enterrer dans des fosses d'une profondeur déterminée les cadavres des animaux morts ou abattus par suite de maladies contagieuses.

*But.* — Cette mesure a pour but de détruire les cadavres et les germes virulents qu'ils contiennent.

Mais il est à remarquer que ces germes ou *microbes*,
qui sont les agents essentiels de la contagion, peuvent
résister à la putréfaction et conserver toutes leurs propriétés nocives, pendant plusieurs années, comme les
expériences de M. Pasteur l'ont démontré pour le charbon. Ces germes sont amenés à la surface des fosses
d'enfouissement par les vers de terre, et les fourrages
récoltés sur ces fosses possèdent des propriétés infec-
tantes. D'autre part, l'enfouissement ne permet d'utiliser les cadavres en aucune manière, et cependant ils
peuvent être transformés en engrais très riches en azote
et très fertilisants. Aussi notre législation sanitaire
ne prescrit l'enfouissement que dans le cas où il n'y
a pas dans la commune d'atelier d'équarrissage, c'est-
à-dire un établissement dans lequel les matières animales sont soumises à l'action d'agents physiques ou
chimiques qui détruisent sûrement la virulence en les
transformant en engrais ou autres produits industriels.

*Législation.* — L'article 14 de la loi du 21 juillet 1881
prescrit d'enfouir les cadavres ou parties de cadavres
des animaux morts d'une maladie contagieuse quelconque ou abattus comme atteints de la peste bovine, de la
morve, du farcin, du charbon et de la rage ; et le règlement d'administration publique renferme à cet égard
quelques dispositions générales dont il est parlé ci-
après.

*Temps.* — Lorsqu'on présume qu'un animal a succombé à une maladie réputée contagieuse par la loi
sanitaire, on doit en faire la déclaration à l'autorité et
surseoir à l'enfouissement du cadavre jusqu'à ce que
l'autopsie en ait été faite par le vétérinaire délégué.

Toutefois cette règle subit exception « en cas d'urgence » (Art. 3, L.), c'est-à-dire quand il est à craindre que le cadavre soit une cause d'insalubrité, notamment pendant les chaleurs de l'été. Dans ce cas, le maire peut autoriser l'enfouissement avant l'arrivée du vétérinaire délégué.

*Lieu.* — L'enfouissement doit avoir lieu « dans le terrain du propriétaire, et l'emplacement doit être agréé par le maire » qui a, d'ailleurs, qualité pour prescrire cette mesure (Art. 4, R.).

« A défaut de terrain appartenant au propriétaire, l'enfouissement a lieu dans un terrain communal spécialement affecté à cet effet. Ce terrain est entouré d'une clôture et il est défendu d'y faire paître les animaux. » (Art. 4, R.) Autant que possible, on choisira un lieu isolé et l'on donnera la préférence aux terrains secs, calcaires, attendu que, dans les terrains humides, argileux, les germes se cultivent et se perpétuent plus facilement. On aura le soin de ne pas creuser les fosses dans les étables ou les bergeries, comme cela se pratique afin de conjurer le sort, dans certaines localités arriérées où la superstition règne encore.

*Profondeur des fosses.* — Elle doit être telle « qu'il y ait au-dessus du corps une couche de terre de 1$^m$,50 au moins. Les cadavres sont recouverts de toute la terre extraite pour ouvrir les fosses et ne peuvent être déterrés en tout ou en partie sans une autorisation du préfet. » (Art. 4, R.)

*Cas dans lequel une commune ne possède pas d'emplacement approprié pour l'enfouissement.* — Ce cas a été prévu par le règlement d'administration publique, dont l'article 4 dispose à cet effet que « les cadavres ou débris de cadavres sont détruits sur place au moyen de

procédés approuvés par le Comité consultatif des épizooties ou transportés à l'atelier d'équarrissage le plus
voisin. Le transport sera effectué conformément aux
indications données par le maire. »

En ce qui concerne la destruction des cadavres ou
de leurs débris, nous ferons remarquer qu'elle peut être
pratiquée soit au moyen de la *crémation*, soit par l'emploi de l'*acide sulfurique* suivant le procédé de M. Aimé
Girard.

La crémation ou l'incinération des cadavres constitue
certainement le meilleur moyen de détruire les germes
contagieux, le feu étant l'agent désinfectant par excel-
lence. Mais il est encore d'une application difficile et
peu pratique dans les campagnes. Pourtant un appareil
incinérateur très économique a été imaginé par MM. V.
Jacques, ingénieur civil et H. Kuborn. « La chambre
d'incinération est à parois réfractaires : la sole et
les pieds droits sont chauffés par deux foyers conju-
gués, munis d'ouvraux mobiles qui permettent de ré-
gler avec précision l'introduction de l'air pour la combustion complète, et par un réseau de carreaux disposés
de manière à utiliser le plus possible la chaleur dégagée
et à la répartir suivant les besoins de l'opération. Les
gaz, après avoir traversé des toiles métalliques, arrivent
pour être brûlés sur un premier foyer, et, pour assurer
une combustion complète, les produits de la première
combustion sont reçus sur un foyer.

» La température est, au début, maintenue au-dessous du rouge sombre. L'animal est introduit par quartiers ou en entier, suivant les dimensions proportion-
nelles. Dans ces conditions, toutes les parties graisseuses
se liquéfient, puis s'écoulent sur la sole, d'où elles sont
conduites dans un barillet qui a pour but d'assurer une

fermeture hydraulique entre le foyer et la capacité où se produit l'opération. Du barillet les graisses s'écoulent par le siphon vers le récepteur, tandis que les gaz qui se sont dégagés pendant cette partie de l'opération bar-bottent d'abord dans le liquide graisseux où ils abandonnent leurs éléments liquéfiables, puis vont brûler sur des foyers après avoir traversé les deux toiles mé-talliques, lesquelles suppriment tout danger d'explosion en interceptant la communication des flammes du foyer avec la capacité où s'opère la combustion. » (1)

Cet appareil permet d'incinérer complètement les cadavres et de brûler entièrement les gaz et les miasmes, de telle sorte qu'il ne se dégage point de mauvaise odeur. D'après de nombreuses expériences de MM. Jacques et Kuborn, le coût de l'incinération serait de 0 fr. 02 à 0 fr. 03 par kilogramme de matière cadavérique.

A défaut de cet appareil, qui n'a été employé jusqu'à présent que quand il s'agissait de détruire un grand nombre de cadavres, il est toujours possible de faire bouillir les cadavres préalablement dépecés, dans des chaudières contenant de l'eau et placées sur des four-neaux ordinaires. Il est vrai que le dépeçage des cada-vres présente des dangers, notamment lorsqu'il s'agit du charbon, de la morve. Il y a donc indication de faire découper le cadavre par une personne habituée à ce genre de travail, un boucher, par exemple, à défaut d'un équarrisseur, afin de diminuer les chances de con-tamination.

On voit que ces procédés de destruction des cadavres (*crémation* et *coction*) ne laissent pas que d'être d'une application assez difficile dans la pratique. Afin de remé-

(1) *Recueil de médecine vétérinaire*, 1880, p. 1162.

dier aux inconvénients qu'ils présentent, tout·en détruisant plus sûrement encore les germes virulents qui peuvent résister à une cuisson faite à une température trop peu élevée, un chimiste, M. Aimé Girard, a préconisé un procédé, qui consiste « à dissoudre à froid dans l'acide sulfurique concentré le cadavre de l'animal, pour ensuite utiliser le liquide ainsi obtenu à la production d'un superphosphate de chaux azoté (1).

» Si l'on met le cadavre d'un animal quelconque en contact avec une quantité d'acide sulfurique à 60° suffisante pour le noyer, au bout de vingt-quatre heures, quarante-huit heures au plus, le cadavre entier (chair, sang, viscères, os, poils ou laine) a disparu ne laissant à sa place qu'un sirop coloré que surnage la graisse détachée des tissus et liquéfiée par la chaleur de la réaction.

» Des moutons morts du charbon ont été tout d'une pièce, sans dépeçage aucun, couverts encore de leur toison, immergés dans une cuve en bois doublée de plomb, remplie au tiers d'acide sulfurique à 60° B., et au bout de vingt-quatre à quarante-huit heures les cadavres de ces animaux avaient disparu. » L'acide sulfurique peut dissoudre ainsi les deux tiers de son poids de matières animales, en s'hydratant de telle sorte qu'il ne marque plus que 40° à l'aréomètre de Baumé. Néanmoins, à ce degré, il attaque parfaitement les coprolithes ou phosphates de chaux naturels et les transforme en engrais très fertilisants, et d'un prix élevé. — Ce procédé est donc très économique, il est en outre d'une application simple et il offre toutes les garanties désirables pour prévenir la transmission des maladies contagieuses par les débris cadavériques.

_______

(1) *Acad. des Sciences,* séance du 9 juillet 1883.

7.

ARTICLE VIII. — MESURES SANITAIRES CONCERNANT LES
ABATTOIRS ET LES ATELIERS D'ÉQUARRISSAGE.

Nous n'avons à nous occuper ici que des mesures de police sanitaire qui ont pour but d'éviter la transmission des maladies réputées contagieuses par la loi du 21 juillet 1881. Ces mesures sont prescrites par les articles 89 à 92 du règlement d'administration publique du 22 juin 1882. Elles consistent principalement dans la surveillance permanente de ces établissements par un vétérinaire délégué à cet effet afin de prévenir la propagation des maladies contagieuses par la chair et les débris cadavériques des animaux.

Toutefois, il faut remarquer au préalable que l'article 89 du règlement d'administration publique renferme des prescriptions hygiéniques qui doivent être rigoureusement exécutées afin de prévenir la contagion. — Elles sont ainsi formulées :

Les locaux qui, dans les abattoirs ou les tueries particulières, ont contenu des animaux atteints de maladies contagieuses, sont nettoyés et désinfectés.

Les hommes employés dans les abattoirs doivent se soumettre aux mesures de désinfection jugées nécessaires.

Les règles à suivre pour la désinfection des locaux devant être adaptées à la nature de chaque maladie contagieuse, l'étude en sera faite dans le chapitre suivant. Quant aux prescriptions hygiéniques dont les personnes doivent être l'objet, elles sont indiquées avec soin dans l'article 12 de l'arrêté ministériel du 12 mai 1883 (Voy. page 111).

En ce qui concerne la surveillance sanitaire des abattoirs et tueries particulières, l'article 90 du règlement d'administration publique stipule que ces établissements sont placés « d'une manière *permanente* sous la surveillance d'un vétérinaire délégué à cet effet. Lorsque l'ouverture d'un animal fait reconnaître les lésions propres à une maladie contagieuse, le maire de la commune d'où provient cet animal en est immédiatement avisé afin qu'il prenne les dispositions nécessaires. »

La mesure édictée par cet article présente une grande importance pour la prophylaxie des maladies contagieuses. En effet, il n'est pas rare de trouver à l'autopsie d'animaux présentant toutes les apparences de la santé et même de l'embonpoint, les lésions de certaines maladies contagieuses, la péripneumonie notamment. Ces animaux étaient des foyers contagieux d'autant plus redoutables qu'on ne se· méfiait nullement d'eux et qu'ils vivaient côte à côte avec d'autres animaux, sur l'état sanitaire desquels l'attention est immédiatement appelée par la mesure contenue dans l'article précité. Suivant la circulaire ministérielle du 20 août 1882, lorsque le vétérinaire inspecteur d'un abattoir aura constaté « un cas de maladie contagieuse, il en préviendra immédiatement le maire de la commune d'où vient l'animal. Ce maire sera ainsi mis à même de prendre les mesures nécessaires pour prévenir le développement de la contagion. »

Les mêmes considérations s'appliquent aux ateliers d'équarrissage, car la surveillance *permanente* à laquelle ces établissements doivent être soumis (Art. 92 R.) a également pour but de mettre l'autorité sur la trace des maladies contagieuses. En outre, il est nécessaire que les ateliers d'équarrissage soient soumis « à une surveillance très rigoureuse, d'une part, pour empêcher qu'ils puissent servir à dissimuler les maladies contagieuses, et, d'autre part, pour prévenir un abus grave qui pourrait se produire : vente clandestine de viandes provenant d'animaux atteints de maladies qui rendent leur chair impropre à la consommation. » (Cir. minist. 20 août 1882.)

D'ailleurs le règlement d'administration publique contient les dispositions suivantes :

Art. 91. — Il est tenu, dans les ateliers d'équarrissage, un registre sur lequel tous les animaux sont inscrits dans l'ordre de leur arrivée ; cette inscription contient le nom du propriétaire de l'animal avec l'indication du domicile, le signalement de l'animal et le motif pour lequel il est abattu. Ce registre est paraphé par le vétérinaire délégué à chacune de ses visites.

Art. 92. — Les ateliers d'équarrissage sont placés d'une manière permanente sous la surveillance d'un vétérinaire délégué à cet effet.

ARTICLE IX. — MESURES SANITAIRES CONCERNANT LES FOIRES ET MARCHÉS.

La réunion d'un grand nombre d'animaux de provenance diverse sur un champ de foire ou un marché constitue une circonstance des plus favorables à la dispersion des maladies contagieuses. On sait que, dans cette circonstance, les animaux sont parfois en rapport étroit de contact ; ils se touchent, se flairent, se lèchent, etc.

D'autre part, les vendeurs ne se font aucun scrupule d'envoyer sur les foires ou marchés des animaux atteints ou suspects de maladies contagieuses, quand ils savent qu'ils n'ont à craindre aucune surveillance.

Afin de remédier à ce fâcheux état de choses, si préjudiciable à nos intérêts généraux, la loi du 21 juillet 1881 et le règlement d'administration publique qui la complète renferment certaines dispositions que nous allons faire connaître.

*Législation.* — Elle est contenue dans les articles 39 de la loi, 80 à 88 du règlement d'administration publique.

Art. 39. — Les communes où il existe des foires et marchés aux chevaux ou aux bestiaux seront tenues de préposer, à leurs frais et sauf à se rembourser par l'établissement d'une taxe sur les animaux amenés, un vétérinaire pour l'inspection sanitaire des animaux conduits à ces foires et marchés.

Cette dépense sera obligatoire pour la commune.

Le gouvernement pourra, sur l'avis des conseils généraux, ajourner par décret, dans les départements, l'exécution de cette mesure pendant une période de six années, à partir du jour de la promulgation de cette loi.

Comme conséquence de cette disposition restrictive, l'inspection des foires et marchés a été ajournée jusqu'au 21 juillet 1887, par un décret en date du 22 juin 1882, dans les départements suivants :

« Alpes (Basses-). — Alpes (Hautes-). — Alpes-Maritimes. — Ardèche. — Ariège. — Calvados. — Charente. — Cher. — Corrèze. — Corse. — Côte-d'Or. — Côtes-du-Nord. — Creuse. — Dordogne. — Drôme. — Eure. — Eure-et-Loir. — Finistère. — Ille-et-Vilaine. — Indre. — Indre-et-Loire. — Isère. — Jura. — Loir-et-Cher. — Loire. — Loire (Haute-). — Loire-Inférieure. — Lozère. — Maine-et-Loire. — Manche. — Meuse. — Morbihan. — Orne. — Puy-de-Dôme. — Rhin (Haut-) (partie française du). — Saône (Haute-). — Saône-et-Loire. — Savoie. — Savoie (Haute-). — Tarn. — Vaucluse. — Vendée. — Vienne. — Vienne (Haute-). »

Mais, grâce aux efforts persévérants des vétérinaires, notamment de M. Quivogne, directeur de l'*Echo des Sociétés et Associations vétérinaires de France* et conformément aux vœux exprimés par les délégués des sociétés vétérinaires, à la réunion de Caen, en septembre 1882, ce décret a été rapporté le 23 décembre 1882 par un autre acte de même nature dont l'article 1er contient les dispositions suivantes : « Le décret du 22 juin 1882 est et demeure rapporté en ce qui concerne les départements de l'Ardèche, de l'Eure, d'Indre-et-Loire, de l'Isère et de Loir-et-Cher. »

Un décret du 3 juillet 1883 fait également cesser l'ajournement des prescriptions de l'article 39, dans le département de la Meuse.

De même, à la date du 26 septembre 1883, un nouveau décret a rapporté celui du 22 juin 1882 en ce qui concerne le département de l'Orne.

Conformément au vœu du législateur et au but qu'il s'est proposé d'atteindre en édictant la loi du 21 juillet 1881, il est à désirer que l'inspection sanitaire du bétail exposé en vente sur les foires et marchés devienne obligatoire dans toute l'étendue de la France. Ainsi généralisée, cette inspection offrira aux nations voisines les plus sérieuses garanties sur l'état sanitaire de notre bétail, et contribuera à accroître notre commerce d'exportation.

### *Dispositions concernant l'emplacement des foires et marchés.*

Les emplacements affectés aux foires et marchés à bestiaux sont divisés en compartiments pour chaque espèce d'animaux, avec des entrées spéciales, autant que faire se peut.

Si l'emplacement le permet, il est réservé un espace libre
entre les animaux appartenant à des propriétaires différents.
(Art. 80, R.)

Ces dispositions ont pour but d'éviter les contacts
entre animaux d'espèces différentes et de diverses
provenances. Dans certaines villes, il existe des marchés
entièrement indépendants les uns des autres, pour
chaque espèce. Ce mode d'isolement est à recommander, car il permet d'éviter que les contagions communes
à plusieurs espèces, comme la fièvre aphteuse, se communiquent, par suite de la promiscuité, à toutes celles
qui sont susceptibles de la contracter.

Il est donc du devoir de l'autorité locale de faire
disposer les emplacements des foires et marchés aux
bestiaux comme l'indique l'art. 80 du règlement d'administration publique.

### *Obligations du vétérinaire préposé à l'inspection.*

Le vétérinaire préposé à l'inspection sanitaire des animaux
conduits aux foires et marchés est tenu de porter immédiatement à la connaissance de l'autorité locale tous les cas de
maladies contagieuses ou de suspicion constatés par lui. La
police fait immédiatement mettre en fourrière les animaux
atteints ou suspects de maladies contagieuses.

Le vétérinaire fait son enquête sans délai et propose l'adoption des mesures de précaution nécessaires (Art. 81, R.).

Les dispositions contenues dans cet article sont motivées par ce fait que, quand une maladie contagieuse
est constatée, il est urgent qu'à l'instant même des
dispositions soient prises pour éviter sa transmission.
Afin de remplir cette indication essentielle, la circulaire
ministérielle du 20 août 1882 fait remarquer qu'il est

à désirer que le vétérinaire soit accompagné dans son inspection « par un agent de police ; celui-ci fera immédiatement mettre en fourrière les animaux malades ou suspects. »

Le vétérinaire inspecteur adressera ensuite son rapport à l'autorité locale. Ce rapport contiendra le fait qui a motivé la saisie et la mise en fourrière, les renseignements obtenus sur la provenance de l'animal malade ou suspect, sur les animaux avec lesquels il a été en contact, soit au champ de foire, soit dans les auberges où il a pu séjourner avant d'être exposé en vente, et les mesures de police sanitaire qu'il convient d'appliquer.

*Obligations de l'autorité.* — On a vu que l'autorité est tenue de faire mettre immédiatement en fourrière les animaux atteints ou suspects de maladies contagieuses, signalés par le vétérinaire inspecteur.

Elle est également obligée d'informer *immédiatement* « le maire de la commune d'où proviennent les animaux. » (Art. 82, R.)

Cette information consiste en un avis mentionnant le nom du propriétaire et la maladie qui a entraîné la mise en fourrière. Sur cet avis, le maire de la commune originaire prend les mesures prescrites par la loi et le règlement d'administration publique. Ces mesures varient suivant la maladie signalée. Elles seront étudiées dans le chapitre V.

L'autorité locale doit aussi faire exécuter très exactement les mesures de désinfection prescrites par l'article 88 du règlement d'administration publique, qui dispose que, « *après chaque tenue de marché, le sol des halles, des étables, des parcs de comptage, de tous autres emplacements où les animaux ont stationné et les parties en élévation qu'ils ont pu souiller, sont nettoyés et*

*désinfectés* ». Cette désinfection consiste dans l'enlèvement des fumiers, le balayage à fond et même le
lavage du sol à grande eau, lorsque la disposition
des lieux le permet, le nettoyage et l'entretien en
bon état de propreté des poteaux, cordes, anneaux
auxquels les animaux ont été attachés, ainsi que les
cloisons des parcs dans lesquels ils peuvent être placés, etc. Si un animal exposé sur le champ de foire a
été saisi comme atteint ou suspect d'une maladie contagieuse, il faut désinfecter la place qu'il occupait, en
l'arrosant avec une solution à 2 p. 100 d'acide phénique, de chlorure de zinc ou de sulfate de zinc. Il convient également de badigeonner avec la même solution
les divers objets qui ont pu être infectés par l'animal
saisi (poteàu d'attache, corde, anneau, etc.).

ARTICLE X. — MESURES SANITAIRES CONCERNANT LE TRANSPORT<br>
DES ANIMAUX.

Le transport des animaux s'effectue aujourd'hui bien
plus facilement qu'autrefois, et s'ils sont affectés de maladies contagieuses, les germes de ces maladies peuvent
être disséminés dans toutes les directions et à de grandes distances par suite de la rapidité des moyens de
communication entre toutes les parties de la France.
Il suffit qu'un wagon, dans lequel ont séjourné des bestiaux atteints d'une maladie contagieuse, serve ensuite
au transport d'autres bestiaux, sans avoir été désinfecté,
pour que ceux-ci contractent la maladie dont les germes auront été laissés par leurs prédécesseurs. C'est
ainsi que la peste bovine, la clavelée, la fièvre aphteuse,
notamment, ont été introduites dans diverses localités.
Afin de prévenir le retour par cette voie de semblables

épizooties, le législateur a édicté les dispositions suivantes.

*Législation*. — L'article 16 de la loi du 21 juillet 1881 est ainsi conçu : « *Tout entrepreneur de transport par terre ou par eau qui aura transporté des bestiaux devra en tout temps désinfecter, dans les conditions prescrites par le règlement d'administration publique, les véhicules qui auront servi à cet usage.* » D'après les termes de cet article, on voit que la désinfection des véhicules servant au transport des bestiaux est obligatoire en *tout temps*, c'est-à-dire sans qu'il soit nécessaire qu'une maladie contagieuse ait été signalée. Cette disposition s'explique aisément si l'on remarque qu'il est impossible dans la pratique de s'assurer de l'état sanitaire de tous les animaux transportés par terre ou par eau, sans compter que, pendant la période d'incubation d'une maladie contagieuse quelconque, les animaux présentent toutes les apparences de la santé.

Les conditions dans lesquelles la désinfection doit être pratiquée ont été déterminées conformément au vœu du législateur par l'administration centrale. Ainsi, les articles 93, 94 et 95 du règlement d'administration publique établissent certaines dispositions applicables à la désinfection des wagons, des bateaux et navires.

Art. 93. — En tout temps, quel que soit l'état sanitaire, les wagons qui ont servi au transport des animaux sont nettoyés et désinfectés après chaque voyage dans les vingt-quatre heures qui suivent le déchargement.

Immédiatement après la sortie des animaux, il est apposé sur l'une des faces latérales du wagon un écriteau indiquant qu'il doit être désinfecté.

Art. 94. — Les hangars servant à recevoir les animaux

dans les gares de chemins de fer, les quais d'embarquement et de débarquement et les ponts mobiles sont nettoyés et désinfectés après chaque expédition ou chaque arrivée d'animaux.

Art. 95. — Les bateaux et navires qui ont servi au transport des animaux doivent être nettoyés, et désinfectés dans le plus court délai, après le déchargement.

Les pontons, passerelles, etc., sont également nettoyés, lavés et désinfectés.

Deux arrêtés ministériels, l'un en date du 30 avril 1883 et l'autre du 12 mai 1883, font connaître les règles à suivre pour effectuer la désinfection du matériel de transport, d'une manière méthodique et sûre.

Remarquons, en outre, que, suivant les dispositions de l'article 37 de la loi du 21 juillet 1881, les frais de désinfection sont à la charge des expéditeurs.

Ceci étant posé, nous reproduisons ci-après le texte des deux arrêtés ministériels précités.

### Arrêté concernant la désinfection du matériel employé au transport des animaux sur les voies ferrées.

Les Ministres des travaux publics et de l'agriculture,

Vu la loi du 21 juillet 1881 sur la police sanitaire des animaux, aux termes de laquelle le matériel de chemins de fer employé au transport des animaux doit être désinfecté en tout temps par les soins des compagnies et aux frais des expéditeurs;

Vu le décret du 22 juin 1882, portant règlement d'administration publique pour l'exécution de ladite loi;

Vu l'avis du Comité consultatif des épizooties;

Vu les propositions des compagnies et les rapports des fonctionnaires du contrôle;

Vu l'avis du Comité consultatif des chemins de fer;

Sur le rapport du directeur de l'exploitation, du contrôle

financier et de la statistique des chemins de fer et du directeur de l'agriculture,

Arrêtent :

Article premier. — Tout wagon ou box ayant servi à transporter les bêtes bovines et autres espèces de ruminants
(moutons, chèvres, etc.), des chevaux, ânes, mulets et porcs,
est désinfecté conformément aux règles ci-après :

Art. 2. — Immédiatement après l'embarquement des animaux, il est collé sur chaque wagon ou box une étiquette
imprimée portant la mention suivante :

**Gare de**
(Nom de la gare expéditrice ou de transit.)
**A désinfecter à l'arrivée.**

Après la désinfection, cette étiquette est remplacée par
une autre portant :

**Gare de** } (Nom de la gare destinataire ou de la station de désinfection, quand cette opération n'est pas effectuée sur place.)
**Désinfecté.**

Il est interdit aux compagnies de mettre en chargement
aucun wagon à bestiaux qui ne porte cette seconde étiquette
et qui n'aurait pas été désinfecté.

Art. 3. — La désinfection est faite, autant que possible,
par la gare destinataire; dans aucun cas le délai de vingt-
quatre heures fixé par le règlement d'administration publique pour l'exécution de cette opération ne peut être dépassé.

Art. 4. — La désinfection comprend :

A. Le nettoyage ;

B. La désinfection.

A. Pour le nettoyage :

1° On enlève la litière et les déjections contenues dans
les wagons;

2° On détache du plancher et des parois, à l'aide d'un
râcloir et d'un crochet approprié, les matières adhérentes à
leur surface ou qui remplissent les joints des planchers, et on
balaye toutes ces immondices ;

3° Après cette opération, on procède au lavage à grande

eau à l'aide d'une pompe, afin de projeter l'eau avec force sur les planchers, dans les joints et les coins.

Le lavage s'étend non seulement à l'intérieur du wagon, mais aussi aux portes, qui sont lavées intérieurement et extérieurement, et à la paroi extérieure, du côté où s'est opéré le déchargement.

4° Un second balayage au balai dur complète le nettoyage.

B. Pour la désinfection, on arrose l'intérieur du wagon avec une solution désinfectante qui est, au choix des compagnies, une solution à 2 p. 100 de chlorure de zinc, de nitrosulfate de zinc ou d'acide phénique.

La vapeur d'eau surchauffée peut être employée pour le premier lavage des wagons, mais les compagnies en feront usage suivant leurs convenances.

Art. 5. — Les hangars et emplacements servant à recevoir les animaux des espèces dénommées ci-dessus dans les gares de chemins de fer; les voies que ces animaux ont parcourues dans l'intérieur des mêmes gares; les rampes et quais, les ponts mobiles et tout matériel ayant servi à l'embarquement et au débarquement sont nettoyés par l'enlèvement des déjections, le lavage à grande eau suivi d'un balayage à fond, puis désinfectés par l'arrosage avec l'un des liquides indiqués à l'article précédent. On peut remplacer l'arrosage par un saupoudrage au chlorure de chaux.

Art. 6. — Les fumiers extraits des wagons et les déjections ramassées dans les places occupées ou les voies parcourues par les animaux sont enlevés dans le plus bref délai.

Art. 7. — Les compagnies de chemins de fer sont autorisées à percevoir, à titre de frais de désinfection, les taxes ci-après :

40 centimes par cheval, poulain, âne, mulet ;

30 centimes par bœuf, taureau, vache, génisse ;

15 centimes par veau ou porc ;

5 centimes par mouton, brebis, agneau, chèvre.

Toutefois, pour les transports d'un même expéditeur, la taxe ne peut dépasser 2 francs par wagon à un seul plancher et 3 francs par wagon à deux planchers.

La taxe de 2 francs par wagon à un seul plancher et de 3 francs par wagon à deux planchers est perçue, quel que soit le nombre des animaux occupant le wagon, lorsque, sur la demande de l'expéditeur, les animaux s'y trouvent placés en complète liberté.

Les taxes ci-dessus déterminées sont exigibles quelle que soit l'étendue du parcours effectué pour le transport des animaux; elles sont portées au compte de la compagnie à qui appartient la gare destinataire.

Quel que soit le nombre des compagnies qui concourent au transport, la taxe n'est perçue qu'une fois, à moins qu'il n'y ait transbordement; le transbordement ne peut être imposé aux expéditeurs qu'aux gares frontières et aux gares de jonction avec un chemin de fer d'intérêt local.

Art. 8. — Le wagon dans lequel, au moment de la visite sanitaire à l'entrée en France, on constate la présence d'un ou plusieurs animaux atteints de maladie contagieuse, ne peut pénétrer plus avant sur le territoire français s'il n'est soumis préalablement à la désinfection. Cette opération a lieu sous la direction du vétérinaire préposé à la visite des animaux.

Quant aux animaux, il leur est fait application des dispositions du décret du 22 juin 1882.

Art. 9. — Les infractions aux dispositions du présent arrêté sont constatées par des procès-verbaux rédigés en triple expédition, dont une est adressée au procureur de la République, la seconde au préfet du département et la troisième au Ministre des travaux publics.

Art. 10. — L'arrêté du 27 octobre 1877 est et demeure abrogé.

Art. 11. — Le présent arrêté sera notifié aux compagnies pour être appliqué à partir du 1er juillet 1883.

Il sera publié et affiché.

Les préfets, les fonctionnaires et agents du contrôle sont chargés d'en surveiller l'exécution.

Paris, le 30 avril 1883.

*Le ministre de l'agriculture,* J. MÉLINE.

*Le ministre des travaux publics,* D. RAYNAL.

**Arrêté concernant la désinfection du matériel employé au transport des animaux par terre et par eau.**

Le ministre de l'agriculture,

Sur le rapport du conseiller d'État, directeur de l'agriculture ;

Vu la loi du 21 juillet 1881, sur la police sanitaire des animaux, aux termes de laquelle les entrepreneurs de transports par terre et par eau doivent, en tout temps, désinfecter le matériel ayant servi à transporter des animaux ;

Vu le décret du 22 juin 1882, portant règlement d'administration publique pour l'exécution de ladite loi ;

Vu l'avis du Comité consultatif des épizooties ;

Arrête :

### TITRE Iᵉʳ. — TRANSPORTS PAR TERRE.

Article premier. — Tout entrepreneur de transport par terre est tenu de désinfecter, immédiatement après le déchargement, les véhicules ayant servi à transporter des bêtes bovines et autres espèces de ruminants et des porcs.

Art. 2. — La désinfection comprend deux opérations successives :

1° Le nettoyage ;

2° La désinfection proprement dite.

1° Pour le nettoyage, on enlève d'abord la litière et les déjections, puis on détache du plancher et des parois de la voiture, à l'aide d'un râcloir et d'un crochet approprié, les matières adhérentes à leur surface ou qui remplissent les joints des planchers, et on balaie ces détritus ; enfin, on procède au lavage à grande eau à l'aide d'un balai rude et on essuie.

2° Pour la désinfection, on arrose l'intérieur de la voiture, plancher et parois, avec une solution à 2 p. 100 (20 grammes par litre d'eau) d'acide phénique, de chlorure de zinc ou de sulfate de zinc.

Art. 3. — La voiture dans laquelle, au moment de la visite à l'entrée en France, on constate la présence d'un ou de plusieurs animaux atteints de maladie contagieuse, ne peut pénétrer plus avant sur le territoire français qu'après avoir été soumise à une désinfection complète. Cette opération a lieu sous la direction du vétérinaire préposé à la visite des animaux.

### TITRE II. — Transports par eau.

Art. 4. — Tout bateau ou navire ayant servi à transporter des bêtes bovines et autres espèces de ruminants (moutons, chèvres, etc.), des chevaux, ânes, mulets et porcs, est désinfecté immédiatement après le débarquement des animaux.

Art. 5. — La désinfection ne s'applique qu'aux places occupées ou parcourues par les animaux. Elle a lieu conformément aux prescriptions de l'article 2.

Art. 6. — Les pontons, passerelles et tous appareils ayant servi au débarquement, sont désinfectés d'après les mêmes procédés.

Art. 7. — Après chaque arrivée et chaque départ, les quais et les emplacements destinés à recevoir les animaux sont désinfectés par l'enlèvement des déjections, le lavage à grande eau suivi d'un balayage à fond, puis par l'arrosage avec l'un des liquides indiqués à l'article 2. On peut remplacer l'arrosage par un saupoudrage de chlorure de chaux.

Art. 8. — Dans les ports de mer, les opérations de désinfection ont lieu sous la surveillance des vétérinaires chargés de la visite des animaux.

Art. 9. — Les préfets des départements sont chargés, chacun en ce qui le concerne, de l'exécution du présent arrêté, qui sera publié et affiché.

Paris, le 12 mai 1883.                    J. MÉLINE.

*Conséquences du défaut de désinfection du matériel
de transport.*

Tout entrepreneur de transport qui aura contrevenu à
l'obligation de désinfecter son matériel sera passible d'une
amende de 100 francs à 1,000 francs.

Il sera puni d'un emprisonnement de six jours à deux
mois, s'il est résulté de cette infraction une contagion parmi
les autres animaux. (Art. 33, L.).

Ces pénalités sont justifiées par la très grande importance que présente la désinfection des véhicules de
transport au point de vue de la prophylaxie des maladies contagieuses : l'observation ayant prouvé que le
défaut de désinfection des wagons ou autres véhicules
était la cause de contagions très graves et très préjudiciables à l'intérêt général.

### ARTICLE XI. — PAIEMENT DES FRAIS D'EXÉCUTION DES MESURES SANITAIRES.

Parmi les difficultés que l'application des mesures
sanitaires peut soulever dans la pratique, il en est une
qui peut prendre naissance à l'occasion du paiement
des frais d'exécution des mesures sanitaires: c'est celle
de savoir si ces frais sont à la charge de l'administration qui les prescrit ou bien s'ils doivent être supportés
par le propriétaire de l'animal atteint ou suspect d'une
maladie contagieuse. On peut arguer, en effet, que, les
mesures sanitaires étant prescrites dans l'intérêt général, c'est au trésor public que doit revenir le soin d'acquitter les frais qu'elles entraînent. Mais cette argumentation est spécieuse et contraire au droit comme à

l'équité. En effet, si la propriété est le droit de jouir et de disposer des choses de la manière la plus absolue, elle impose aussi des obligations parmi lesquelles se trouve, en première ligne, celle d'éviter qu'elle devienne nuisible. D'un autre côté, il est juste que celui par le fait duquel un dommage peut être causé à la communauté soit tenu de faire les frais d'exécution de toutes les mesures nécessaires pour que ce dommage soit évité.

Pour ces motifs, le législateur a décidé que « *les frais d'abatage, d'enfouissement, de transport, de quarantaine, de désinfection, ainsi que tous autres frais auxquels peut· donner lieu l'exécution des mesures prescrites en vertu de la présente loi, sont à la charge des propriétaires ou conducteurs d'animaux.*

*» En cas de refus des propriétaires ou conducteurs d'animaux de se conformer aux injonctions de l'autorité administrative, il y est pourvu d'office et à leur compte.*

*» Les frais de ces opérations seront recouvrés sur un état dressé par le maire et rendu exécutoire par le sous-préfet. Les oppositions seront portées devant'le juge de paix.* » (Art. 37, L.)

Il faut toutefois distinguer parmi les frais auxquels donnent lieu les mesures de police sanitaire, ceux qui se rapportent à l'exécution des dites mesures et ceux qui ont été faits pour constater l'existence de la maladie contagieuse. Il ne faut pas interpréter les mots *tous autres frais* dans un sens trop extensif et les appliquer, par exemple, comme cela s'est vu, aux honoraires du vétérinaire sanitaire. S'il est admissible, en effet, que le propriétaire d'un animal affecté d'une maladie contagieuse soit tenu des dommages qui peuvent résulter de la contagion et que, comme tel, il ait à les prévenir en exécutant à ses frais les mesures que la loi prescrit (abatage, enfouissement, désinfection, etc.), il serait certainement vexatoire d'étendre ce système à la visite médicale, car cette mesure a pour but de renseigner l'autorité administrative, et de lui indiquer les mesures sanitaires qu'il convient d'employer. En pareil cas, l'homme de l'art devient un véritable fonctionnaire et il ne saurait procéder à ses opérations, qui peuvent être de telle nature qu'il ait à s'imposer au propriétaire, sans être investi d'un mandat officiel.

Par conséquent, les mots *tous autres frais d'exécution* ne s'appliquent point aux visites médicales ou sanitaires, mais bien, comme l'établit d'ailleurs très nettement la circulaire ministérielle du 20 août 1882, aux frais accessoires, tels que : apposition de poteaux indicateurs et menues dépenses pouvant résulter de circonstances locales et qu'il était impossible de prévoir.

## SECTION II. — POLICE SANITAIRE A LA FRONTIÈRE

La police sanitaire à la frontière consiste dans la visite médicale des animaux qui entrent en France ou qui en sortent et l'application des mesures sanitaires que l'état des animaux exige.

*But.* — Ces mesures ont pour but de prévenir le développement soit en France, soit à l'étranger, des maladies contagieuses dont les animaux importés ou exportés peuvent être affectés.

*Importance.* — Elle se déduit du commerce très actif dont les animaux sont l'objet par suite de la rapidité des communications entre les différents pays de l'Europe et de la liberté des transactions commerciales.

Ces deux ordres de causes notamment ont déterminé

vers la France un courant considérable d'importation des animaux domestiques, principalement de ceux qui appartiennent aux espèces alimentaires. Dès lors, on conçoit qu'il était nécessaire de prendre à la frontière les dispositions nécessaires pour éviter l'introduction des maladies contagieuses dans notre pays, tout en donnant aux nations voisines les plus sérieuses garanties sur l'état sanitaire du bétail exporté.

*Législation.* — Le *titre III de la loi du* 21 *juillet* 1881, comprenant les articles 24 à 29, est spécialement consacré aux mesures sanitaires relatives à l'importation et à l'exportation des animaux. — Le *titre II du règlement d'administration publique du* 22 *juin* 1882 comprenant les articles 67 à 79 s'applique également au même sujet. En outre, il faut citer deux *décrets* du 6 avril 1883, relatifs à l'importation, au transit et à l'exportation par mer des animaux des espèces chevaline, asine, bovine, caprine et porcine, un *arrêté ministériel* du 7 mai 1883, fixant le tarif des honoraires attribués aux vétérinaires commissionnés dans les ports pour procéder à la visite des animaux destinés à l'exportation et un *avis officiel* du 10 mai 1883, concernant l'exécution des prescriptions du décret du 6 avril 1883 sur l'exportation des animaux.

ARTICLE 1ᵉʳ. — MESURES SANITAIRES GÉNÉRALES CONCERNANT L'IMPORTATION DES ANIMAUX.

### § 1ᵉʳ. — Visite.

Cette mesure a pour objet de constater l'état sanitaire des animaux arrivant à la frontière et de reconnaître notamment s'ils sont affectés de l'une des maladies contagieuses énumérées dans l'article 1ᵉʳ de la loi du 21 juillet 1881. Elle est pratiquée par les vétérinaires

que le ministère de l'agriculture nomme à cet effet.
Elle porte sur « *les animaux des espèces chevaline,
asine, bovine, ovine, caprine et porcine* » (art. 24, L.).
De plus, l'article 24 de la loi dispose que ces animaux
sont soumis « *en tout temps, aux frais des importateurs, à une visite sanitaire au moment de leur entrée
en France, soit par terre, soit par mer.* » — La visite sanitaire à la frontière est donc une mesure *permanente*,
qui a pour effet de s'opposer à l'introduction des maladies contagieuses non seulement par l'examen médical
dont les animaux sont l'objet, mais encore en obli-
geant les expéditeurs à surveiller attentivement leurs
animaux et à prendre les précautions nécessaires pour
prévenir des maladies contagieuses qui seraient un empêchement à ce que les convois qu'ils expédient fussent
admis librement ; d'où un retard essentiellement préjudiciable à leurs intérêts.

Il est à remarquer que la loi du 21 juillet 1881, tout
en désignant les espèces animales qui doivent être soumises à la visite sanitaire, n'est cependant pas limitative en principe ; car le second alinéa de l'article 24 établit que la visite peut être appliquée « *aux animaux
des autres espèces, lorsqu'il y a lieu de craindre, par
suite de leur introduction, l'invasion d'une maladie
contagieuse.* » Cet article 24 est donc le corollaire de l'article 2, qui confère au chef du pouvoir exécutif le droit
d'étendre, par voie de décret, les dispositions de notre
loi sanitaire à des espèces animales non énumérées dans
l'article 1er.

La visite sanitaire a lieu dans chaque bureau de
douane ouvert à l'importation du bétail et pourvu d'un
service d'inspection vétérinaire. A cet effet « les animaux sont débarqués avant la visite, à moins que le vé-

8.

térinaire puisse circuler librement entre eux. Les animaux de l'espèce bovine admis à l'importation sont marqués. » (Art. 67, R.)

Les frais de cette mesure sont à la charge des importateurs. Ils constituent des *droits sanitaires* qui ont été tarifés de la manière suivante par l'article 3 du décret du 6 avril 1883, savoir :

Chevaux, ânes, mulets, taureaux, bœufs, vaches, génisses,
taurillons, par tête.............................................. 0,30
   Veaux, par tête...................................... 0,15
   Moutons, agneaux et chèvres, par tête............ 0,05
   Porcs et cochons de lait, par tête................. 0,10
Ces droits seront acquittés à la caisse du receveur des douanes.

### § 2. — Détermination des bureaux de douane et des ports de mer ouverts à l'importation et au transit du bétail.

Conformément aux dispositions de l'article 25 de la loi du 21 juillet 1881, les bureaux de douane et les ports de mer par lesquels peuvent avoir lieu l'importation et le transit des animaux ont été déterminés par décrets, attendu qu'il serait impossible d'appliquer la loi si le bétail pouvait entrer en France par tous les bureaux de douane indistinctement. Or, le décret rendu le 6 avril 1883 contient l'énumération de 142 bureaux de douane, ouverts à l'importation et au transit des animaux, savoir :

Dunkerque, Ghyvelde (route et station), Hondschoote, Oost-Cappel, Stenwoorde, Boëschêpe, Bailleul, Le Seau, Le Bizet, Pont-Rouge, Wervicq-Sud, Halluin, Kiscontout, Tourcoing, Wattrelos, Toufflers, Raisieux, Mouchin, Naulde, Hergnies, Le Coq, Blanc-Misseron, Bry, Malplaquet, Hestrud,

Ohain, Jeumont, Onor, Hirson. — Gué d'Hossus, Givet, Hargnies, Gespunsart, La Chapelle, Mogues, Margny, Ecouviez. — Longwy, Mont-Saint-Martin (route), Hussigny, Beuvillers, Audun-le-Roman, Batilly, Pagny, Les Ménils, Létricourt, Moncel (station), Arraccurt, Emberménil (station), Igney, Blamont. — La Grande-Fosse, Provenchères, Vissembach, Plainfaing, Ventron. — Vauthiermont, la Chapelle-sous-Rougemont, Petit-Croix, Delle, Courtelvant. — Abéville, Villars-lès-Blamont, Vaufrey, Indervillers, Fessevillers, Damprichard, Blancheroche, Le Villers, Mont-le-Bon, Les Gras, Pontarlier, Les Fourgs, Les Verrières, Jougne, Mouthe, la Chaux-Neuve. — Bois d'Amont, les Rousses. — Mijoux, Forens, Bellegarde. — Saint-Julien, Annemasse. — Séez et Petit Saint-Bernard, Lans-le-Villard, Lans-le-Bourg, Modane. — Mont-Genèvre, Abriès. — Larche. — Isola, Saint-Sauveur, Saint-Martin-de-Lantosque, Fontan, Vintimille, Nice. — Marseille. — Cette. — Port-Vendres, Cerbère, Le Perthus, Saint-Laurent-de-Cerdans, Prats-de-Mollo, Estavar, Saillagouse, Osséja, Bourg-Madame, La Tour-de-Carol. — L'Hospitalet, Auzat, Conflans, Lascoux, Fos, Bagnères-de-Luchon. — Saint-Lary. — Gabas, Laruns, Urdos, Arnéguy, Saint-Jean-Pied-de-Port, Les Aldudes, Baïgorry, Aïnhoa, Sare, Olette, Béhobie, Hendaye, Saint-Jean-de-Luz, Bayonne. — Bordeaux. — Nantes. — Granville. — Cherbourg. — Le Havre, Dieppe. — Boulogne, Calais. — Ajaccio, Bastia, Bonifacio.

A cette liste, il faut ajouter le port de Honfleur (Décr. 18 mai 1883), ceux de Pauillac et de Rouen (Décr. 13 juillet 1883), les bureaux de douane de Rouen, Pauillac, La Cheminée (Doubs), Chavannes-les-Grands (territoire de Belfort) et Auboué (Meurthe-et-Moselle) (Décr. 13 juillet 1883), ceux de Saint-Malo et de Brest (Décr. 3 août 1883), ceux de Légué (Côtes-du-Nord), Molènes-en-Queyras et Plampinet (Hautes-Alpes) (Décr. 22 novembre 1883).

« Les jours et heures d'admission des animaux seront réglés par arrêtés préfectoraux approuvés par le
ministère de l'agriculture. » (Art. 2. Décr. 6 avril 1883.)

Il est à noter que la visite sanitaire n'a pas lieu dans
toutes les localités, car l'article 4 du décret du 6 avril 1883
dispose  « qu'à défaut de service d'inspection vétérinaire local, il sera suppléé à la visite par la production
d'un certificat d'origine et de santé. »

### § 3. — Certificat d'origine et de santé.

On appelle ainsi un acte écrit émanant d'un vétérinaire, contenant le nombre et le signalement des animaux présentés à la frontière, leur origine, et leur état
de santé. La signature du vétérinaire sera légalisée
« par l'autorité du lieu d'où viennent les animaux, laquelle attestera que, dans la localité, il n'existe et n'a
existé pendant les six semaines précédentes aucune
maladie contagieuse sur les animaux de l'espèce ; ledit
certificat ne sera valable que pour trois jours et sera
remis entre les mains des agents des douanes. » (Art. 4.
Décr. du 6 avril 1883.)

### § 4. — Règles à suivre pour la circulation du bétail dans la zone frontière.

Ces règles doivent être examinées dans les trois cas
suivants :

1ᵉʳ Cas. — *Il n'existe pas de maladie contagieuse dans
le voisinage de la frontière.* — Dans ce cas, la circulation
des animaux de travail et de service dans le rayon frontière est libre. Toutefois, à ce sujet, l'article 5 du décret
du 6 avril 1883 dispose que « les conducteurs d'animaux

affectés à un service public devront toujours être porteurs d'un certificat semblable à celui dont il est parlé ci-dessus et n'ayant pas plus d'un mois de date. Nonobstant la possession de ce certificat, les animaux pourront toujours être soumis à l'inspection des vétérinaires préposés à la visite sanitaire. »

Les articles 6 et 7 du décret du 6 avril 1883 contiennent les règles à observer à l'égard des animaux qui viennent pacager en France.

Art. 6. — Les animaux venant au pâturage en France pourront entrer par tous les bureaux de douane indistinctement, sous réserve de production du certificat d'origine et de santé mentionné à l'article 4 ; mais dans ce cas particulier, la période de validité du certificat est portée à huit jours.

Les animaux appartenant aux régnicoles, qui ont été pacager de l'autre côté de la frontière, pourront entrer en France, par le bureau de douane de sortie, sous la même condition.

Art. 7. — Si le bureau de douane par lequel passent les animaux introduits en vue du pacage ou ceux revenant du pacage à l'étranger, est l'un de ceux qui sont énumérés ci-dessus (p. 139), et possède un service d'inspection vétérinaire, la production du certificat ne sera pas exigée ; les animaux seront soumis, sans frais, à la vérification sanitaire.

Sont également exemptés des droits sanitaires, spécifiés à la page 138 :

1° Les animaux dès zones neutralisées et du pays de Gex et de la Haute-Savoie ;

2° Les animaux sortis temporairement, pour être conduits à des foires et marchés en pays étrangers.

2ᵉ Cas. — *Une maladie contagieuse est signalée en pays étranger, dans le voisinage de la frontière.* — Dans ce cas, « le préfet du département prend un arrêté pour interdire la circulation du bétail entre les localités infectées et les communes françaises limitrophes. Le même arrêté peut prescrire le dénombrement et la marque des animaux susceptibles de contracter la maladie qui sévit à l'étranger.

» Pendant tout le temps qui sera fixé par l'arrêté, tout bétail nouvellement introduit devra faire l'objet d'une déclaration au maire de la commune ; il sera justifié de sa provenance. » (Art. 72. R.)

Lorsqu'une maladie contagieuse se déclare en pays étranger dans le voisinage de la frontière, ce n'est pas seulement la circulation du bétail qui peut être limitée ou interdite, mais encore « *l'entrée en France des animaux susceptibles de communiquer une maladie contagieuse, ou de tous les objets pouvant présenter le même danger.* » (Art. 26. L.) Cette prohibition peut se faire par voie de *décret* suivant les dispositions de l'article 26 de la loi qui confère plein pouvoir au gouvernement ou bien par voie d'*arrêté*, conformément à l'article 73 du règlement d'administration publique qui investit le ministre de l'agriculture du droit d'interdire « l'introduction des animaux par les bureaux de douane de la partie de frontière menacée. » C'est ainsi qu'ont été rendus les décrets des 21 décembre 1881, 11 janvier 1882, relatifs à la peste bovine, et celui du 3 juin 1882 concernant la clavelée, etc. Quelle que soit la procédure adoptée, la prohibition d'entrée n'est que temporaire, elle cesse quand tout danger est passé et que la contagion n'est plus à craindre. Toutefois les effets de l'acte prohibitif se produisent jusqu'à ce que ledit acte ait été rapporté en totalité ou en partie par un nouveau décret ou un nouvel arrêté ministériel.

3ᵉ Cas. — *Une commune française possédant un bureau de douane ouvert à l'importation des animaux est déclarée infectée en totalité ou en partie.* — Dans ce cas, « un arrêté ministériel pourra interdire momentanément l'introduction des animaux par ce point de la frontière, ou déterminer les routes et chemins que devront suivre les animaux pour éviter de traverser la commune infectée. » (Art. 74, R.) C'est ainsi que des cas de fièvre aphteuse ayant été constatés dans la commune d'Hussigny (Meurthe-et Moselle), qui possède un bureau de douane ouvert à l'importation du bétail, un arrêté du ministre de l'agriculture, en date du 11 novembre 1882, a interdit temporairement l'introduction des animaux des espèces bovine, ovine, caprine et porcine par le bureau de douane de cette localité afin de prévenir le danger de propagation de cette maladie par le passage des bestiaux sur le territoire de la commune. Puis, l'épizootie aphteuse étant éteinte, le ministre de l'agriculture a décidé par arrêté du 29 décembre 1882, qu'à partir du 16 janvier 1883, l'importation du bétail pourrait de nouveau s'effectuer par le bureau de douane existant dans la commune d'Hussigny.

### § 5. — Mise en quarantaine.

Lorsque le vétérinaire préposé à l'inspection sanitaire du bétail constate ou seulement soupçonne chez un ou plusieurs des animaux qui arrivent à la frontière l'existence d'une maladie réputée contagieuse par la loi, il doit aussitôt les faire isoler et en informer les autorités compétentes. « *En attendant l'intervention de ces autorités, les agents des douanes peuvent être requis de prêter main-forte.* » (Art. 27, L.)

Les autorités compéténtes en pareille matière sont : les maires dans les communes rurales et les commissaires de police dans les gares frontières et les ports de mer. (Art. 27, L.)

Les municipalités des ports de mer ouverts à l'importation du bétail devront fournir des quais spéciaux de débarquement, munis des agrès nécessaires, ainsi qu'un bâtiment destiné à recevoir, à mesure du débarquement, les animaux mis en quarantaine par mesure sanitaire.

Les locaux devront être préalablement agréés par le ministre de l'agriculture.

Pour se rembourser de ces frais, les municipalités pourront établir des taxes spéciales sur les animaux importés. (Art. 28, L.)

La durée de la quarantaine applicable à chaque maladie est déterminée par arrêté ministériel, après avis du Comité consultatif des épizooties. (Art. 71, R.)

### § 6. — Abatage.

L'article 26 de la loi du 21 juillet 1881 investit le Gouvernement du droit de prescrire à la frontière *« l'abatage, sans indemnité, des animaux malades ou ayant été exposés à la contagion. »* Cette disposition essentiellement restrictive du droit de propriété est motivée par ce fait que la mise en quarantaine, dont il vient d'être parlé, peut être insuffisante et même dangereuse au point de vue de la prophylaxie. Ainsi, par exemple, si l'on avait affaire à la peste bovine, il serait extrêmement imprudent de séquestrer sur la frontière, dans les lieux de quarantaine, des animaux déjà atteints ou seulement menacés de cette maladie, car on établirait de la sorte un foyer contagieux à proximité de la route que doivent suivre les animaux qui entrent en France et ceux-ci deviendraient les agents propagateurs du mal dont ils auraient reçu le germe au passage. D'autre part, le service sanitaire ne doit pas se borner simplement à refuser l'entrée des animaux malades ou suspects, dans un cas de cette nature, ni même se contenter de les faire rétrograder vers les localités infectées, car la présence de ce bétail au voisinage de la frontière, les déplacements qu'il pourrait effectuer, constitueraient des dangers permanents d'infection pour les contrées limitrophes. Il faut donc de toute nécessité, et au nom des intérêts généraux, en ordonner l'abatage.

Des considérations de même nature peuvent s'appliquer, en principe, à la péripneumonie, la clavelée, le charbon et la morve, mais en ce qui concerne l'application de l'abatage à la frontière aux animaux atteints ou suspects de ces maladies, il faut s'en référer au règlement d'administration publique (art. 70) dont les dispositions spéciales seront étudiées dans le chapitre V de cet ouvrage.

La loi décide en outre que l'abatage à la frontière a lieu *sans indemnité*. Le motif de cette dérogation au principe général, qui donne à l'autorité le pouvoir de restreindre le droit de propriété sous la condition d'une indemnité, se justifie aisément. En effet, accorder une indemnité en pareille circonstance, c'eût été, dit M. H. Bouley, « offrir une sorte de prime à l'importation des animaux malades, tandis que, au contraire, la clause de l'abatage sans indemnité ne peut manquer d'avoir cette heureuse conséquence, au point de vue sanitaire, que les importateurs surveilleront leurs expéditions et prendront toutes les précautions pour éviter de diriger vers nos frontières des animaux qu'ils s'exposeraient à perdre en totalité si le service sanitaire constatait en eux l'existence d'une de ces maladies pour lesquelles la loi prévoit la nécessité de l'abatage et en prescrit l'exécution (1). »

Remarquons enfin que l'article 26 de la loi du 21 juillet 1881 investit le Gouvernement du droit « de prendre à la frontière *toutes les mesures* que la crainte de l'invasion d'une maladie rendrait nécessaires. » Par cette disposition générale, le législateur a donné au pouvoir exécutif l'autorité nécessaire pour prendre telle mesure sanitaire qu'il jugera nécessaire, dans un cas imprévu, qui serait de nature à nuire aux intérêts généraux du commerce, de l'industrie ou de l'agriculture.

ARTICLE II. — MESURES SANITAIRES GÉNÉRALES CONCERNANT L'EXPORTATION DES ANIMAUX.

### § 1er. — Pouvoirs du gouvernement.

L'article 29 de la loi du 21 juillet 1881 dispose à ce sujet que : *le Gouvernement est autorisé à prescrire à la sortie les mesures nécessaires pour empêcher l'exportation des animaux atteints de maladies contagieuses.* Or, le règlement d'administration publique complémentaire de la loi fait connaître les mesures dont il s'agit et que nous allons étudier.

### § 2. — Détermination des ports de mer ouverts à la sortie des animaux.

Cette mesure préalable, prescrite par l'article 75 du règlement, a été effectuée par un décret du Président

(1) Rapport de M. H. Bouley au ministre de l'agriculture sur le projet de loi sanitaire.

de la République, en date du 6 avril 1883, et qui se
compose des deux articles suivants :

Article premier. — L'exportation par mer des animaux
des espèces chevaline, asine, bovine, ovine, caprine et por-
cine, ne peut avoir lieu que par les ports de Dunkerque,
Calais, Boulogne, Dieppe, le Havre, Cherbourg, Granville,
Saint-Malo, Saint-Servan, le Légué, Binic, Portrieux, Nantes,
Bordeaux, Bayonne, Port-Vendres, Cette, Marseille, Nice,
Ajaccio, Bastia et Bonifacio.

Art. 2. — Le ministre de l'agriculture, le ministre des
finances et le ministre du commerce sont chargés, chacun
en ce qui les concerne, de l'exécution du présent décret.

De plus, par décrets des 7 juin, 13 juillet, et 3 août 1883,
les ports de Portbail (décr. du 7 juin), Pauillac et Rouen
(décr. du 13 juillet), Brest (décr. du 3 août), ont été
ouverts à l'exportation des mêmes espèces animales
que celles qui sont énumérées ci-dessus.

### § 3. — Visite et certificat de santé.

La visite sanitaire des animaux destinés à être
exportés par mer est faite par « un vétérinaire délégué
à cet effet par le ministre de l'agriculture » (Art. 76, R).
Elle a pour objet de sauvegarder les intérêts de notre
commerce en prévenant l'envoi à l'étranger de tout
animal atteint ou suspect de maladie contagieuse. Elle
consiste dans l'examen individuel de chaque animal,
et, « dans les ports où les circonstances permettent
l'organisation d'un service sanitaire, la visite des animaux destinés à l'exportation s'effectuera sur le quai
même d'embarquement. » (Avis officiel du 10 mai
1883.)

Les frais de visite sont perçus conformément aux dispositions de l'article 76 du règlement.

Art. 76. — Les frais de la visite sont à la charge de l'expéditeur: ils sont perçus par le vétérinaire, d'après un tarif fixé par le ministre. La taxe est due pour chaque tête de bétail visité, que l'embarquement ait été autorisé ou non.

A cet égard, un arrêté du ministre de l'agriculture, en date du 7 mai 1883, contient les dispositions suivantes :

Article premier. — Les vétérinaires commissionnés dans les ports pour procéder à la visite des animaux destinés à l'exportation percevront, pour frais de cette visite, des honoraires calculés d'après le tarif suivant :

| | |
|---|---|
| Chevaux, ânes et mulets, de une à six têtes, par tête. | » 60 |
| Au-dessus de six têtes, pour chaque tête en plus.. | » 30 |
| Taureaux, bœufs, vaches, génisses, taurillons, bouvillons et veaux, de une à douze têtes, par tête........ | » 60 |
| Au-dessus de douze têtes, pour chaque tête en plus. | » 30 |
| Moutons, agneaux, chèvres, porcs et cochons de lait, de une à trente têtes, par tête.................. | » 20 |
| Au-dessus de trente têtes, pour chaque tête en plus. | » 10 |

Art. 2. — A la suite de sa visite, le vétérinaire délivre à l'expéditeur un certificat attestant l'état de santé de l'animal ou des animaux présentés. Ce certificat énoncera en toutes lettres la somme perçue pour droits de visite.

Art. 3. — Les préfets des départements sont chargés, chacun en ce qui le concerne, de l'exécution du présent arrêté.

Il est à remarquer: 1° que le vétérinaire préposé à la visite sanitaire ne doit délivrer le certificat de santé « qu'après l'inspection de tous les animaux présents sur le quai » (Avis officiel du 10 mai 1883) ; 2° que la visite sanitaire et le certificat de santé sont des formalités obligatoires pour tous les expéditeurs et sans lesquelles le permis d'embarquement ne leur serait point délivré, conformément aux dispositions de l'article 76 du règlement d'administration publique.

En outre, le vétérinaire délégué ne doit pas seulement visiter les animaux destinés à l'exportation, mais il doit encore s'assurer « de la salubrité du navire employé au transport et constater le bon état des parties destinées à recevoir les animaux, des pontons et passerelles et, en général, de tous les objets servant à l'embarquement. » (Avis officiel du 10 mai 1883.) « Il peut en requérir le nettoyage et la désinfection. » (Art. 77, R.) Toutes ces prescriptions présentent évidemment, pour les pays dans lesquels nous exportons du bétail, les plus sérieuses garanties.

### § 4. — Règles à suivre lorsqu'un cas de maladie contagieuse sera constaté.

« Si, pendant l'examen d'un troupeau, un cas de maladie contagieuse est constaté, *le certificat de santé sera rigoureusement refusé*, non seulement pour l'animal malade, mais pour tous les animaux susceptibles de contracter la même maladie, soit qu'ils fassent partie du même troupeau, soit qu'ils aient été trouvés en contact avec les animaux atteints. De plus, les uns et les autres seront immédiatement isolés, les malades séparés de ceux simplement suspects et les autorités de police averties. » (Avis officiel du 10 mai 1883.)

« La police fait immédiatement mettre en fourrière les animaux atteints ou suspects de maladie contagieuse.

« Le vétérinaire fait son enquête sans délai et propose l'adoption des mesures de précaution nécessaires. » (Art. 78 et 81. R.)

Ces mesures varient suivant les maladies contagieuses. Le règlement d'administration publique les fait connaître avec soin, et nous les étudierons à propos de chaque maladie contagieuse.

### § 5. — Désinfection.

« Immédiatement *après chaque départ,* tous les emplacements où ont stationné les animaux sont nettoyés et désinfectés, ainsi que tous apparaux, passerelles, etc., qui ont servi à l'embarquement. » (Art. 79. R.)

Cette désinfection consiste dans l'enlèvement des déjections, le lavage à grande eau suivie d'un balayage à fond, l'arrosage avec une solution à 2 p. 100 d'acide phénique, de chlorure de zinc ou de sulfate de zinc. On peut remplacer l'arrosage par un saupoudrage de chlorure de chaux (Art. 2 et 7 de l'arrêté ministériel du 12 mai 1883).

Ces opérations de désinfection ont lieu sous la surveillance des vétérinaires chargés de la visite des animaux (Art. 8 de l'arrêté précité).

### SECTION III. — APERÇU GÉNÉRAL SUR L'INOCULATION.

On désigne sous le nom d'inoculation une mesure de police sanitaire qui consiste à transmettre une maladie contagieuse, sous forme bénigne, à un animal sain ou suspect afin de le préserver d'une contagion à forme grave et souvent mortelle.

Cette mesure préventive repose sur ce fait révélé par l'observation et démontré par l'expérience, à savoir que les maladies contagieuses ne récidivent pas, c'est-à-dire que l'organisme qui en a reçu une première fois les germes devient, par ce fait, un milieu dans lequel ces germes ne peuvent se développer une seconde fois, de même qu'une graine ne peut germer et vivre constamment dans le même terrain. En pratiquant l'inoculation, on confère donc aux sujets qui en sont l'objet, une *immunité* qui les rend réfractaires à la contagion.

Dès lors on conçoit que, si cette mesure préventive pouvait être appliquée à toutes les maladies contagieuses, l'application de la police sanitaire serait considérablement simplifiée puisqu'elle ne consisterait plus qu'à prescrire une mesure que chacun ne tarderait pas à demander, en raison de ses bienfaits. On sait notamment que la vaccine est le meilleur préservatif de la variole, c'est-à-dire de cette hideuse et redoutable maladie qui, avant l'immortelle découverte de Jenner, faisait, dans notre espèce, de nombreux et terribles ravages.

Or, les admirables recherches de M. Pasteur, dont tout le monde a entendu parler, ont ouvert un nouvel horizon à la prophylaxie des maladies contagieuses. Par une méthode dont ce savant est l'inventeur, il est parvenu à cultiver les germes ou microbes virulents en dehors de l'économie et à les transformer en germes à effets bénins, comparables sous ce rapport à ceux du vaccin jennérien, de telle sorte que, suivant l'expression de M. H. Bouley, « sous le commandement de la science, le microbe qui donne la mort est devenu un vaccin préservateur de ses coups! » Telle est la grande découverte du savant à jamais illustre que la France s'honore de compter parmi les siens. Grâce à cette découverte, le bétail de notre pays et même des pays étrangers a été mis, en grande partie du moins, à l'abri de la contagion d'une maladie très redoutable pour l'homme et les animaux et que l'on désigne aujourd'hui sous le nom de charbon bactéridien. Cette maladie, qui déterminait une très grande mortalité avant l'application de la découverte de M. Pasteur, n'est pas la seule qui ait été combattue avec succès par cette méthode de vaccination. Ainsi le rouget du porc, maladie terrible qui décime souvent les porcheries, peut être prévenu par la vaccination pastorienne. Il en est de même du choléra des poules, c'est-à-dire d'une maladie épizootique de la volaille, qui produit de grands ravages dans les basses-cours.

D'autres méthodes d'inoculation préventive ont été recommandées, telles sont notamment celle de M. Toussaint pour le charbon bactéridien, celle de MM. Arloing, Cornevin et Thomas pour le charbon bactérien, celle du docteur Villems pour la péripneumonie et celle que nous avons préconisée pour la clavelée.

Des essais d'inoculation préventive ont été faits pour la peste bovine, la fièvre aphteuse et la rage. Mais, notre loi de police sanitaire n'étant applicable qu'à l'inoculation de la péripneumonie, du charbon et de la clavelée, nous nous occuperons seulement, dans le chapitre suivant, qui traite des mesures sanitaires spéciales à chaque maladie contagieuse, des procédés d'inoculation qu'il convient d'employer pour les trois maladies précitées. — Nous ajouterons cependant quelques considérations pratiques sur l'inoculation considérée comme moyen révélateur de l'affection morvo-farcineuse et de la rage *post mortem*.

# CHAPITRE V



## SECTION I<sup>re</sup>. — PESTE BOVINE.

La peste bovine ou *typhus contagieux* est une maladie qui sévit, d'une manière en quelque sorte permanente, dans les steppes de la Russie méridionale. Lorsqu'elle apparaît dans les diverses contrées de l'Europe occidentale, notamment en France, elle résulte toujours de l'introduction du bétail étranger.

Toutes les fois que le typhus s'est montré dans une contrée de la moitié occidentale de l'Europe, il y a été introduit par la voie de la contagion ; jamais il ne s'y est développé spontanément, sous l'influence des causes générales et communes que l'on invoque dans l'étiologie des maladies. Cette proposition fondamentale, qui a été démontrée par l'étude des faits, est acceptée aujourd'hui par tout le monde comme l'expression absolue de la vérité ; et c'est elle qui sert de base aux mesures sanitaires que l'on met en pratique pour s'opposer à l'invasion de la peste bovine et empêcher sa propagation.

Ajoutons que, de toutes les maladies contagieuses, la peste bovine, ou la *maladie des steppes*, est celle dont la contagion est la plus grave, car, dans notre

9.

pays, la mortalité qu'elle détermine est de 95 ou même de 100 p. 100. C'est par milliers et par millions que l'on compte ses victimes. Aucune, peut-on dire avec M. H. Bouley, ne motive ou pour mieux dire ne: nécessite davantage l'intervention des pouvoirs publics, armés de toutes les ressources que la loi peut leur donner pour protéger les bestiaux contre ses atteintes. Et cette protection est d'autant plus utile aujourd'hui, que par suite de la rapidité et de la multiplicité des moyens de communication, le bétail des steppes de la Russie méridionale, qui est l'objet d'un commerce très important, peut arriver jusque sur nos marchés.

Parmi les mesures sanitaires édictées par la loi du 21 juillet 1881 et le règlement d'administration publique, les unes sont applicables à l'intérieur du pays, dans le cas où la peste bovine serait signalée ; les autres concernent la surveillance qu'il convient d'exercer en tout temps sur nos frontières de terre et de mer. Les premières sont temporaires, et les secondes permanentes. Nous allons les étudier successivement.

ARTICLE I<sup>er</sup>. — POLICE SANITAIRE A L'INTÉRIEUR.

### § 1<sup>er</sup>. — Constatation de la peste bovine. — Devoirs de l'autorité préfectorale.

La constatation de la peste bovine doit être faite par le vétérinaire délégué, chef du service sanitaire du département, qui doit toujours se rendre sur les lieux dans lesquels la maladie a été signalée, conformément à la règle contenue dans l'article 96 du règlement d'administration publique.

Si des dissidences s'élèvent entre le chef du service

sanitaire départemental et le vétérinaire sanitaire de la circonscription, au sujet de l'existence de la peste bovine, « avis en est donné immédiatement au ministre qui désigne, pour visiter les animaux, un troisième vétérinaire. » (Art. 98, R.)

Si la peste bovine venait à être introduite dans une commune, le préfet devrait aussitôt en informer par télégramme le ministre de l'agriculture, conformément à la circulaire ministérielle du 20 août 1882. Le ministre prendrait alors avec le préfet, et avec le concours du Comité consultatif des épizooties, la direction du service sanitaire. Toutes les mesures procéderaient évidemment des constatations faites par le vétérinaire délégué, chef du service sanitaire du département.

Au nombre de ces mesures, les unes sont applicables aux animaux malades et suspects; les autres aux animaux sains des localités infectées. Par *animaux suspects*, on entend ceux qui ont cohabité avec les animaux malades ou qui ont été exposés à la contagion d'une manière quelconque.

§ 2. — Mesures applicables aux animaux malades<br>et suspects.

**1° Abatage. Indemnités.** — L'article 6 de la loi du 21 juillet 1881 prescrit l'abatage. Il est ainsi conçu :

Lorsqu'un arrêté du préfet a constaté la peste bovine dans une commune, les animaux qui en sont atteints et ceux de l'espèce bovine qui auraient été contaminés, alors même qu'ils ne présenteraient aucun signe apparent de maladie, sont abattus par ordre du maire, conformément à la proposition du vétérinaire délégué et après évaluation.

Il est interdit de suspendre l'exécution desdites mesures

pour traiter les animaux malades, sauf les cas et sous les conditions qui seraient spécialement déterminées par le ministre de l'agriculture et du commerce, sur l'avis du Comité consultatif des épizooties.

On voit que l'abatage est obligatoire. Il est à remarquer que « cette mesure, d'où peut dépendre le salut de toute une contrée, ne peut être différée sous aucun prétexte. L'exception inscrite dans le second paragraphe de l'article 6 n'a été prévue qu'afin de réserver l'avenir, pour le cas, par exemple, où il y aurait un réel intérêt scientifique à faire quelques expériences au sujet de la peste bovine. Mais cela n'est guère à prévoir, et la mesure suprême de l'abatage doit être appliquée avec rigueur et sans aucun retard. » (Circ. minist., 20 août 1882.)

Pour ce motif, le législateur a pensé qu'il était nécessaire d'allouer une indemnité aux propriétaires d'animaux abattus pour cause de peste bovine. Cette indemnité est fixée aux trois quarts de la valeur des animaux avant la maladie, sans dépasser toutefois la somme de 600 francs (Art. 17, L.).

La procédure à observer pour l'estimation des animaux et la demande d'indemnité étant la même pour la peste bovine et la péripneumonie contagieuse, nous la ferons connaître, une fois pour toutes, dans la *Section II^e* de ce chapitre qui traite de cette dernière maladie.

*Étendue et motifs de l'obligation d'abattre.* — Cette obligation s'applique à tous les animaux qui sont atteints du typhus contagieux, c'est-à-dire aux animaux de l'espèce bovine et à ceux des espèces ovine et porcine. Elle s'applique également à « ceux de l'espèce bovine qui auraient été contaminés, alors même qu'ils ne présenteraient aucun signe apparent de maladie. » Par conséquent, tous les animaux atteints de peste bovine, sans distinction d'espèces, doivent être abattus, et tous ceux de l'espèce bovine, qui sont suspects, doivent également être sacrifiés.

Cette mesure rigoureuse est justifiée par les motifs suivants :

La peste bovine est une maladie exotique, qui ne trouve dans les régions occidentales de l'Europe, notamment dans notre pays, la condition de son développement que dans la contagion ; qui ne s'y entretient que par elle et qui toujours disparaît lorsque cette condition lui fait défaut.

Dans nos contrées, c'est une maladie qui fait périr tous ou presque tous les animaux qu'elle atteint. Sa puissance de contagion est pour ainsi dire extrême. Elle se transmet non seulement par le contact des animaux malades avec les animaux sains, mais encore par le séjour dans la même étable, par la rencontre dans les cours, les pâturages, les champs de foire, aux abreuvoirs communs, etc., par les fourrages, les litières, les fumiers, et plus généralement par tous les corps inanimés ou animés qui ont touché les animaux malades. Tous ces corps, tous ces objets peuvent servir de véhicules à cette contagion si subtile et si meurtrière dont les pertes se chiffrent par des millions de francs.

Or, l'expérience de tous les temps et de tous les lieux démontre qu'il n'y a de salut possible contre cette terrible maladie qu'en sacrifiant les animaux malades et suspects, de même que dans un incendie on fait la part du feu. Étouffer tous les foyers aussitôt que naissants, dirons-nous avec M. H. Bouley, voilà la grande nécessité qui s'impose. Et c'est à cette nécessité que répond la prescription du premier alinéa de l'article 6.

Remarquons toutefois que l'abatage ne doit pas être appliqué aux animaux suspects appartenant aux espèces ovine et caprine, attendu que ces espèces sont bien moins susceptibles de contracter la peste bovine que les grands ruminants; ce n'est que par exception qu'elles en subissent les effets et toujours d'une manière bien moins grave. Dans ce cas, l'isolement suffit et il eût été excessif et inutilement onéreux pour le Trésor public de faire abattre les moutons ou les chèvres qui ont pu être exposés à la contagion.

*Lieu de l'abatage.* — L'article 7 de la loi stipule que *les animaux malades sont abattus sur place, sauf le cas où le transport du cadavre au lieu de l'enfouissement sera déclaré par le vétérinaire plus dangereux que celui de l'animal vivant; le transport en vue de l'abatage peut être autorisé par le maire conformément à l'avis du vétérinaire délégué, pour ceux qui ont été seulement contaminés.*

L'abatage *sur place* a pour but d'éviter les dangers de la dissémination possible de la contagion par le déplacement des animaux malades. Mais il n'était pas nécessaire d'imposer une obligation aussi rigoureuse pour l'abatage des animaux « qui ont été seulement contaminés », c'est-à-dire exposés à la contagion, attendu que leur chair peut être consommée sans danger et qu'ils peuvent être ainsi utilisés pour la boucherie comme le permet l'article 15 de la loi.

Toutefois, il faut bien remarquer que s'il est possible d'autoriser le transport d'un animal suspect de peste bovine dans un abattoir public ou mieux dans une tuerie particulière, ce n'est qu'autant que cet établissement se trouvera dans le rayon de la zone territoriale déclarée infectée par l'arrêté préfectoral dont il sera parlé ci-après. Et ce qui prouve que tel est bien l'esprit de la législation, c'est que l'article 12 du règlement d'administration publique, qui fait connaître les conditions de vente pour la boucherie dans le cas de peste bovine, ne permet la sortie du territoire infecté que « des animaux qui n'ont pas été exposés à la contagion »…. et « des *viandes* provenant de l'abatage des animaux qui ont été seulement exposés à la contagion », c'est-à-dire appartenant à la catégorie de suspects dont il est parlé ici. Par conséquent, si ces animaux suspects peuvent n'être pas abattus *sur place* comme les malades, ils ne doivent pas non plus être sacrifiés hors du territoire infecté.

**2° Enfouissement. Équarrissage.** — L'article 14 de la loi du 21 juillet 1881 dispose que *les cadavres ou débris des animaux morts de la peste bovine ou ayant été abattus comme atteints de cette maladie, devront être enfouis avec la peau tailladée à moins qu'ils ne soient envoyés à un clos d'équarrissage régulièrement autorisé.*

Lorsque les animaux malades sont abattus *sur place*, comme c'est le vœu de la loi (art. 7), leurs cadavres, de même que ceux des animaux abattus comme suspects, dont les chairs et les débris n'ont pas été utilisés, sont transportés soit aux ateliers d'équarrissage, soit aux fosses d'enfouissement, dans les conditions suivantes, prescrites par l'article 15 du règlement d'administration publique, savoir :

1° Les cadavres sont désinfectés avant leur chargement sur les voitures destinées à les transporter ;

2° Ces voitures sont disposées de manière à ce qu'aucune

matière solide ou liquide ne puisse s'en échapper dans le trajet, et il est interdit de les faire traîner par des bêtes bovines ; elles sont accompagnées par un gardien désigné par le maire et porteur d'un laissez-passer ;

3° Les voitures ayant servi au transport et les objets ayant été en contact avec les animaux sont nettoyés et désinfectés ;

4° Les conducteurs et autres personnes employées aux chargement, déchargement et à l'enfouissement des cadavres sont soumis aux mesures de désinfection jugées nécessaires.

Les règles à suivre pour pratiquer cette désinfection sont exposées avec détails, dans les articles 11, 12 et 13 de l'arrêté ministériel du 12 mai 1883 (Voy. page 111).

Si le vétérinaire délégué déclare que le transport du cadavre au lieu de l'enfouissement est plus dangereux que celui de l'animal vivant, comme c'est le cas quand les voitures convenablement disposées pour le transport des cadavres font défaut, de telle sorte que l'on serait obligé de traîner les cadavres, alors il est nécessaire de conduire les animaux vivants à l'endroit où ils doivent être enfouis.

A cet effet, « ils sont menés à la corde, sous la surveillance d'un agent désigné par le maire ; les déjections qu'ils peuvent abandonner en route sont immédiatement ramassées pour être jetées dans la fosse avec la corde ayant servi à les conduire. » (Art. 16, R.)

Ces précautions, qui paraîtront peut-être bien minutieuses, n'ont rien d'excessif, si l'on se rappelle la très grande facilité avec laquelle la peste se propage, la subtilité de sa contagion. Avec une maladie aussi redoutable que la peste bovine, il ne saurait y avoir excès dans les précautions.

Il est à remarquer que, « pendant toute la durée de l'épizootie, les ateliers d'équarrissage où les cadavres sont conduits sont placés sous la surveillance d'un gardien sanitaire. Ce gardien inscrit l'arrivée des cadavres sur un registre avec l'indication de leur provenance et en donne un récépissé, que les propriétaires doivent remettre immédiatement au maire de leur commune. » (Art. 18 R.)

La chair des animaux morts, ou *abattus comme atteints de la peste bovine, ne peut être livrée à la consommation* (Art. 14 L.). Et l'article 32 punit d'un *emprisonnement de six mois à trois ans et d'une amende de* 100 *à* 2000 *francs, ceux qui auront vendu ou mis en vente de la viande provenant d'animaux qu'ils savaient morts de maladies contagieuses quelles qu'elles soient, ou abattus comme atteints de la peste bovine.*

**3° Désinfection.** — « Immédiatement après l'abatage des animaux atteints de la peste bovine ou ayant été exposés à la contagion, les locaux, cours, enclos, herbages et pâtures où se trouvaient ces animaux sont soumis à une désinfection générale.

» Les pailles, fourrages, litières, fumiers et autres objets pouvant servir de véhicules à la contagion sont détruits sur place ou désinfectés. » (Art. 17, R.)

Les règles à suivre pour pratiquer la désinfection dans le cas de peste bovine ont été tracées dans l'article 15 de l'arrêté ministériel du 12 mai 1883, dont voici la teneur :

Art. 15. — Les opérations de nettoyage et de désinfection sont effectuées dans l'ordre et d'après les procédés suivants :

1° Enlèvement de l'étable et destruction par le feu des

pailles et fourrages provenant des râteliers et mangeoires, des litières et fumiers ;

Les litières et fumiers trop humides pour être brûlés sont arrosés sur place avec un liquide désinfectant, puis enlevés, mis en tas et traités comme il est dit à l'article 6. (Voyez p. 110.)

2º Lavage énergique avec un liquide désinfectant du sol, des murs, plafonds, mangeoires, râteliers, séparations, portes, fenêtres, etc., par projection avec la pompe foulante ; lavage avec le même liquide des seaux, barbottoirs, etc.

Grattage des mangeoires et râteliers, des séparations, du sol et des murs, etc.

Balayage avec un balai dur de toutes les surfaces et nouveau lavage ;

3° Réfection du sol des étables lorsqu'il est déformé ;

Les sols en terre sont défoncés à 0ᵐ,20 de profondeur ; la terre enlevée est mise en tas et traitée comme du fumier. Le nouveau sol est formé de terre nouvelle à laquelle on incorpore 10 p. 100 d'huile lourde de gaz ou de goudron.

Lorsque le sol est en pavé mal jointoyé, le pavé est défait et la forme défoncée, désinfectée et remplacée par de la terre ou du sable neuf auquel on incorpore du goudron ou de l'huile lourde de gaz.

L'aire des étables constituée par des pièces de bois est refaçonnée avec des matériaux nouveaux, après enlèvement et désinfection de la couche superficielle sous-jacente. Les anciennes pièces de bois sont brûlées ou flambées jusqu'à carbonisation.

4° Fumigation au chlore ou à l'acide sulfureux prolongée pendant quarante-huit heures, puis ventilation pendant huit jours ;

5° Désinfection des ruisseaux, rigoles, conduits d'écoulement des purins, aussi bien à l'extérieur qu'à l'intérieur des bâtiments de ferme ;

6° Destruction par le feu de la couche de fourrage reposant directement sur le plancher des greniers à claire-voie et aération du reste. Ces fourrages sont réservés, autant que possible, pour l'alimentation des chevaux ;

7° Destruction par le feu des éponges, licols, cordes d'attache de peu de valeur, flambage des chaînes d'attache, étrilles et autres objets en fer.

## § 3. — Mesures applicables aux animaux sains des localités infectées.

**1° Arrêté préfectoral portant déclaration d'infection.** — Cet arrêté procède des dispositions de l'article 8 du règlemeut d'administration publique.

Art. 8. — Lorsque la peste bovine est constatée dans une commune, le préfet prend un arrêté portant déclaration d'infection, soit d'une partie seulement de la commune dont l'arrêté détermine exactement le périmètre, soit de la commune tout entière, soit même, s'il y a lieu, des communes voisines.

La détermination du périmètre de la zone déclarée infectée est évidemment subordonnée au nombre des animaux malades, à leur localisation dans une étable ou bien à leur dispersion dans plusieurs, aux rapports que le bétail des étables infectées peut avoir avec celui des étables saines. Mais en raison du caractère extrèmement contagieux de la peste bovine, de l'origine étrangère de cette maladie et de l'efficacité certaine des mesures de police sanitaire, il faut que la déclaration d'infection produise ses effets sur toute l'agglomération rurale dans laquelle le cas de maladie se sera produit. L'étendue du territoire infecté sera calculée d'après les données contenues dans le rapport du vétérinaire délégué. Au surplus, on a vu ci-dessus que si la peste bovine venait à être introduite dans un département, le préfet serait tenu d'en informer le ministre, par télégramme, afin que les mesures les plus énergiques fussent immédiatement appliquées et le foyer contagieux détruit.

La plus grande publicité doit être donnée à l'arrêté préfectoral portant déclaration d'infection et à la marche de l'épizootie, conformément aux prescriptions des articles 9 et 10 du règlement d'administration publique.

Art. 9. — L'arrêté est affiché et publié dans les communes où la déclaration d'infection a été prononcée et dans les communes comprises dans un rayon de 20 kilomètres autour d'elles.

En outre, des écriteaux portant les mots *Peste bovine* sont apposés sur des poteaux placés à l'entrée des chemins conduisant aux communes infectées et des locaux où la maladie a été constatée.

Art. 10. — Le préfet qui a pris l'arrêté portant déclaration d'infection doit, dans les vingt-quatre heures, l'envoyer aux préfets des départements limitrophes. Il tient journellement le ministre au courant de la marche de la maladie et des mesures prises pour la combattre.

Des bulletins sont publiés au *Journal officiel.*

*Effets de l'arrêté préfectoral.* Ils sont énumérés dans l'article 11 du règlement d'administration publique.

Art. 11. — La déclaration d'infection entraîne l'application des dispositions suivantes :

1° Mise en quarantaine des locaux, cours, enclos, herbages et pâtures où ont séjourné des animaux malades ou ayant été exposés à la contagion de la peste bovine, impliquant défense d'y introduire des animaux sains de l'ordre des ruminants ;

2° Dénombrement et marque des animaux des espèces bovine, ovine et caprine, compris dans tout le territoire infecté ;

3° Visite et surveillance par le vétérinaire délégué de tous locaux, cours, enclos, herbages et pâtures où se trouvent des animaux desdites espèces ;

4° Défense absolue de faire sortir lesdits animaux hors du territoire déclaré infecté, si ce n'est pour la boucherie, et dans les conditions précisées à l'article 12 (p. 168) ;

5° Interdiction de la circulation des animaux des espèces bovine, ovine, caprine et porcine ;

Toutefois, le transit des animaux desdites espèces à travers le territoire déclaré infecté demeurera libre par les voies ferrées, sous la condition que ces animaux resteront enfermés dans les wagons ;

6° Obligation de tenir les chiens à l'attache ou en laisse ; les chats et les volailles enfermés ;

7° Détermination des routes, chemins et sentiers où les personnes ne pourront circuler qu'en se soumettant aux mesures de désinfection jugées nécessaires par l'administration ;

8° Dans l'étendue du territoire déclaré infecté, obligation d'informer le maire de tous cas de maladie quelconque et de tous changements qui viendraient à se produire dans l'effectif des animaux des espèces bovine, ovine et caprine ;

9° Défense à toute personne étrangère aux fermes d'entrer dans un local, cour, enclos, herbage ou pâture infectés, sans autorisation du maire de la commune, accordée sur l'avis du vétérinaire délégué ;

10° Interdiction aux hommes chargés de la garde des animaux et des soins à leur donner de tout contact avec d'autres animaux, et défense par eux d'entrer dans des lieux renfermant des animaux autres que ceux confiés à leurs soins ;

11° Obligation pour toute personne sortant d'un local infecté de se soumettre, notamment en ce qui concerne les chaussures, aux mesures de désinfection jugées nécessaires;

12° Défense de faire sortir du territoire déclaré infecté des objets ou matières pouvant servir de véhicules à la contagion tels que : fourrages, pailles, litières, fumiers, harnais, couvertures, laines, peaux, poils, cornes, onglons, os, etc.;

13° Défense de déposer les fumiers sur la voie publique et d'y laisser écouler les parties liquides des déjections ; obligation de traiter ces matières conformément aux prescriptions des arrêtés administratifs ;

14° Obligation de se munir d'un laissez-passer délivré par le maire sur l'avis du vétérinaire délégué, pour le transport dans l'intérieur du territoire infecté des fourrages et fumiers provenant des fermes où il n'y a pas eu d'animaux malades.

Le laissez-passer indique la provenance et la destination de ces objets.

Les règles à suivre pour la désinfection des fumiers sont indiquées dans les articles 6 (p. 110) et 15 (p. 161) de l'arrêté ministériel du 12 mai 1883.

*Interdiction des foires et marchés.* — Cette mesure est prescrite par l'article 19 du règlement d'administration publique

Art. 19. — Les foires et marchés, les concours agricoles, les réunions et rassemblements sur la voie publique ou dans les cours d'auberges ayant pour but l'exposition ou la mise en vente des animaux des espèces bovine, ovine et caprine sont interdits dans le territoire déclaré infecté, et autour dudit territoire, dans un rayon qui est déterminé par arrêté préfectoral.

Toutefois, les marchés intérieurs des villes ayant des abattoirs se tiennent comme à l'ordinaire, mais les animaux qui y sont conduits ne peuvent en sortir que pour être abattus dans la ville même, et le certificat de leur abatage est renvoyé, dans le délai de trois jours, à l'agent chargé de la police du marché où ces animaux ont été vendus. Les peaux, poils, laines, cornes, onglons, os, fumiers, etc., ne peuvent être enlevés de l'abattoir avant d'avoir été désinfectés.

L'interdiction des foires et marchés est évidemment une mesure grave, de nature à porter atteinte au commerce d'une région et à nuire aux intérêts des particuliers. Mais en l'espèce, cette mesure est amplement justifiée par la très grande gravité de la peste bovine et l'extrême facilité avec laquelle elle se communique. Lorsque cette maladie règne dans une contrée, l'intérêt général exige que les foires et marchés soient momentanément interdits. — D'ailleurs, les effets de cette mesure sont tempérés par l'autorisation qui peut être accordée au propriétaire de conduire ses animaux sur le marché d'une ville ayant un abattoir, en observant strictement les formalités indiquées par l'article 19 du règlement et en ayant le soin de marquer les animaux comme il est dit dans l'article 12 dudit règlement dont il est parlé ci-après.

Ajoutons que la désinfection dont il est parlé en l'article 19 doit se pratiquer conformément aux règles générales prescrites par l'article 14 de l'arrêté ministériel du 12 mai 1883 (Voy. p. 111).

*Levée de la déclaration d'infection.* — Elle doit être faite d'après les conditions de l'article 20 du règlement.

Art. 20. — La déclaration d'infection ne peut être levée par le préfet que lorsqu'il s'est écoulé *trente jours* au moins sans qu'il se soit produit un nouveau cas de peste bovine, et après constatation de l'accomplissement de toutes les prescriptions relatives à la désinfection.

Ce délai de trente jours, à partir du dernier cas de peste bovine, a été calculé d'après la plus longue durée de la période d'incubation de la maladie des steppes, qui est, en général, de vingt et un jours.

**2° Vente pour la boucherie.** — Lorsque la peste bovine règne dans une localité, « la chair des animaux abattus comme ayant été en contact avec des animaux atteints de la peste bovine peut être livrée à la consommation. » (Art. 15, L.)

Ces dispositions, qui permettent de concilier l'intérêt général avec l'intérêt privé, sont parfaitement conformes aux données fournies par l'observation. On sait, en effet, depuis longtemps, que la consommation de la chair des bêtes bovines suspectes de peste ne présente aucun danger pour l'homme, et les faits observés pendant la désastreuse guerre de 1870-1871 l'ont surabondamment démontré. Donc, il eût été excessif de prohiber la vente de cette viande, mais il convenait d'en règlementer le transport pour éviter tout danger de contagion, et c'est ce que l'administration centrale a fait.

Si la consommation de la viande provenant d'animaux suspects de peste bovine peut être autorisée, à plus forte raison en est-il de même pour celle des animaux qui n'ont pas été exposés à la contagion, mais qui se trouvent dans le territoire infecté.

*Conditions et formalités.* — Les conditions dans lesquelles cette vente doit être opérée et les formalités que les propriétaires doivent observer sont prescrites par l'article 12 du règlement d'administration publique.

Art. 12. — Par exception et sous réserve de l'autorisation du ministre de l'agriculture ou de son délégué, le maire peut permettre :

1° La sortie hors du territoire déclaré infecté des animaux qui n'ont pas été exposés à la contagion, sous la condition qu'ils seront conduits directement à l'abattoir. Avant leur départ, les animaux sont marqués.

La marque doit être faite au fer rouge et consister dans les lettres S. P. que l'on applique sur la joue gauche. Cette marque indélébile est justifiée par ce fait qu'il est extrêmement important que les animaux dont la sortie hors du territoire infecté est tolérée ne puissent être vendus pour une autre destination que pour la boucherie. C'est pour atteindre ce but que l'article 12 du règlement d'administration publique stipule ce qui suit :

Il est délivré un laissez-passer indiquant la provenance et la destination des animaux. Ce laissez-passer est rapporté au maire dans le délai de cinq jours, avec certificat attestant que les animaux ont été abattus. Le certificat d'abatage est délivré par l'agent préposé à la police de l'abattoir, ou par l'autorité locale dans les communes où il n'existe pas d'abattoir.

2° La sortie, dans des conditions qui seront déterminées par le ministre, des viandes provenant de l'abatage des animaux qui ont été seulement exposés à la contagion.

Les véhicules doivent être disposés de façon à ne laisser tomber aucune partie ni liquide, ni solide ; ils sont désinfectés après le transport ; les personnes employées aux transport, chargement et déchargement, doivent se soumettre aux mesures de désinfection jugées nécessaires pour éviter de propager la contagion. En outre, les maires doivent prescrire toute mesure qu'ils croient utile pour éviter le danger de la contagion.

3° La sortie des peaux, laines, poils, cornes, onglons, os, etc., après constatation de la désinfection par le vétérinaire délégué.

La désinfection dont il est parlé ici doit être effectuée

d'après les règles contenues dans les articles 11, 12 et 14 de l'arrêté ministériel du 12 mai 1883 (Voy. p. 110).

*Conséquences de l'inobservation des formalités précédentes.* — Ces conséquences sont prévues par l'article 13 du règlement.

Art. 13. — La personne préposée à la conduite des animaux dont la sortie hors d'un territoire déclaré infecté a été autorisée, est tenue de représenter à toute réquisition le laissez-passer qui a autorisé la circulation ; faute par elle de représenter à toute réquisition ledit laissez-passer, ou si le délai dans lequel l'abatage devait être exécuté est expiré, il est dressé procès-verbal, et les animaux sont abattus sur-le-champ, par ordre du maire de la localité sur le territoire de laquelle ils sont saisis.

### § 4. — Mesures à prendre pour un troupeau de bêtes ovines ou caprines.

Elles sont prescrites par l'article 14 du règlement.

Art. 14. — Si la peste bovine vient à se déclarer dans un troupeau de bêtes ovines ou caprines, les animaux malades sont abattus.

Les animaux des mêmes espèces qui ont été exposés à la contagion sont divisés par lots et isolés pendant quinze jours dans des locaux, cours, enclos, herbages ou pâtures éloignés de ceux qui sont habités par des bêtes bovines. A l'expiration de ce délai, la mesure peut être levée par le maire sur l'avis du vétérinaire délégué, si aucun cas de peste ne s'est déclaré parmi eux.

L'abatage des bêtes ovines ou caprines atteintes de peste bovine donne lieu à une indemnité des trois quarts de leur valeur avant la maladie, conformément aux dispositions des articles 7 et 17 de la loi. La procédure à suivre dans ce cas, pour exciper de son droit, est la même que quand il s'agit d'une demande d'indemnité par suite de l'abatage d'animaux de l'espèce bovine atteints de peste ou de péripneumonie contagieuse (Voy. *Section II, Péripneumonie contagieuse*).

Les bêtes ovines ou caprines doivent être séquestrées dans des bergeries isolées, ou bien cantonnées dans des pâturages éloignés, de manière à n'avoir aucun contact avec les animaux de l'espèce bovine atteints ou suspects de peste. La durée de cet isolement est fixée à 15 jours. Une fois ce temps écoulé et si aucun cas de maladie ne s'est déclaré dans le troupeau, on lèvera l'interdiction dont il était l'objet. Dans le cas contraire, on prolongera l'isolement jusqu'à ce qu'il se soit écoulé 15 jours depuis le dernier cas de maladie. C'est pour éviter une séquestration trop longue, qui serait à craindre avec un troupeau nombreux, que le règlement d'administration publique prescrit de diviser le troupeau en lots que l'on isole respectivement.

### § 5. — Mesures à prendre lorsque la peste bovine est constatée sur un champ de foire.

Ces mesures sont indiquées dans l'article 83 du règlement.

Art. 83. — Lorsque la maladie constatée est la peste bovine, tous les animaux des espèces bovine, ovine et caprine présents sur le marché sont immédiatement séquestrés.

L'autorité locale doit aussitôt informer le préfet par la voie la plus rapide ; ce fonctionnaire prend immédiatement un arrêté de déclaration d'infection entraînant l'application des diverses mesures (abatage, isolement, désinfection) qui viennent d'être étudiées ci-dessus.

### § 6. — Dispersion des cas de peste bovine. — Pouvoirs qui peuvent être conférés aux vétérinaires sanitaires.

Ce cas est prévu par l'article 97 du règlement.

Art. 97. — En cas d'invasion de la peste bovine ou de la péripneumonie sur plusieurs points à la fois, le préfet peut, avec l'autorisation du ministre de l'agriculture, déléguer à plusieurs vétérinaires les attributions et les pouvoirs conférés au vétérinaire délégué, chef du service départemental.

ARTICLE II. — POLICE SANITAIRE A LA FRONTIÈRE.

Les mesures à prendre à la frontière sont prescrites par les articles 68 et 69 du règlement.

Art. 68. — Lorsque la peste bovine est signalée dans une contrée d'où sa propagation en France serait à redouter, un arrêté ministériel prohibe l'entrée des ruminants *de toutes les espèces* provenant des pays infectés, ainsi que l'importation de tous objets et matières pouvant servir de véhicule à la maladie.

Ces dispositions prohibitives sont motivées par l'origine étrangère de la peste bovine. L'historique des épizooties de cette maladie démontre en effet, d'une manière irréfutable, qu'elle résulte toujours de l'introduction en France d'animaux étrangers provenant des steppes de la Russie méridionale ou ayant été exposés à la contagion, et l'expérience du passé a prouvé qu'en fermant nos frontières à l'importation de tout bétail étranger lorsque la peste bovine sévit dans les contrées limitrophes, on prévient à coup sûr le développement de cette désastreuse maladie, dans notre pays.

**Mesures à prendre lorsque les animaux frappés de prohibition pour cause de peste bovine sont présentés à l'importation par terre ou par mer.** — Le cas dont il s'agit a été prévu par l'article 69 du règlement.

Art. 69. — Lorsque les animaux frappés de prohibition pour cause de peste bovine sont présentés à l'importation par terre ou par mer, ces animaux sont saisis et abattus sur place sans indemnité, malades ou non.

Sont également abattus sans indemnité les ruminants faisant partie d'un troupeau présenté à la frontière avant la prohibition, et dans lequel l'existence de la peste bovine est constatée.

Dans tous les cas, les cadavres sont enfouis avec la peau tailladée.

Ces dispositions ont pour but de prévenir l'introduction de la peste bovine en France ; de plus, en établissant que les ruminants de toutes les espèces, qui proviendraient de pays infectés, seront abattus, qu'ils soient malades ou non, elles sauvegardent les intérêts des éleveurs de bétail et, plus généralement, la fortune publique en prévenant le développement de l'un des plus redoutables fléaux de notre agriculture.

## SECTION II. — PÉRIPNEUMONIE CONTAGIEUSE

Cette maladie est particulière à l'espèce bovine, mais elle n'en constitue pas moins l'une des contagions qui déterminent le plus de pertes à l'agriculture de notre pays, en raison de sa marche insidieuse et de la longue durée de sa période d'incubation, qui est en moyenne de six semaines à deux mois. Pendant ce temps, les animaux qui ont été exposés à la contagion présentent toutes les apparences de la santé, et, avant la loi du 21 juillet 1881, ils pouvaient être vendus et transportés par voie ferrée ou de toute autre manière dans des localités où ils introduisaient la maladie. En plaçant cette affection dans la nomenclature de l'article 1er, le législateur a voulu prévenir l'extension de la contagion et remédier à un état de choses très préjudiciable à l'agriculture. Parmi les mesures édictées par la loi du 21 juillet 1881, il en est qui sont applicables aux animaux malades, et d'autres aux animaux suspects.

ARTICLE I<sup>er</sup>. —- POLICE SANITAIRE A L'INTÉRIEUR.

**§ 1<sup>er</sup>. — Constatation de la péripneumonie contagieuse. — Délivrance de l'ordre d'abatage et d'inoculation.**

Lorsque le maire d'une commune est informé de l'existence de la péripneumonie contagieuse ou seulement dans le cas de simple suspicion, il doit en aviser le jour même le préfet et prévenir en même temps le vétérinaire ; « celui-ci se rendra sur les lieux sans aucun délai et il rédigera, séance tenante, son rapport qu'il adressera au vétérinaire délégué, chef du service sanitaire du département » (Cir. minist., 18 juin 1883), au lieu de le transmettre à la préfecture comme cela se pratiquait avant la circulaire précitée.

« Au reçu du rapport de son collègue, concluant à l'existence de la péripneumonie, le vétérinaire délégué se rendra dans la commune, comme l'exige l'article 96 du règlement d'administration publique du 22 juin 1882, et, si son diagnostic confirme celui du vétérinaire sanitaire, il en informera de suite le préfet.

« Pour les communes éloignées, le vétérinaire délégué demandera au préfet, par le télégraphe, l'ordre d'abatage des animaux malades et l'inoculation des suspects. Cet ordre sera notifié également par voie télégraphique au maire de la commune qui est chargé de l'exécution. Au retour du vétérinaire délégué, le préfet prendra un arrêté dans la forme ordinaire en ayant le soin de lui donner la date même du télégramme adressé au maire. »

Telle est la procédure prescrite par la circulaire ministérielle du 18 juin 1883.

Cette circulaire a eu pour but de remédier aux lenteurs de la procédure employée primitivement et qui avaient pour conséquence de faire perdre aux propriétaires leur droit à l'indemnité. Il est arrivé en effet que des demandes d'indemnités ont dû être écartées parce qu'elles s'appliquaient « à des animaux dont la maladie avait été signalée à l'autorité préfectorale, mais dont la mort était survenue avant que l'arrêté d'abatage eût été rendu, ou avant que cet arrêté eût pu recevoir son exécution. » Pour prévenir de nouvelles plaintes à ce sujet, « en même temps que pour se conformer aux intentions du législateur, qui a voulu l'extinction aussi prompte que possible des foyers de contagion, il est indispensable que les formalités qui doivent précéder l'émission de l'ordre d'abatage soient accomplies avec la plus grande célérité. Je tiens, dit le ministre de l'agriculture, à ce qu'il ne s'écoule que le temps strictement nécessaire entre le moment de la déclaration et l'application des mesures sanitaires réclamées par les circonstances, de façon à remplir le but de la loi et à ne

pas compromettre, par des retards souvent injusti-
fiables, les intérêts des agriculteurs. » Tels sont les motifs de l'importante circulaire du 18 juin 1883, qui sim-
plifie et abrège considérablement la procédure relative
à la constatation de la péripneumonie et à la délivrance
des ordres d'abatage et d'inoculation.

Si le vétérinaire délégué chef du service sanitaire du
département n'est pas d'accord avec le vétérinaire sanitaire sur l'existence de la péripneumonie contagieuse,
le préfet désigne un troisième vétérinaire. Suivant l'article 98 du règlement d'administration publique, la désignation de ce troisième vétérinaire devrait être faite
par le ministre de l'agriculture. Mais, pour simplifier
cette procédure, gagner du temps et prévenir ainsi
la contagion, la circulaire ministérielle du 20 août 1882
déroge à cette règle et confère au préfet le droit dont
il s'agit, sauf à informer le ministre de cet incident.

### § 2. — Mesures à prendre à l'égard des animaux malades.

**1° Abatage.** — Les animaux atteints de la péripneumonie doivent être abattus, conformément aux dispositions de l'article 9 de la loi du 21 juillet 1881. Cette
mesure, qui a pour but de faire disparaître tous les
foyers contagieux, est motivée par la marche insidieuse
et lente de la maladie et l'insuffisance des moyens ordinaires de police sanitaire.

L'article 9 de la loi investit le préfet du droit d'ordonner l'abatage des animaux malades. Or, nous avons
fait remarquer ci-dessus·, que la circulaire ministérielle du 18 juin 1883 enjoint aux préfets de délivrer
sans retard l'ordre d'abatage, afin de ne pas compromet-

tre les intérêts des agriculteurs. A cet effet, ils doivent l'adresser par voie télégraphique au maire de la commune où la maladie a été constatée, surtout lorsque cette commune est éloignée. Dès que le maire a reçu cet ordre, il doit mettre toute la diligence nécessaire pour que l'abatage soit exécuté dans le plus bref délai possible et que le vœu de la loi soit rempli.

L'exécution de cette mesure donne droit à l'indemnité accordée par l'article 17 de la loi. Par conséquent, il est nécessaire que les animaux soient estimés avant d'être abattus.

*Estimation.* — Les règles de l'estimation sont contenues dans l'article 20 de la loi :

Art. 20. — Avant l'exécution de l'ordre d'abatage, il est procédé à une évaluation des animaux par le vétérinaire délégué et un expert désigné par la partie.

A défaut, par la partie, de désigner un expert, le vétérinaire délégué opère seul.

Il est dressé un procès-verbal de l'expertise : le maire et le juge de paix le contre-signent et donnent leur avis.

Le procès-verbal d'estimation est une pièce comptable indispensable pour la demande d'indemnité, et le législateur en prescrivant que cette pièce doit être contresignée par le juge de paix et le maire qui donnent leur avis sur le chiffre fixé, a voulu s'entourer de toutes les garanties dans l'intérêt du Trésor public.

Il a également décidé que l'estimation pouvait être révisée par une commission dont les membres sont nommés par le ministre de l'agriculture (Art. 21, L.). Après avoir été consigné comme il vient d'être dit, ce procès-verbal est transmis, par le maire, au préfet « dans les cinq jours de sa date. » (Art. 65, R.)

*Lieu d'abatage.* — L'animal étant estimé est ensuite abattu sur place, c'est-à-dire dans la localité même où il se trouve. Le but de la loi serait en effet manqué et l'État s'imposerait des sacrifices en pure perte, s'il était permis de laisser circuler ou de transporter les animaux malades hors du territoire déclaré infecté.

*Autopsie.* — Une fois que l'animal est abattu, l'autopsie doit en être faite, de même que la constatation de la maladie sur le sujet vivant, par deux vétérinaires (Cir. minist., 3 décembre 1881), c'est-à-dire le vétérinaire sanitaire de la circonscription et le vétérinaire délégué, chef du service sanitaire du département. Cette opération fait l'objet d'un procès-verbal détaillé contenant la description fidèle et précise des lésions constatées, et les conclusions doivent en être bien motivées. Ce procès-verbal sera signé par les deux vétérinaires. Il constitue une pièce indispensable à l'appui de la demande d'indemnité.

**2° Vente de la chair et des débris cadavériques. — Enfouissement. — Equarrissage.** — Les règles à observer pour l'utilisation des débris cadavériques sont contenues dans l'article 26 du règlement.

Art. 26. — La chair des animaux abattus pour cause de péripneumonie ne peut être livrée à la consommation publique qu'en vertu d'une autorisation du maire sur l'avis conforme du vétérinaire délégué.

Les poumons sont détruits ou enfouis; l'utilisation des peaux demeure permise après désinfection.

Dans l'état actuel de nos connaissances, la chair des animaux péripneumoniques n'est point réputée insalubre; elle pourra donc être livrée à la consommation, en admettant que l'animal ne soit pas trop maigre et qu'il ait été convenablement saigné. De plus, pour être réputée bonne pour la consommation, cette viande doit prendre de la consistance par le refroidissement; elle ne doit point rester molle et comme gélatineuse.

Lorsque la chair d'un animal abattu comme atteint de la péripneumonie est jugée bonne par le vétérinaire commis à cet effet, le maire en autorise alors la consommation. Toutefois, dans les communes où il existe un abattoir avec service d'inspection des viandes, l'intervention du maire ne sera pas nécessaire, attendu que ce service, « qui a une délégation de l'autorité municipale, est apte à donner l'autorisation prévue par l'article 26 du règlement, et cela d'autant mieux que, dans l'espèce, il sera assisté du vétérinaire délégué chargé de l'autopsie. » (Circ. minist., 20 août 1882.)

Ce qui revient à dire que le vétérinaire inspecteur d'un abattoir étant un délégué de l'autorité municipale parfaitement qualité pour statuer dans un cas de ce genre.

Si l'on peut tolérer l'abatage des bêtes péripneumoniques en vue de la boucherie, et permettre la consommation de leur chair, il n'en est pas de même de l'utilisation de certaines *issues*, les poumons notamment, attendu que ces viscères, qui ont d'ailleurs peu de valeur, contiennent les germes virulents et constituent ainsi des matières contagieuses très actives. En conséquence notre législation en prescrit la destruction ou l'enfouissement (Art. 26, R.).

En ce qui concerne l'utilisation des peaux provenant d'animaux abattus comme atteints de péripneumonie contagieuse, l'article 26 du Règlement d'administration publique établit qu'elle demeure permise, après désinfection. Cette désinfection a lieu par l'immersion complète de la peau dans la solution de sulfate de zinc à 2 p. 100.

**3° Indemnités.** — Le taux en est fixé par l'article 17 de la loi.

Art. 17. — Il est alloué aux propriétaires d'animaux abattus pour cause de péripneumonie contagieuse ou morts par suite de l'inoculation, en vertu de l'article 9, une indemnité ainsi réglée :

La moitié de leur valeur avant la maladie, s'ils en sont reconnus atteints ;

Les trois quarts s'ils ont seulement été contaminés ;

La totalité, s'ils sont morts des suites de l'inoculation de la péripneumonie contagieuse ;

L'indemnité à accorder ne peut dépasser la somme de 400 francs pour la moitié de la valeur de l'animal ; celle de 600 francs pour les trois quarts, et celle de 800 francs pour la totalité de sa valeur.

*Motifs.* — En accordant une indemnité aux propriétaires d'animaux abattus pour cause de péripneumonie, le législateur a voulu, d'une part, provoquer des déclarations hâtives permettant à l'autorité de détruire les foyers contagieux aussitôt qu'ils sont signalés, et, d'autre part, faciliter l'application de l'abatage prescrit par l'article 9 de la loi.

Avant la loi du 21 juillet 1881, notre législation sanitaire n'accordait aucune indemnité pour la péripneumonie contagieuse, et cette maladie était considérée avec juste raison comme l'une des plus redoutables pour l'agriculture. On sait, en effet, qu'elle ne se propage que par contagion, qu'elle est incurable, du moins dans le plus grand nombre des cas, et qu'un animal qui en a été affecté peut, tout en ayant les apparences de la santé, l'introduire dans une étable.

Aussi, en raison de la continuité de son action, de sa marche insidieuse, de la longue durée de sa période d'incubation, la péripneumonie contagieuse est-elle plus préjudiciable à notre bétail que la peste bovine, dont l'apparition n'a lieu qu'à des intervalles très éloignés.

Afin d'arrêter les progrès de la contagion de la péripneumonie, considérant, d'une part, que « les quatre cinquièmes des animaux atteints de cette maladie échappant à la mort, l'abatage obligatoire peut être assimilé à une expropriation pour cause d'utilité publique dont l'indemnité est la base fondamentale », et, d'autre part, « que chez les peuples chez lesquels la péripneumonie sévissait avec le plus d'intensité, cette maladie avait considérablement diminué ou était presque anéantie à la suite de l'abatage, avec indemnité, des animaux atteints ou suspects, ainsi que de l'inoculation des animaux sains » (1) ; le législateur a décidé que l'abatage serait obligatoire sous la condition d'une juste indemnité. Mais, cette décision n'a pas été adoptée sans discussion. Ainsi, à la Chambre des députés, M. des Rotours a déposé un amendement tendant à élever l'indemnité à 750 francs pour l'abatage des animaux malades, et à 1000 francs pour celui des animaux suspects ou qui meurent de l'inoculation. Cet amendement fut adopté à la Chambre des députés, mais le Sénat le rejeta. Au Sénat, l'abatage obligatoire et l'inoculation considérés comme mesures sanitaires applicables à la péripneumonie et l'indemnité, qui en est le corollaire indispensable, furent vivement combattus par le doc-

---

(1) Rapport de M. Jobard, au nom de la commission du Sénat, chargée d'examiner, en deuxième délibération, le projet de loi sur la police sanitaire des animaux (séance du 8 juillet 1881).

teur Testelin qui pensait que, si l'inoculation était appliquée aux 200,000 têtes de bétail que nous importons chaque année, nous aurions à payer de ce chef 2,525,010 francs, attendu que la perte s'élève à 1,14 p. 100 et en admettant que le prix d'une bête bovine ne dépasse pas 478 francs, chiffre fixé par la commission des valeurs. Mais M. Tirard, alors ministre de l'agriculture, a réduit cet argument à sa juste valeur, en faisant remarquer qu'il n'entre en France, « d'après la dernière statistique, que 55 à 60,000 têtes de bétail qui sont livrées à l'élevage, à la laiterie et à l'engraissement. Tout le reste, c'est-à-dire l'immense majorité, va immédiatement à la boucherie, et, par conséquent, n'est pas mis en contact dans les fermes, dans les étables, avec nos propres animaux » (1). En calculant le chiffre de la mortalité à la suite de l'inoculation, d'après une perte moyenne de 1,14 à 1,29 p. 100, on trouve 730 à 770 animaux, qui, estimés à 450 francs l'un, représenteraient une perte de 330,000 fr., et non pas de deux millions et demi. Après les explications du ministre de l'agriculture, l'article 17 de la loi concernant les indemnités a été maintenu sans modification.

*Procédure relative à la demande d'indemnité.* — La demande d'indemnité doit être écrite sur papier timbré, ainsi que le prescrit la loi du 13 brumaire an VII. « Elle doit être adressée au ministre de l'agriculture et du commerce, dans le délai de trois mois, à dater du jour de l'abatage, sous peine de déchéance. »(Art. 21, L.) Il était nécessaire d'assigner une limite de temps à la demande dont il s'agit afin que l'administration pût faire vérifier, et au besoin contrôler par une enquête,

(1) *Journal officiel*, 8 juillet 1881.

les évaluations des experts. D'ailleurs, le règlement d'administration publique stipule, dans l'article 66, que la demande d'indemnité doit être transmise au préfet, par l'intermédiaire du maire, en même temps que le procès-verbal d'estimation. Or, cette pièce comptable doit être immédiatement dressée, c'est-à-dire dès que l'estimation est faite et transmise au préfet « dans les cinq jours de sa date ». (Art. 65 R.)

A l'appui de sa demande d'indemnité, le propriétaire doit produire les pièces suivantes énumérées dans l'article 66 du règlement :

« 1° Le procès-verbal d'estimation, contre-signé par le maire et le juge de paix ;

» 2° Une copie certifiée conforme par le maire, de l'ordre d'abatage ;

» 3° Un certificat du maire attestant que l'ordre d'abatage a reçu son exécution ;

» 4° Une copie certifiée de la déclaration, faite à la mairie par le propriétaire, de l'apparition de la maladie dans son étable ;

» 5° Un certificat du maire constatant que le propriétaire s'est conformé à toutes les autres prescriptions de la loi », attendu que toute infraction peut entraîner la perte du droit à l'indemnité (Art. 22, L.).

» 6° Une déclaration du propriétaire faisant connaître, lorsqu'il y aura lieu, pour chaque tête de bétail, le produit de la vente des animaux ou de leurs chairs et débris », conformément aux dispositions de l'article 19 de la loi. Il peut arriver, en effet, que les animaux atteints de péripneumonie soient en bon état de chair au moment de l'abatage et que l'inspecteur des viandes de boucherie en tolère la consommation. Dans ce cas, le produit de vente de la viande, du suif, du cuir, et des débris cadavériques autres que le poumon et la trachée, qui doivent toujours être enfouis ou livrés à l'équarrisseur, ce produit, disons-nous, appartient au propriétaire ; toutefois « s'il est supérieur à la portion de la valeur laissée à sa charge, l'indemnité due par l'État est réduite de l'excédent » (Art. 19, L.). Par exemple, si un bœuf atteint de la péripneumonie est abattu, après avoir été estimé 400 francs, et que la vente de sa chair et de ses débris produise 300 francs, c'est-à-dire plus de la moitié de la valeur de l'animal, l'indemnité sera réduite de l'excédent, c'est-à-dire de 100 francs, dans l'exemple choisi.

« A ces pièces doivent être joints, dans le cas d'abatage pour cause de péripneumonie ou de mort des suites de l'inoculation de cette maladie, le procès-verbal d'autopsie des animaux pour la perte desquels l'indemnité est réclamée et un certificat d'origine constatant que les animaux malades n'ont pas été introduits en France, dans les trois mois qui ont précédé l'abatage » ; car, l'article 18 de la loi stipule qu'il n'est alloué aucune indemnité aux propriétaires d'animaux importés des pays étrangers, abattus pour cause de péripneumonie contagieuse dans les trois mois qui ont suivi leur introduction en France. La période d'incubation de la péripneumonie pouvant être de trois mois, le législateur a pensé, avec juste raison, que des animaux introduits en France depuis moins de trois mois et chez lesquels la péripneumonie se développe, peuvent en avoir contracté le germe en territoire étranger.

*Fixation par le ministre de l'indemnité proposée par les experts.* — L'article 21 de la loi dispose que « l'indemnité est fixée par le ministre de l'agriculture, sauf recours au Conseil d'État ». L'indemnité constituant une dépense publique et le ministre ayant seul qualité pour engager les finances de l'État, cette disposition de la loi s'explique tout naturellement. Ces motifs s'appliquent également au deuxième alinéa de l'article 21 de la loi qui stipule que « le ministre peut ordonner la révision des évaluations faites en vertu de l'article 20, par une commission dont il désigne les membres. » A cet égard, l'article 66 du règlement contient les dispositions suivantes :

Lorsque le ministre juge nécessaire de faire réviser l'estimation, conformément à l'article 21 de la loi, il renvoie les pièces au préfet.

La commission de révision prévue par ledit article est composée de six membres, y compris le préfet ou son délégué, président, dont la voix est prépondérante en cas de partage. Les pièces lui sont transmises ; elle donne son avis, après avoir mis les parties intéressées en demeure de produire leurs observations.

### § 3. — Mesures à prendre à l'égard des animaux suspects.

**1° Inoculation.** — L'inoculation de la péripneumonie contagieuse est une opération qui consiste à communiquer aux animaux une maladie bénigne afin de les préserver de celle qui se développe dans les conditions naturelles de la contagion.

*But.* — L'inoculation a pour but de rendre les animaux réfractaires à la contagion de la péripneumonie ; elle leur confère une immunité spéciale qui les met à l'abri des redoutables atteintes de la maladie.

*Aperçu historique.* — Cette pratique préventive a été

découverte en 1850, par le docteur Willems de Hasselt, dont les premières recherches ont été consignées dans un mémoire adressé au ministre de l'intérieur de Belgique et publié dans le *Recueil de médecine vétérinaire*, en 1852. Ces recherches ont été immédiatement contrôlées par une commission scientifique nommée par M. Dumas, de l'Institut, alors ministre de l'agriculture.

Cinquante-quatre sujets ont été inoculés par la commission ; six d'entre eux en sont morts. « Des 48 sujets sortis sains et saufs des épreuves de l'inoculation, 2 sont morts d'accidents étrangers à cette opération et 34 ont été exposés pendant une période de cinq à six mois à l'influence directe de la contagion par cohabitation, avec 24 sujets de même provenance non inoculés, devant servir de termes de comparaison. » Aucun des sujets inoculés ne contracta la péripneumonie, tandis que 15 sujets sur 24 non inoculés ont ressenti l'influence contagieuse.

Dès lors la commission conclut que l'inoculation est préservative, qu'elle doit être encouragée et qu'il est permis d'espérer « qu'elle deviendra profitable à l'agriculture lorsqu'elle aura été perfectionnée dans l'application par une étude plus complète ». Pour formuler cette opinion, la commission Dumas s'est inspirée non seulement de ses expériences, mais aussi de celles « qui ont été entreprises parallèlement en Hollande, en Belgique, et dans les départements du Nord et du Pas-de Calais, par des commissions scientifiques instituées dans le but de rechercher la valeur de l'inoculation préventive de la péripneumonie épizootique du gros bétail ». Et ces expériences ont porté sur 6,764 sujets de l'espèce bovine. Puis, l'inoculation a été pratiquée sur un très grand nombre d'animaux en Hollande, en Italie, dans le nord de la France. Elle a eu et elle a encore ses détracteurs, en raison des insuccès et des accidents dont elle peut être suivie, et dont la cause réelle nous échappe encore. C'est pour déterminer cette cause et pour réduire à la plus petite proportion possible les accidents consécutifs à l'inoculation, tout en conférant sûrement l'immunité, que des expériences ont été entreprises à la ferme de la Faisanderie sous la direction de M. Pasteur.

*Législation.* — L'article 9 de la loi du 21 juillet 1881 investit le préfet du droit d'ordonner « l'inoculation des animaux d'espèce bovine, dans les localités reconnues infectées de cette maladie ».

Cette mesure sanitaire a été introduite dans la loi, par la commission de la Chambre des députés chargée d'examiner le projet de loi, qui avait été adopté en première délibération par le Sénat.La commission a pensé que l'inoculation devait être prescrite par la loi , en raison des bons résultats qu'elle donne en Belgique et en Hollande et des avis favorables de la plupart des vétérinaires. Toutefois, la commission et le gouvernement estimaient que l'inoculation des animaux suspects et l'abatage des animaux atteints de péripneumonie ne devaient être appliqués que « pour les cas particuliers où la péripneumonie viendrait à envahir des localités indemnes » (1). Cette restriction était motivée par ce fait que, la péripneumonie existant sur bien des points du territoire, il était à craindre que le chiffre des indemnités fût très élevé. Mais, à la suite d'observations présentées à la Chambre des députés par

(1) Rapport de M. Mougeot à la Chambre des députés.

M. des Rotours notamment, on a été conduit à penser qu'il était indispensable d'étendre les mesures de préservation à l'ensemble du territoire.

*Délivrance de l'ordre d'inoculation.* — La circulaire ministérielle du 18 juin 1883 prescrit au préfet de donner cet ordre le plus promptement possible et même par voie télégraphique quand il doit être appliqué dans des communes éloignées. On a vu ci-dessus, p. 175, que, dans ce cas, le vétérinaire délégué doit demander au préfet, « par le télégraphe, l'ordre d'abatage des animaux malades et d'inoculation des suspects. »

*Indications et contre-indications.* — C'est au vétérinaire délégué qu'il appartient d'examiner si, en raison des circonstances particulières du cas en présence duquel il se trouve, l'inoculation doit être pratiquée. Si, par exemple, la péripneumonie était constatée dans une étable renfermant des bœufs d'engrais en bon état de chair, il y aurait, sous tous les rapports, bien plus d'avantages à vendre immédiatement ces animaux pour la boucherie qu'à courir les chances de l'inoculation. De même encore, si l'on avait affaire à des bœufs de travail et que l'on se trouvât à une époque de l'année où les travaux de culture sont pressants, à l'époque des semailles par exemple, on pourrait surseoir à l'inoculation jusqu'à l'achèvement de ces travaux, en prenant d'ailleurs les précautions indiquées à l'article 23 du règlement d'administration publique et que nous examinerons ci-après. Mais il en serait autrement si la péripneumonie se déclarait dans une étable composée de vaches laitières, par exemple, que l'on ne voudrait pas vendre à bref délai, pour la boucherie. Dans ce cas, il faudrait nécessairement avoir recours à l'inoculation, afin d'abréger la durée de la séquestration, qui, lorsque les animaux suspects ne sont pas inoculés, ne doit pas être moindre de trois mois après la constatation du dernier cas de péripneumonie et de toutes les prescriptions relatives à la désinfection (Art. 28, R.). On conçoit, dès lors, qu'en pareil cas, l'inoculation doit être ordonnée.

L'article 9 de la loi dispose que l'inoculation doit être pratiquée sur les animaux suspects, « dans les localités reconnues infectées de cette maladie ». Ces localités sont déterminées par l'arrêté préfectoral portant déclaration d'infection. Cet arrêté fait connaître le périmètre de la zone déclarée infectée, suivant les indications contenues dans le rapport du vétérinaire délégué, c'est-à-dire eu égard à la disposition des lieux et aux propriétés contagieuses de la péripneumonie. Dans cette maladie, il suffit, en effet, comme le fait remarquer la circulaire ministérielle du 20 août 1882, « que l'arrêté préfectoral déclare infecté le local, la cour, l'enclos, l'herbage ou la pâture dans lequel se trouve l'animal malade et aussi, bien entendu, les animaux du même propriétaire ou de propriétaires différents, qui ont cohabité avec l'animal malade et ont pu recevoir de lui les germes de la maladie.

» Ainsi, par exemple, si des étables appartenant à diverses personnes ont une cour commune et que la péripneumonie vienne à se manifester sur les animaux de l'une de ces étables, toutes devront être comprises dans la déclaration d'infection.

» De même si la péripneumonie vient à être constatée sur quelque animal d'une pâture commune, la déclaration d'infection s'appliquera à la pâture tout entière avec les animaux qu'elle renferme.

» L'inoculation ne sera pratiquée que dans les localités déclarées infectées comme il vient d'être dit. »

11.

*Estimation.* — Avant de procéder à l'inoculation, les animaux sont estimés suivant le même mode qu'avant l'abatage (Voy. p. 177). Le procès-verbal d'estimation des animaux est immédiatement dressé et déposé à la mairie. « Le maire, après l'avoir contre-signé et fait contre-signer par le juge de paix, le transmet au préfet, dans les cinq jours de sa date. » (Art. 65, R.).

*Quel est le vétérinaire qui pratique l'inoculation?* L'inoculation est pratiquée, soit par le vétérinaire sanitaire de la circonscription dans laquelle la péripneumonie s'est déclarée, soit par le vétérinaire délégué. L'article 12 de la loi interdit l'exercice de la médecine vétérinaire dans les maladies contagieuses « à quiconque n'est pas pourvu du diplôme de vétérinaire. » Par conséquent, les vétérinaires ont seuls qualité pour pratiquer l'inoculation. Par un jugement rendu le 1er septembre 1883, le tribunal correctionnel de Douai a condamné un empirique à 200 francs d'amende et aux frais, pour avoir pratiqué l'inoculation préventive de la péripneumonie.

Cette opération doit être faite dans le plus bref délai afin que tout danger de contagion soit immédiatement conjuré, conformément au vœu de la loi.

*Pratique de l'inoculation.* — 1° *Choix, récolte et conservation du virus.* — Le virus péripneumonique siège principalement dans la sérosité qui distend les sacs lymphatiques périlobulaires du poumon. C'est, en effet, cette sérosité qui a été employée jusqu'à présent par ceux qui ont pratiqué l'inoculation de la péripneumonie. Tantôt elle a été puisée directement dans le poumon d'une bête atteinte de la péripneumonie confirmée; tantôt on l'a préalablement filtrée sur un linge fin ou de toute autre manière avant de s'en servir, et on a recommandé ensuite de la conserver dans un flacon bien bouché et maintenu à la température du corps (Delafond). Mais, de ces divers modes de récolte de la matière à inoculer, on peut dire que le plus simple est le meilleur, attendu qu'en transvasant le liquide et en le filtrant on multiplie les contacts avec l'air, et les germes atmosphériques peuvent ainsi altérer plus profondément le liquide que l'on croit purifier en opérant de la sorte. Mieux vaut donc, comme M. Pasteur le donne à entendre dans une première note sur la péripneumonie contagieuse des bêtes à cornes, se servir du liquide puisé directement dans le poumon plutôt que de celui qui a été transvasé et filtré.

Par conséquent, il suffit, comme l'a conseillé Renault, il y a plus de vingt ans, de pratiquer une profonde incision dans la partie hépatisée du poumon d'une bête péripneumonique récemment abattue, de puiser avec la pointe de la lancette une goutte de la sérosité qui ruisselle sur la coupe et de l'inoculer immédiatement. Il est clair qu'il n'est pas nécessaire d'avoir à sa disposition un poumon ou seulement un lobe pulmonaire tout entier, il suffit d'en avoir un morceau que l'on découpe dans une partie franchement hépatisée d'un poumon encore chaud. Au moment d'inoculer, on pratique, dans ce fragment, une incision simple ou bien avec perte de substance de manière à creuser une petite cavité infundibuliforme dans laquelle la sérosité virulente ne tarde pas à s'accumuler. On rejette tout d'abord la sérosité qui est sanguinolente, et, au bout de quelques instants, on voit sourdre une sérosité incolore ou jaunâtre, mais limpide. C'est celle qu'il convient d'employer. Tous les inoculateurs s'accordent à reconnaître qu'il ne faut point puiser la sérosité virulente dans un poumon provenant d'une bête abattue à la dernière période de la péripneumonie, surtout lorsque des accidents gangréneux ont compliqué la maladie ; de même encore, il convient de rejeter tout liquide offrant un caractère putride ou septicémique, c'est-à-dire puisé dans un cadavre en état de décomposition. En un mot, il importe de se procurer du virus aussi *pur* que possible et surtout du virus atténué afin d'éviter les accidents que l'inoculation est susceptible de déterminer.

On peut obtenir un liquide pur en le recueillant d'après la méthode de M. Pasteur, c'est-à-dire à l'abri de l'air, dans un tube de verre effilé, flambé au moment de s'en servir et que l'on scelle ensuite à la lampe. En cet état, il se conserve pendant des semaines et des mois. « Un poumon peut en fournir d'assez grandes quantités, faciles à éprouver pour sa pureté dans les étuves ou même aux températures ordinaires. Avec un seul poumon, on peut s'en procurer assez pour servir à des séries assez nombreuses d'animaux. Il y a plus : sans recourir à de nouveaux poumons, on pourrait entretenir cette provision de virus de la façon suivante : il suffirait, avant l'épuisement d'une première provision de virus, d'inoculer un jeune veau au fanon ou derrière l'épaule. La mort arrive assez promptement, et tous les tissus, près ou assez loin du voisinage de la piqûre, sont infiltrés de sérosité, laquelle est virulente à son tour. On peut également la recueillir et la conserver à l'état de pureté. » (Pasteur.)

De plus, les expériences de M. Pasteur l'ont porté à penser que ce virus s'atténue avec le temps, de telle sorte qu'au bout de six semaines à deux mois la virulence d'origine serait amoindrie.

2° *Lieu d'élection.* — Le choix du lieu d'inoculation

présente la plus grande importance, car l'expérimentation a démontré qu'il est indispensable d'opérer dans
une région où le tissu conjonctif, en raison de sa den-
sité, se prête peu au gonflement inflammatoire et à l'infiltration séreuse qui surviennent après l'inoculation.
Après diverses tentatives, on a choisi, comme lieu
d'élection, l'extrémité inférieure de la queue. Cette
région permet, en outre, de pratiquer commodément
l'amputation de l'organe lorsque la tuméfaction consécutive à l'opération prend des proportions inquiétantes.
L'inoculation pratiquée dans toute autre région, notamment la base de l'oreille, le fanon, l'épaule, la partie inférieure de l'encolure, est généralement suivie
d'accidents mortels. Dans toutes ces régions, l'inoculation est, comme le dit M. H. Bouley, *défendue sous
peine de mort*. Mais ce fait extrêmement remarquable
nous fournit le moyen de nous assurer, d'une manière
certaine, si les animaux inoculés acquièrent bien l'immunité, car il est clair que, si des animaux inoculés
supportent impunément l'insertion de la sérosité péripneumonique dans une région défendue sous peine de
mort, c'est que la première inoculation a été préservative. Rien n'est donc plus simple, et, disons-le, rien
n'est plus concluant et ne témoigne mieux de la spéci-
ficité des effets de l'inoculation que cette contre-
épreuve, recommandée pour la première fois par M. H.
Bouley.

3° *Instruments. Manuel opératoire.* — Divers instruments ont été recommandés : la lancette, une feuille de
sauge double à lame très courte représentant une sorte
de grattoir, une aiguille cannelée et une spatule *ad hoc*
(Delafond) ; une lancette cannelée est ce qu'il y a de
plus simple et de plus commode pour inoculer.

Plusieurs procédés ont été conseillés pour l'inoculation de la péripneumonie, et la commission scientifique nommée par M. Dumas les a étudiés comparativement. On peut dire que les travaux de cette commission ont fourni aux praticiens les données les plus certaines pour effectuer l'inoculation. Ainsi la commission a soumis au contrôle de l'expérimentation le procédé d'incision sous-cutanée, d'abord préconisé par le docteur Willems, puis le deuxième procédé de ce médecin, consistant en une simple ponction de la peau à l'aide d'un grattoir et d'une lancette. Elle étudia également les effets d'un procédé d'inoculation par piqûres sous-épidermiques.

Il résulte de toutes ces recherches et des observations, qui ont été faites par divers praticiens, que le procédé par incisions superficielles, c'est-à-dire sous-épidermiques, est celui qui présente le moins de dangers.

En conséquence, après avoir tondu, sur une longueur de 10 à 15 centimètres environ, le dessous de l'extrémité inférieure de la queue, on plonge la pointe de la lancette dans le liquide à inoculer, obtenu comme il est dit ci-dessus, puis on pratique, à 3 ou 4 centimètres de l'extrémité inférieure de la queue, une petite incision sous-épidermique, de haut en bas, c'est-à-dire de telle sorte que la queue étant laissée libre, cette incision ou entaille forme un petit godet dont le fond est inférieur. Une deuxième incision est pratiquée à 6 ou 8 centimètres de la première et d'après les mêmes règles. Il est des praticiens qui en font même trois. On attend que ces petites incisions ne saignent plus, et l'on y dépose de nouveau, soit avec la pointe de la lancette, soit avec la spatule cannelée préconisée par Delafond, une gouttelette de sérosité péripneumonique.

Si l'on a un certain nombre d'animaux à inoculer, dix, quinze ou vingt, comme c'est le cas le plus habituel, on commence par pratiquer sur tous les entailles sous-épidermiques qui doivent servir de réceptacles au liquide virulent, et quand le sang ne coule plus, on charge de nouveau la lancette et on introduit une petite quantité de sérosité virulente dans chaque incision, en commençant par les premières bêtes qui ont été piquées. L'opération est ainsi terminée.

Tel est le procédé classique.

4° *Effets. Accidents.* — Ils ont été constatés, avec le plus grand soin, par la commission ministérielle dont il est parlé précédemment, aux travaux de laquelle nous ferons de fréquents emprunts. Il y a lieu de distinguer deux cas principaux, suivant que l'inoculation est ou n'est pas suivie d'accidents.

1ᵉʳ CAS. — *Inoculation non suivie d'accidents.* — Lorsque l'inoculation de la péripneumonie n'est suivie d'aucun accident, on remarque d'abord que les incisions dans lesquelles le virus a été déposé se recouvrent de croûtes brunâtres et adhérentes ; puis un engorgement inflammatoire chaud, douloureux, se forme dans la région inoculée. Tantôt cette enflure apparaît dès le second jour qui suit l'inoculation, tantôt elle ne se montre qu'au bout de trente à quarante jours. Ordinairement cette tuméfaction se montre vers le douzième ou le quinzième jour ; la peau est rouge, tendue et douloureuse ; parfois les plaies d'inoculation prennent un caractère comme ulcéreux, puis elles se recouvrent d'une nouvelle croûte qui se détache par desquamation et la cicatrisation est achevée. Les phénomènes d'inflammation locale disparaissent peu à peu, au bout d'un temps qui varie de onze à soixante-quatorze jours suivant les observations de la commission Dumas. En même temps que ces phénomènes se produisent, il se déclare un mouvement fébrile, parfois bien manifeste. Les animaux deviennent tristes et refusent de manger. D'autres fois cette réaction fébrile paraît nulle ; peut-être en pareil cas, l'emploi du thermomètre permettrait-il de reconnaître qu'il n'y a là qu'une apparence et qu'en définitive les animaux, dont l'état général ne paraît pas modifié, éprouvent une certaine réaction fébrile, dont le thermomètre donnerait la mesure.

Il est des cas où l'inoculation n'est suivie d'aucune manifestation objective. Néanmoins, d'après Delafond, les effets préservatifs n'en existeraient pas moins, ce qu'il serait facile de démontrer en employant le procédé de contrôle signalé par M. H. Bouley, c'est-à-dire en soumettant les bêtes inoculées à une seconde inoculation pratiquée cette fois dans une région défendue sous peine de mort (oreille, fanon, épaule). Si ce dépôt du virus dans l'une ou l'autre de ces régions ne produisait aucun effet, ou tout au moins ne donnait lieu qu'à une tuméfaction locale peu prononcée, cela démontrerait d'une manière irréfutable que les bêtes inoculées ont bien acquis l'immunité par une première opération. Toutefois, on admet encore aujourd'hui que l'inoculation ne confère pas toujours l'immunité et que parfois elle ne présente aucune vertu préservative.

Lorsque les effets de l'inoculation se sont produits, que la réaction inflammatoire locale a été manifeste, ou bien que l'on s'est assuré, par une seconde inoculation, que les animaux ont bien acquis l'immunité, ils peuvent être vendus pour le repeuplement des étables *dans les localités déclarées infectées*, à la condition que l'ino-

culation ait eu lieu « depuis vingt et un jours au moins »
(Art. 27, R.). Cette période de temps a été jugée nécessaire pour que l'inoculation puisse être considérée
comme préservative. Mais il est à noter que les animaux sur lesquels l'inoculation a été pratiquée, étant
suspects, puisqu'ils ont été exposés à la contagion,
doivent être soumis « à la séquestration pendant un
délai de trois mois » (Circ. minist. 3 décembre 1881).
Toutefois, le mot *séquestration* ne doit pas être entendu
ici dans le sens d'un isolement étroit et rigoureux, car
cette interprétation restrictive ne serait point conforme
aux dispositions du règlement d'administration publique
ni à l'esprit de la loi. L'isolement dont il est parlé ici
doit donc être compris en ce sens que les animaux
inoculés ne doivent pas sortir du territoire déclaré
infecté, sur lequel ils peuvent circuler librement et être
utilisés pour les travaux des champs.

Cette interdiction de sortie et de vente dans d'autres
localités que celles déclarées infectées s'exerce pendant
une période de trois mois, attendu que la période d'incubation de la péripneumonie comporte cette durée et qu'il
peut arriver que cette maladie se déclare chez des animaux qui en avaient pris le germe avant d'être inoculés.
Dans ce cas, l'abatage doit être ordonné, comme quand
il s'agit d'animaux atteints de la péripneumonie. Mais
il est évident que l'indemnité sera calculée d'après la règle
prescrite dans le cas d'abatage pour cause de maladie
constatée et non point d'après celle qui concerne la
perte des animaux par suite de l'inoculation. En d'autres termes, l'indemnité sera, dans ce cas, de la moitié
de la valeur de l'animal et non de la totalité.

2ᵉ Cas. — *Inoculation suivie d'accidents.* — L'inoculation de la péripneumonie peut être suivie d'accidents

gangréneux, qui tantôt se localisent et déterminent la chute de la queue, tantôt se généralisent et se terminent par la mort.

Lorsque l'inoculation ne suit pas une marche normale, on constate que les plaies d'inoculation se tuméfient, et forment des espèces de nodosités papuleuses, rougeâtres, qui grossissent rapidement et ne tardent pas à former autour de la queue un bourrelet chaud, douloureux, à la surface duquel la peau reflète une teinte violacée et se couvre de nombreuses phlyctènes. La partie de la queue située au-dessous du bourrelet inflammatoire devient froide et insensible, elle se ratatine et se momifie, tandis qu'un sillon disjoncteur se creuse sur la limite des parties vives et des parties mortes qui sont ainsi éliminées. La chute de la queue se produit du vingt-cinquième au quarante-cinquième jour. Une fois qu'elle a eu lieu, l'extrémité tronquée de la queue se cicatrise assez rapidement et tous les phénomènes inflammatoires s'éteignent. Dans ce cas, les symptômes locaux et généraux ne sont point encore inquiétants; il est même des sujets qui ne cessent pas de manger et de ruminer comme dans l'état de santé.

Mais il en est autrement lorsque la réaction inflammatoire locale devient plus prononcée et que l'engorgement, au lieu de rester circonscrit et sous forme de bourrelet, suit une marche ascendante, gagne non seulement l'extrémité supérieure de la queue, mais encore les régions de la croupe et des fesses. En même temps que la peau qui le recouvre est tendue, luisante, rouge-violacé, des phlyctènes y apparaissent et les plaies d'inoculation s'élargissent, deviennent ulcéreuses et se recouvrent d'une croûte noirâtre, sorte d'eschare. Les symptômes généraux sont très prononcés; les

animaux sont tristes, abattus, refusent de manger et
la fièvre de réaction est intense. Toutefois l'engorgement local finit par se limiter, un sillon disjoncteur
se creuse entre le mort et le vif, et la plus grande
partie de la queue finit par être éliminée. Dans les
expériences de la commission Dumas, le temps nécessaire à cette élimination complète a varié de vingt-
cinq à soixante-neuf jours, et la cicatrisation des plaies
n'a été achevée que dans un délai de quarante-neuf à
quatre-vingt-un jours. Sur quelques sujets, il se forme
parfois « sur les parties latérales de la queue, à l'origine
des muscles fessiers et dans la région croupienne, de
vastes abcès et de larges ulcérations résultant de la
chute d'eschares épaisses intéressant la peau et même
les muscles. » La fièvre de réaction, qui accompagne ce
travail inflammatoire si intense, détermine parfois l'a-
vortement.

Ces divers accidents ne sont pas les seuls qui se puissent observer. Parfois, l'inoculation est suivie de mort.
On constate alors des symptômes locaux semblables à
ceux dont il est parlé ci-dessus, mais encore plus prononcés. En outre, les symptômes généraux sont très
accusés. Dans les expériences de la commission Dumas,
« ces symptômes étaient : la tristesse, l'isolement des
sujets malades dans les pâturages, la diminution de
l'appétit, le ralentissement de la rumination, la cessation de la sécrétion laiteuse, la faiblesse caractérisée par
la lenteur et l'hésitation de la marche, et le décubitus
constant; l'accélération de la respiration, la vitesse et
la petitesse du pouls, le froid et le chaud alternatifs de
la base des cornes et des oreilles; le poil piqué, l'adhé-
rence de la peau ; la voussure de la colonne vertébrale.
Mais, malgré cet ensemble de symptômes généraux,

l'auscultation ne fit jamais reconnaître de lésions con-
comitantes des poumons, et l'autopsie démontra, en
effet, que ces organes étaient demeurés parfaitement
sains. La mort est survenue du dix-neuvième au vingt-
sixième jour après l'inoculation. »

Lorsque l'animal succombe après l'inoculation, l'autopsie doit en être faite avec le plus grand soin par le
vétérinaire, soit qu'il ait été appelé par le propriétaire de
l'animal inoculé lorsque des symptômes inquiétants se
sont manifestés, soit qu'il ait été invité par l'autorité
locale à rechercher la cause de la mort. Ce vétérinaire
rédige un procès-verbal d'autopsie contenant la description des lésions qu'il a constatées, leur origine, leurs
causes et les conclusions qui en résultent. En un mot,
ce procès-verbal d'autopsie doit établir clairement les
rapports qui peuvent exister entre les lésions constatées
et l'inoculation ; les conclusions doivent en être bien
motivées, car elles servent de bases à la demande d'indemnité qui peut être formée par le propriétaire. Si le
vétérinaire conclut que l'inoculation est la cause de la
mort, le propriétaire peut alors invoquer les dispositions de l'article 17 de la loi, qui lui donnent droit à
l'indemnité, représentée dans ce cas, par « la totalité »
de la valeur de l'animal, sans dépasser la somme de
800 francs, ce qui est certainement très rationnel.

Toutefois il faut bien remarquer que le procès-verbal
d'autopsie, constituant une pièce indispensable pour la
validité de la demande d'indemnité, doit présenter un
caractère officiel. A cet égard, un avis ministériel, en
date du 30 avril 1882, renferme les dispositions suivantes : « En cas de mort d'un animal inoculé, il doit être
procédé à l'autopsie par le vétérinaire des épizooties,
c'est-à-dire le vétérinaire de la circonscription, qui

constate dans un procès-verbal que ledit animal est mort des suites de l'inoculation ou qu'il a succombé à la péripneumonie. » Dans le premier cas, les propriétaires peuvent exciper de leur droit à l'indemnité, tandis que, dans le second cas, ce droit n'existe pas.

*Procédure relative à la demande d'indemnité.* — Pour être déclaré recevable dans sa demande d'indemnité, le propriétaire doit l'adresser au ministre de l'agriculture, dans un délai de trois mois, à partir du jour de la mort de l'animal inoculé.

Cette demande, qui doit être rédigée sur papier timbré, est transmise au préfet, par le maire, avec les pièces à l'appui, savoir :

1° Le procès-verbal d'estimation ;

2° Une copie certifiée conforme par le maire, de l'ordre d'inoculation ;

3° Un certificat du vétérinaire attestant que l'inoculation est réellement la cause de la mort ; ce certificat doit être visé par le maire ;

4° Une copie certifiée de la déclaration faite à la mairie par le propriétaire, de l'apparition de la maladie dans son étable ;

5° Un certificat du maire constatant que le propriétaire s'est conformé à toutes les prescriptions de la loi ;

6° Le procès-verbal d'autopsie des animaux pour la perte desquels l'indemnité est réclamée.

Lorsque les animaux inoculés meurent des suites de l'inoculation et qu'il doit être alloué une indemnité, calculée d'après l'estimation préalable, le ministre a le droit, conformément aux dispositions de l'article 21 de la loi, combinées avec celles de l'article 65 du règlement d'administration publique, de faire réviser l'estimation, s'il le juge nécessaire, de même que lorsque les animaux ont été abattus comme atteints de la péripneumonie.

2° **Abatage.** — Le paragraphe 2 de l'article 9 de la loi dispose : que « le ministre de l'agriculture aura le droit d'ordonner l'abatage des animaux d'espèce bovine ayant été dans la même étable, ou dans le même troupeau, ou en contact avec des animaux atteints de péripneumonie contagieuse. »

Mais, suivant la pensée du législateur, cette mesure qui imposerait de lourdes charges au Trésor public, puisque l'abatage obligatoire entraîne le droit à l'indemnité, cette mesure, disons-nous, ne doit être appliquée « que dans des *situations exceptionnelles*, par exemple, dans *une région d'élevage jusqu'alors indemne de la péripneumonie* » (1). Aussi la loi confère-t-elle le droit d'ordonner l'abatage des animaux suspects de péripneumonie au ministre de l'agriculture et non point au préfet, qui ne doit prescrire que l'abatage des animaux malades. A plusieurs reprises, le ministre de l'agriculture a insisté sur cette disposition très importante de la loi, qui avait donné lieu — par suite d'une interprétation erronée — à des demandes d'indemnité irrégulières. Ainsi, un avis ministériel, en date du 30 avril 1882, fait remarquer que « l'abatage d'animaux simplement contaminés ne donne droit à l'indemnité prévue par la loi » qu'autant que l'ordre d'abatage a été délivré par le ministre de l'agriculture, qui, aux termes de la loi, a seul qualité pour prescrire cette mesure. D'autre part, la circulaire ministérielle du 20 août 1882, adressée aux préfets, renferme des instructions qui pré-

_______

(1) Rapport de M. Jobard au Sénat, sur le projet de loi concernant la police sanitaire des animaux.

viennent toute espèce de difficultés à ce sujet. Le paragraphe 2 de l'article 9, est-il dit dans cette circulaire, n'a été inséré dans la loi qu'en vue de circonstances tout à fait exceptionnelles : « Telle serait, par exemple, l'apparition de la péripneumonie dans une contrée jusquelà indemne, éloignée de tout foyer de contagion et où son introduction serait due à un fait isolé et purement accidentel. On comprend que, dans ce cas, il pourrait être d'une sage prévoyance de détruire d'un coup les animaux malades et tous ceux qui auraient été exposés à la contagion. Si des circonstances semblables venaient à se produire dans votre département, vous auriez à m'en référer ; mais, je le répète, monsieur le préfet, vous ne comprendrez parmi les animaux à abattre que ceux chez lesquels la maladie a été reconnue. »

3° **Arrêté préfectoral portant déclaration d'infection.** — Cet arrêté procède des dispositions de l'article 21 du règlement.

Art. 21. — Lorsque la péripneumonie contagieuse est constatée dans une commune, le préfet prend un arrêté portant déclaration d'infection du local, de la cour, de l'enclos, de l'herbage ou de la pâture, dans lequel se trouve l'animal malade, et déterminant le périmètre dans lequel l'arrêté sera applicable.

Cet arrêté est publié et affiché dans la commune ainsi que dans les communes contiguës. En outre, des écriteaux portant les mots : *Péripneumonie contagieuse*, sont apposés sur des poteaux placés à l'entrée des chemins conduisant à la ferme et sur les portes des locaux où la maladie a été constatée.

La détermination du périmètre de la zone déclarée infectée variera suivant les circonstances, c'est-à-dire la

disposition topographique des lieux et la situation res-
pective des animaux malades et suspects, leur nombre
et les rapports qu'ils ont pu avoir entre eux. C'est évidemment dans le rapport du vétérinaire délégué que
l'autorité administrative puisera les éléments nécessaires pour déterminer, d'une manière convenable, le
périmètre de la zone déclarée infectée et appliquer
rationnellement la loi. Le rôle du vétérinaire délégué
est donc extrêmement important : on peut même
dire qu'il est fondamental et que, suivant la manière
dont il sera rempli, notre loi sanitaire, qui est, en définitive, une œuvre consciencieusement étudiée, restera
lettre morte ou bien sera féconde en résultats utiles
pour l'agriculture et plus généralement pour le bien-
être de notre pays.

C'est en s'inspirant de ses connaissances médicales,
et en se pénétrant bien de l'esprit de notre législation
sanitaire, que l'homme de l'art sera à même de fournir
à l'autorité qui le consulte, des données précises,
sans lesquelles la loi serait frappée de stérilité.

*Effets de la déclaration d'infection.* — Ils sont énumérés dans l'article 22 du règlement.

Art. 22. — La déclaration d'infection entraîne l'application
des dispositions suivantes :

1° Mise en quarantaine des locaux, cours, enclos, herbages et pâtures déclarés infectés, impliquant défense d'y
introduire des bêtes bovines saines, sauf ce qui sera dit à
l'article 27 suivant.

Ainsi cette règle subit exception lorsque le repeuplement est effectué avec des animaux qui auraient
été inoculés avec succès de la péripneumonie « depuis
vingt et un jours au moins » (Art. 27, R.) attendu

qu'ils possèdent alors l'immunité et qu'ils ne peuvent plus servir d'aliment à la contagion.

2° Immédiatement après l'abatage des animaux malades, évacuation complète et désinfection de l'étable où a existé la maladie ; isolement et séquestration dans un autre local ou une autre pâture des animaux qui ont été exposés à la contagion ; marque de ces animaux.

La désinfection dont il est parlé ici doit se faire conformément aux règles prescrites par l'article 16 de l'arrêté ministériel du 12 mai 1883 dont voici la teneur :

Art. 16. — Dans le cas de péripneumonie contagieuse, la désinfection a lieu de la manière suivante :

Arrosage sur place avec un liquide désinfectant (Voy. p. 108) des litières et fumiers contenus dans l'étable et des restes de fourrages laissés dans les mangeoires et râteliers, puis enlèvement et enfouissement au tas de fumier commun ;

Lavage énergique avec un liquide désinfectant du sol, des murs, plafonds, mangeoires, râteliers, seaux, barbottoirs, etc.;

Grattage des mangeoires et râteliers, des séparations, du sol et des murs, etc. ;

Balayage avec un balai dur de toutes les surfaces et nouveau lavage ;

Fumigation au chlore ou à l'acide sulfureux prolongée pendant quarante-huit heures, puis ventilation pendant huit jours ;

Désinfection des ruisseaux, rigoles et conduits d'écoulement des purins aussi bien à l'extérieur qu'à l'intérieur des bâtiments de ferme ;

Destruction par le feu des éponges, licols, cordes d'attache de peu de valeur, flambage des chaînes d'attache, étrilles et objets en fer.

Quant à la marque, elle doit être appliquée sur la

joue gauche, comme le prescrit la circulaire ministérielle du 20 août 1882. Elle est faite avec des ciseaux, lorsque les animaux suspects doivent rester séquestrés ; mais il en est autrement quand ils sont vendus pour la boucherie : alors ils sont marqués au fer rouge. Indépendamment de l'isolement, de la désinfection et de la marque, l'article 22 du règlement prescrit encore les mesures suivantes :

3° Dénombrement de tous les autres animaux de l'espèce bovine qui se trouvent dans les locaux, cours, enclos, herbages et pâtures compris dans la déclaration d'infection ;

4° Visite et surveillance, par le vétérinaire délégué, des locaux, cours, enclos, herbages et pâtures de la ferme ou de l'établissement où la maladie a été constatée ;

5° Interdiction de vendre les animaux qui ont été exposés à la contagion ;

6° Interdiction, aux hommes chargés de la garde des animaux et des soins à leur donner, de tout contact avec d'autres animaux de l'espèce bovine et défense pour eux d'entrer dans des lieux renfermant des animaux de cette espèce ;

7° Obligation pour toute personne sortant d'un local infecté de se soumettre, notamment en ce qui concerne les chaussures, aux mesures de désinfection jugées nécessaires ;

8° Défense de faire sortir des locaux, cours, enclos, herbages et pâtures infectés, des objets ou matières pouvant servir de véhicules à la contagion, tels que : fourrages, pailles, litières, fumiers, harnais, couvertures, laines, peaux, poils, cornes, onglons, os, etc.;

9° Défense de déposer les fumiers sur la voie publique et d'y laisser écouler les parties liquides des déjections; obligation de traiter ces matières conformément aux prescriptions des arrêtés administratifs.

Telles sont les dispositions contenues dans l'article 22 du règlement d'administration publique, et qui dérivent de celles dont le législateur a posé le principe dans l'article 5 de la loi. Comme on le voit, toutes ces dispositions ont pour but de circonscrire, de limiter et de détruire le plus complètement possible le foyer contagieux. Toutefois, le but aurait été dépassé et l'application de la loi serait devenue vexatoire, si l'administration centrale n'avait en quelque sorte tempéré ces règles en y apportant certaines exceptions, sagement prévoyantes, qui concilient à la fois l'intérêt général et l'intérêt privé tout en offrant les garanties les plus sérieuses contre la contagion.

*Exceptions aux règles prescrites par l'article 22 du règlement d'administration publique. — Tolérance relative à la circulation du bétail et à la vente pour la boucherie. Formalités.* — L'article 23 du règlement d'administration publique stipule que :

Par exception aux dispositions de l'article 22, le préfet peut, sur l'avis du vétérinaire délégué qui indiquera les précautions à prendre:

1° Autoriser la circulation, dans le territoire de la commune où se trouve le périmètre déclaré infecté, des animaux de travail qui ont été exposés à la contagion, quand ceux-ci sont jugés indispensables pour la culture du sol et les transports ;

2° La même autorisation peut être accordée pour la conduite, dans un pâturage désigné, des animaux qui ont été exposés à la contagion ;

3° Le préfet peut également autoriser la vente pour la boucherie et le transport, pour cette destination, des animaux qui ont été exposés à la contagion.

Dans le cas de vente pour la boucherie, il est délivré un laissez-passer qui est rapporté au maire, dans le délai de cinq

jours avec un certificat attestant que les animaux ont été
abattus. Ce certificat est délivré par l'agent préposé à la police
de l'abattoir, ou par l'autorité locale dans les communes où il
n'existe pas d'abattoir.

Ces exceptions présentent toutes les garanties désirables, et l'administration s'est entourée des plus
grandes précautions, puisque, d'une part, elle établit
que lesdites exceptions ne peuvent être autorisées ou
tolérées que « sur l'avis du vétérinaire délégué, qui
indiquera les précautions à prendre » pour éviter la
contagion, et que, d'autre part, elle impose aux propriétaires certaines formalités tendant au même but.
Il est à remarquer que, dans le cas de vente des animaux suspects pour la boucherie, la circulaire ministérielle du 20 août 1882 prescrit de les marquer au fer
rouge. A cet effet, on imprimera sur la joue gauche les
lettres S. P. (suspect de péripneumonie), soit à l'aide d'un
outil semblable à celui dont on se sert pour marquer
les instruments aratoires ou les vases vinaires, soit avec
un cautère quelconque. Cette marque indélébile, qui ne
diminue pas la valeur de la peau, a pour but d'empêcher le propriétaire de vendre son animal pour une
autre destination que la boucherie. En outre, l'utilisation des débris cadavériques est soumise aux formalités
prescrites par l'article 26 du règlement.

Art. 26. — La chair des animaux abattus pour cause de
péripneumonie ne peut être livrée à la consommation publique
qu'en vertu d'une autorisation du maire, sur l'avis conforme
du vétérinaire délégué.

Les poumons sont détruits ou enfouis; l'utilisation des
peaux demeure permise après désinfection.

Cet article s'applique à la fois aux animaux malades

et suspects, car les uns et les autres sont sacrifiés
« pour cause de péripneumonie ». Mais il est clair que
quand on aura affaire à des animaux suspects en bon
état de chair, la vente de la viande devra toujours être
autorisée, puisque semblable autorisation peut être accordée pour les animaux malades. On conçoit encore
que les prescriptions relatives à l'enfouissement des
poumons et à la désinfection des peaux ne sont applicables qu'aux animaux malades ; toutefois l'administration centrale a été sagement prévoyante en n'établissant aucune distinction, car il est arrivé que des animaux réputés simplement suspects de péripneumonie
ont présenté à l'autopsie des lésions bien manifestes
de cette maladie. Il va de soi qu'en pareil cas, les poumons doivent être enfouis et les peaux désinfectées.
Quant à l'intervention du maire, elle ne sera pas nécessaire dans les communes où il existe un service d'inspection des viandes.

Il est à noter que le sacrifice pour la boucherie des
animaux contaminés étant un fait purement volontaire,
le propriétaire n'a droit à aucune indemnité. Ce n'est
que dans des circonstances tout à fait exceptionnelles,
dont le ministre est seul juge, comme par exemple
« l'apparition de la péripneumonie dans une contrée
jusque-là indemne, éloignée de tout foyer de contagion
et où son introduction serait due à un fait isolé et purement accidentel », que le ministre pourrait ordonner
l'abatage des animaux suspects. Mais cet ordre d'abatage, qui entraîne nécessairement le droit à l'indemnité, ne peut être donné que par le ministre de l'agriculture et non point par le préfet, qui ne peut prescrire
que l'abatage des animaux malades.

*Conséquences de l'inobservation des formalités.* — La

vente pour la boucherie, la seule que la loi tolère, est soumise, comme on l'a vu ci-dessus, à certaines formalités dont l'inobservation entraîne les conséquences stipulées par l'article 24 du règlement d'administration publique.

Art. 24. — La personne préposée à la conduite des animaux, dont la sortie ou la vente a été autorisée conformément à l'article 23, doit présenter à toute réquisition le laissez-passer prévu audit article. Faute par elle de présenter ledit laissez-passer, ou si le délai dans lequel les animaux devaient être abattus est expiré, il est dressé procès-verbal et les animaux sont mis en fourrière par l'ordre du maire de la localité sur le territoire de laquelle ils sont saisis. Si ces animaux sont reconnus atteints de la péripneumonie, ils sont abattus sur place par ordre du préfet. S'ils ont été dans la même étable ou dans le même troupeau ou en contact avec des animaux atteints de péripneumonie contagieuse, le ministre de l'agriculture en prescrit, s'il y a lieu, l'abatage, sans qu'il y ait droit à l'indemnité, conformément aux articles 9 et 22 de la loi sur la police sanitaire des animaux. Après examen, par un vétérinaire, de l'animal abattu, le propriétaire peut être autorisé à en disposer.

4° **Interdiction des foires et marchés.** — L'application de cette mesure doit être faite conformément aux dispositions de l'article 25 du règlement.

Art. 25. — Lorsque la péripneumonie prend un caractère envahissant, un arrêté du préfet enjoint à tous les propriétaires, détenteurs ou gardiens d'animaux de l'espèce bovine de déclarer à la mairie tout cas de maladie quelconque qui viendrait à se manifester sur ces animaux.

Le même arrêté interdit la tenue des foires et marchés, les concours agricoles, les réunions et rassemblements sur la voie publique ou dans les cours d'auberge, ayant pour but l'exposition ou la mise en vente des animaux de l'espèce bovine. Toutefois, les marchés intérieurs des villes ayant des abattoirs se tiennent comme à l'ordinaire. Mais les animaux qui y sont conduits et qui, à leur sortie, ne sont pas menés à l'abattoir, ne peuvent circuler qu'avec un laissez-passer indiquant leur destination et qui sera remis au maire de la commune où ils doivent séjourner.

Ce maire est prévenu directement par le service du marché, de façon à placer les animaux qui en proviennent sous l'application des mesures édictées par la loi et par le présent règlement pour les animaux suspects.

Le transport des animaux sera effectué conformément aux instructions données par le vétérinaire sanitaire du marché.

Les dispositions contenues dans cet article sont motivées par ce fait que, lorsque la péripneumonie se manifeste avec fréquence et sur des points rapprochés, il est permis de penser, en raison du çaractère contagieux de cette maladie, que toute la population bovine de la contrée a été soumise à son influence. Dès lors, il devient nécessaire d'exercer une surveillance active et étendue, tout en conciliant l'intérêt général avec l'intérêt privé.

5° **Repeuplement des étables**. — L'article 27 du règlement renferme à cet égard les dispositions suivantes :

Art. 27. — Après l'évacuation des animaux survivants et l'achèvement complet des travaux de désinfection, le repeuplement des locaux peut avoir lieu avec des animaux inoculés depuis vingt et un jours au moins.

6° **Levée de la déclaration d'infection. — Délai. — Conditions.** — Les conditions à observer pour la levée de la déclaration d'infection sont prescrites par l'articl 28 du règlement.

Art. 28. — La déclaration d'infection ne peut être levée par le préfet que lorsqu'il s'est écoulé un délai de trois mois au moins sans qu'il se soit produit un nouveau cas de péripneumonie, et après constatation de l'accomplissement de toutes les prescriptions relatives à l'inoculation et à la désinfection. Elle peut être levée après la désinfection, si tous les animaux qui se trouvaient dans les locaux, cours, enclos, herbages et pâtures déclarés infectés ont été abattus.

### § 4. — Mesures à prendre lorsque la péripneumonie contagieuse est constatée dans une foire ou un marché.

Ce cas a été prévu par l'article 84 du règlement d'administration publique, qui contient les dispositions suivantes.

Art. 84. — Lorsque la maladie constatée est la péripneumonie, tous les animaux malades sont mis en fourrière pour être abattus, soit dans la localité même, soit à l'abattoir le plus voisin.

Toutes les bêtes bovines appartenant au propriétaire des animaux malades et celles qui ont été en contact avec elles sont considérées comme suspectes ; elles ne peuvent être vendues que pour la boucherie. Toutefois, si les propriétaires préfèrent les conserver, elles sont reconduites dans leur étable et soumises aux prescriptions de la loi et du règlement d'administration publique.

Dans le cas de transfert à l'abattoir, les animaux sont préalablement marqués, et il est délivré par le maire un laissez-passer, comme il est dit à l'article 23. » (Voir p. 207.)

### § 5. — Dispersion des cas de péripneumonie contagieuse. — Pouvoirs qui peuvent être conférés aux vétérinaires sanitaires. — Règles à observer pour la contre-visite.

Si le nombre et la dispersion des cas de péripneumonie contagieuse rendaient la mission dévolue au service sanitaire trop lourde pour une seule personne, le préfet a le droit, après autorisation préalable du ministre de l'agriculture, comme l'établit l'article 97 du règlement d'administration publique, « de déléguer à plusieurs vétérinaires sanitaires les attributions et les pouvoirs conférés au vétérinaire délégué, chef du service départemental. »

« Toutefois, ce vétérinaire ne pourra pas réunir dans sa circonscription sanitaire les fonctions de vétérinaire sanitaire et celles de vétérinaire délégué, en ce qui concerne la péripneumonie contagieuse. Il en sera de même, d'ailleurs, du vétérinaire délégué, chef du service sanitaire du département, s'il a en même temps une circonscription sanitaire. Le législateur ayant exigé pour la constatation de la péripneumonie et les autopsies la présence de deux vétérinaires, lorsqu'un vétérinaire délégué constatera dans sa circonscription un cas de péripneumonie, la contre-visite sera faite par le vétérinaire le plus voisin, auquel le préfet pourra donner un mandat spécial. » (Circ. minist. du 20 août 1882.)

### ARTICLE II. — POLICE SANITAIRE A LA FRONTIÈRE.

Le paragraphe 1er de l'article 70 du règlement d'administration publique fait connaître les mesures sanitaires qu'il convient d'appliquer.

Art. 70, § 1er. — Lorsque la péripneumonie contagieuse est constatée dans un troupeau à la frontière de terre ou dans un arrivage maritime, tout animal malade est abattu sur place ; ceux qui ont été exposés à la contagion sont repoussés hors du territoire, après avoir été marqués, à moins que le propriétaire ne consente à ce qu'ils soient livrés immédiatement à la boucherie sous les conditions prescrites par l'agent sanitaire.

Ces conditions ne sont autres que celles qui sont stipulées dans l'article 23 du règlement d'administration publique, et que nous avons examinées à la page 207.

Ajoutons que, par application de l'article 26 de la loi et 73 du règlement d'administration publique, le Gouvernement peut interdire momentanément l'entrée en France des animaux de l'espèce bovine lorsque la péripneumonie règne dans le voisinage de la frontière. C'est ainsi que, par arrêté ministériel en date du 16 mars 1883, rendu sur la proposition de M. le préfet de la Haute-Garonne à la suite d'un rapport que nous lui avons adressé le 9 mars, le bureau de douane de Fos a été fermé à l'importation des animaux de l'espèce bovine, en raison d'une épizootie de péripneumonie contagieuse, qui sévissait dans le val d'Aran (Espagne). L'épizootie ayant cessé, cet arrêté a été rapporté le 22 octobre 1883, par un acte de même nature, qui a rouvert le bureau précité à l'introduction du gros bétail.

## SECTION III. — FIÈVRE APHTEUSE

La fièvre aphteuse est une maladie réputée bénigne. En fait, il est certain que, par une bonne hygiène et quelques moyens médicaux d'ailleurs fort simples, on abrège la durée de la maladie et l'on en obtient promptement la guérison. Mais il est non moins vrai que la douleur dont elle s'accompagne entretient la fièvre et détermine ainsi l'amaigrissement des animaux, la diminution du lait. En outre, lorsque la maladie se déclare sur des bêtes de travail, on est obligé de les laisser en repos, quelquefois pendant plusieurs mois, notamment lorsqu'il existe des complications dans la région digitée, d'où procède une boiterie plus ou moins forte. Ajoutons que les avortements ne sont pas rares pendant le cours de la fièvre aphteuse. On a constaté également que les jeunes animaux sont fréquemment atteints d'une forme grave et mortelle de la fièvre aphteuse. En tenant compte de ces diverses données, on voit que, contrairement à l'opinion admise, cette affection n'est pas une de celles dont les conséquences sont insignifiantes. Si l'on considère, d'autre part, la facilité avec laquelle elle se communique et se disperse par les nombreuses voies ouvertes à la contagion, notamment les transactions commerciales et le commerce du bétail, on sera conduit à lui appliquer des mesures sanitaires, afin de limiter ou de prévenir sa facile propagation.

Pour ces motifs, le législateur a placé la fièvre aphteuse au nombre des maladies qui donnent lieu à l'application de la loi du 21 juillet 1881, et il a décidé que les mesures prescrites par cette loi seraient applicables, non seulement aux animaux de l'espèce bovine, mais encore à ceux des espèces ovine, caprine et porcine, attendu qu'ils peuvent être atteints de cette maladie et la propager.

ARTICLE 1ᵉʳ. — POLICE SANITAIRE A L'INTÉRIEUR.

### § 1ᵉʳ. — Arrêté préfectoral portant déclaration d'infection.

Cet arrêté procède des dispositions de l'article 29 du règlement.

Art. 29. — Lorsque la fièvre aphteuse est constatée dans une commune, le préfet prend un arrêté portant déclaration d'infection des locaux, cours, enclos, herbages et pâtures dans lesquels se trouvent les animaux malades et déterminant le périmètre dans lequel l'arrêté sera applicable. Cet arrêté est notifié aux maires de la commune et des communes limitrophes. Il est publié et affiché.

La détermination du périmètre de la zone d'infection est faite d'après les données contenues dans le rapport du vétérinaire délégué. Il est clair que, si la fièvre aphteuse n'existe que dans une seule étable et que celle-ci soit isolée, il suffira que l'arrêté préfectoral la déclare infectée, sans qu'il soit nécessaire d'étendre les effets ou les conséquences de cette déclaration aux étables les moins éloignées, en admettant, bien entendu, que lesdites étables ne renferment point d'animaux malades ou seulement suspects. Il en serait autrement, si des étables appartenant à diverses personnes avaient une cour commune et que la fièvre aphteuse vînt à se manifester sur les animaux de l'une de ces étables ; dans ce cas, toutes ces habitations devront être comprises dans la déclaration d'infection. De même encore si la fièvre aphteuse était constatée sur quelque animal d'un pâturage commun, celui-ci devrait être déclaré infecté tout entier avec les animaux qui s'y trouvent.

*Effets de l'arrêté préfectoral portant déclaration d'infection.* — La déclaration d'infection entraîne, dit l'article 30 du règlement d'administration publique, l'application des dispositions suivantes :

Art. 30. — 1° Mise en quarantaine des locaux, cours, enclos, herbages et pâtures déclarés infectés, impliquant défense d'y introduire des animaux sains des espèces bovine,

ovine, caprine et porcine ; dénombrement et marque de ceux qui s'y trouvent.

Dans le cas de fièvre aphteuse, il suffit de marquer les animaux, par quelques coups de ciseaux sur la *joue gauche*, comme le prescrit d'une manière générale la circulaire ministérielle du 20 août 1882.

Par exception, s'il est nécessaire de conduire les animaux malades ou suspects au pâturage, la route qu'ils doivent suivre est déterminée par un arrêté du maire ; cette route est marquée par des poteaux indicateurs, ainsi que les limites du pâturage dans lequel les animaux doivent être cantonnés ; après la marque, les animaux de travail qui ont été exposés à la contagion peuvent être utilisés sous les conditions déterminées par le maire, après avis du vétérinaire sanitaire de la circonscription. Il est délivré par le maire un laissez-passer indiquant les limites dans lesquelles la circulation desdits animaux est autorisée ;

2° Avertissement de l'existence de la fièvre aphteuse par un écriteau placé à l'entrée principale de la ferme et des locaux, cours, enclos, herbages et pâtures infectés ;

3° Visite et surveillance, par le vétérinaire sanitaire, des locaux, cours, enclos, herbages et pâtures de la ferme ou de l'établissement où la maladie a été constatée ;

4° Détermination des routes, chemins et sentiers fermés à la circulation des animaux susceptibles de contracter la fièvre aphteuse ;

5° Défense de faire sortir des locaux infectés des objets ou matières pouvant servir de véhicules à la contagion, tels que pailles, fourrages, litières, fumiers, couvertures, harnais, etc. ;

6° Interdiction de déposer les fumiers sur la voie publique et d'y laisser écouler les parties liquides des déjections ; obligation de traiter ces matières conformément aux prescriptions des arrêtés administratifs ;

7° Interdiction de laisser pénétrer dans les locaux infectés, les bouchers, marchands de bestiaux, et toute personne non préposée aux soins à donner aux animaux;

8° Obligation pour toute personne sortant d'un local infecté de se soumettre, notamment en ce qui concerne les chaussures, aux mesures de désinfection jugées nécessaires;

9° Interdiction de vendre les animaux malades, si ce n'est pour la boucherie, auquel cas ils doivent être conduits directement à l'abattoir, par des voies indiquées à l'avance.

La même interdiction s'applique, pendant un délai de quinze jours, à ceux qui ont été exposés à la contagion.

Dans le cas de vente pour la boucherie, il est délivré un laissez-passer qui est rapporté au maire dans le délai de cinq jours, avec un certificat attestant que les animaux ont été abattus. Ce certificat est délivré par l'agent préposé à la police de l'abattoir, ou par l'autorité locale dans les communes où il n'existe pas d'abattoir.

Les animaux transportés en vue de la boucherie doivent avoir les pieds tamponnés; ils ne peuvent être transportés qu'en voiture ou par chemin de fer.

Telles sont les dispositions de l'article 30 du règlement complémentaire de notre loi sanitaire. On voit qu'elles tendent toutes à limiter le foyer contagieux tout en conciliant l'intérêt général et l'intérêt privé, et il appartient aux vétérinaires délégués d'éclairer l'autorité locale sur la marche à suivre pour atteindre ce double but. Ainsi conseillée l'autorité sera à même de faire une application de la loi conforme de tout point aux données de la science, c'est-à-dire aux propriétés contagieuses de la fièvre aphteuse et aux dommages qui peuvent en résulter, eu égard au cas particulier en présence duquel on se trouve.

## § 2. — Usage de la viande et du lait.

La chair des bêtes affectées de fièvre aphteuse n'est
point insalubre, et à plus forte raison en est-il de même
de celle des animaux suspects. Elle peut donc être
livrée à la consommation, en admettant que les animaux
ne soient point morts de la maladie, mais qu'ils aient
été abattus et convenablement saignés et que la viande
soit jugée bonne par l'inspecteur préposé au service de
l'abattoir. Quel que soit l'usage de la viande des animaux abattus pour cause de fièvre aphteuse, le propriétaire est tenu de rapporter au maire de sa commune un certificat attestant que les animaux ont été
abattus, afin qu'ils ne puissent être vendus pour une
autre destination que la boucherie.

Le lait des vaches atteintes de fièvre aphteuse peut
être utilisé sans danger pour l'alimentation des veaux,
en ayant soin de le faire bouillir avant de l'administrer
à ces animaux, sinon il leur communiquerait la maladie. Cette précaution est d'autant plus importante
que, chez les veaux, la fièvre aphteuse est fréquemment
mortelle.

On a également signalé dans l'espèce humaine des
cas de transmission de la fièvre aphteuse par l'usage
du lait non bouilli. Il est donc indispensable de
soumettre ce liquide à l'ébullition lorsqu'il est destiné à l'alimentation de l'homme. On peut en tolérer la vente, à la condition toutefois d'en indiquer
la provenance. Mais ce moyen est peu pratique
et ne doit pas inspirer beaucoup de confiance, car il
sera bien difficile de faire avouer aux marchands
que le lait qu'ils vendent provient de vaches affectées

de fièvre aphteuse. Une seule chose est à faire, lorsqu'une épizootie de fièvre aphteuse règne sur des vaches laitières, c'est d'informer le public, par tel moyen que l'autorité administrative jugera convenable, de l'existence de cette maladie, de sa transmission par le lait et de la nécessité de soumettre ce liquide à l'ébullition pour éviter tout danger.

### § 3. — Interdiction des foires et marchés.

Cette interdiction peut être prononcée par arrêté préfectoral « lorsque la fièvre aphteuse prend un caractère envahissant », c'est-à-dire lorsqu'elle menace d'attaquer tout le bétail d'une contrée. Dans ce cas, qui a été prévu par l'article 31 du règlement d'administration publique, le préfet interdit, par voie d'arrêté, « la tenue des foires et marchés, les réunions ou rassemblements sur la voie publique ou dans les cours d'auberge, ayant pour but l'exposition ou la mise en vente des animaux des espèces bovine, ovine, caprine et porcine. »

Cette grave mesure est tempérée par une exception applicable à la vente pour la boucherie, dans les villes ayant des abattoirs. Les animaux malades et suspects peuvent être conduits sur les marchés intérieurs de ces villes, en observant toutes les formalités prescrites par l'article 30 du règlement d'administration publique, c'est-à-dire que les personnes chargées de conduire ces animaux seront tenues de se munir d'un laissez-passer qui sera rapporté au maire, dans le délai de cinq jours, avec un certificat attestant que les animaux ont été abattus. Ce certificat sera délivré par l'agent préposé à la police de l'abattoir.

Par application de ces dispositions et en raison d'une

épizootie de fièvre aphteuse qui sévissait, dans le département de l'Aube, en septembre 1883, le préfet de ce département a pris un arrêté interdisant, jusqu'à décision contraire, les foires et marchés concernant les animaux des espèces bovine, ovine, caprine et porcine.

### § 4. — Règles à observer pour la levée de la déclaration d'infection.

Ces règles sont contenues dans l'article 32 du règlement d'administration publique.

Art. 32. — La déclaration d'infection ne peut être levée par le préfet que lorsqu'il s'est écoulé quinze jours sans qu'il se soit produit un nouveau cas de fièvre aphteuse, et après constatation, par le vétérinaire délégué, de l'accomplissement de toutes les prescriptions relatives à la désinfection.

La durée de ce délai a été calculée d'après la plus longue période d'incubation de la fièvre aphteuse.

### § 5. — Désinfection.

Dans le cas de fièvre aphteuse, la désinfection a lieu de la manière suivante :

1° Arrosage sur place, avec un liquide désinfectant, des litières et fumiers contenus dans l'étable et des restes de fourrages laissés dans les mangeoires et râteliers, puis enlèvement et enfouissement au tas de fumier commun ;

2° Lavage énergique, avec un liquide désinfectant, du sol, des murs jusqu'à une hauteur de 2$^m$,50, des mangeoires, râteliers, séparations, seaux, barbottoirs et de tous les objets qui ont pu être souillés par la bave des animaux malades ou la sérosité qui s'écoule des vésicules de leurs pieds ;

Grattage des mangeoires et râteliers, des séparations, du sol et des murs ;

Balayage avec un balai dur de toutes les surfaces et nouveau lavage ;

3° Fumigation au chlore ou à l'acide sulfureux prolongée pendant quarante-huit heures, puis ventilation pendant huit jours ;

4° Désinfection des ruisseaux, rigoles et conduits d'écoulement des purins, aussi bien à l'extérieur qu'à l'intérieur des bâtiments de ferme;

5° Saupoudrage du sol avec du chlorure de chaux.

(Art. 20 de l'arrêté ministériel du 12 mai 1883.)

### § 6. — Mesures à prendre lorsque la fièvre aphteuse est constatée dans une foire ou un marché.

Lorsque la fièvre aphteuse est constatée dans une foire ou un marché, on applique les mesures prescrites par l'article 85 du règlement.

Art. 85. — Les animaux malades sont mis en fourrière et séquestrés jusqu'à complète guérison. Pendant la durée de la séquestration, le propriétaire peut faire abattre ses animaux, soit dans la localité même, soit à l'abattoir le plus voisin.

Dans le cas de transfert à l'abattoir, les animaux sont préalablement marqués, et il est délivré un laissez-passer, comme il est dit à l'article 30 (voy. p. 218).

Ceux qui ont été en contact avec les bêtes reconnues malades sont signalés aux maires des communes où ils sont envoyés.

### ARTICLE II. — POLICE SANITAIRE A LA FRONTIÈRE.

Lorsque la fièvre aphteuse est constatée à la frontière, « les animaux malades et ceux qui ont été exposés à la contagion sont repoussés après avoir été marqués. Si l'arrivage a lieu par mer, les animaux doivent être envoyés immédiatement à la boucherie. S'il s'agit d'animaux reproducteurs ou de vaches laitières, la mise en quarantaine peut être autorisée. » (Art. 70, n° 3, R.)

La mise en quarantaine dont il est parlé ici consiste dans la séquestration des animaux malades jusqu'à la guérison et l'isolement des animaux suspects pendant une période de quinze jours. Une fois ce temps écoulé, si les animaux suspects n'ont présenté aucun signe de maladie, ils peuvent circuler librement; dans le cas contraire, ils sont séquestrés jusqu'à guérison.

## SECTION IV. — CLAVELÉE

La clavelée est une maladie éruptive du mouton et de la chèvre, comparable à la variole humaine sous le rapport de ses caractères et surtout de ses propriétés contagieuses. C'est une maladie qui se communique avec une très grande facilité. Il suffit d'un seul mouton claveleux dans un troupeau pour que ce troupeau tout entier soit considéré comme suspect. Les voies ouvertes à la contagion sont nombreuses : parcours des routes, promiscuité des pâturages, cohabitation dans une même bergerie, transport par les wagons de chemins de fer, par les bateaux, etc. D'autre part, la clavelée est une maladie qui peut déterminer parfois une mortalité de 35 à 40 p. 100; en outre, elle cause de grandes pertes par la dépréciation des animaux, au triple point de vue de l'engraissement, de la production de la laine et de celle du lait.

Pour ces motifs, le législateur l'a placée dans la nomenclature des maladies réputées contagieuses par la loi du 21 juillet 1881.

ARTICLE I<sup>er</sup>. — POLICE SANITAIRE A L'INTÉRIEUR.

### § 1<sup>er</sup>. — **Arrêté préfectoral portant déclaration d'infection.**

Cet arrêté procède des dispositions de l'article 33 du règlement.

Art. 33. — Lorsque la clavelée est constatée dans une commune, le préfet prend un arrêté portant déclaration d'infection des locaux, cours, enclos, herbages et pâtures dans lesquels se trouvent les animaux malades.

Cet arrêté est notifié aux maires de la commune et des communes limitrophes. Il est publié et affiché.

Cet arrêté préfectoral est la conséquence du rapport du vétérinaire sanitaire de la circonscription dans l'étendue de laquelle la clavelée a été constatée. C'est dans ce rapport que l'autorité puisera les renseignements nécessaires pour déterminer, avec précision, l'étendue de la zone déclarée infectée. A cet égard, il faut bien remarquer que, en raison de la très grande facilité avec laquelle la clavelée se communique, on doit considérer comme suspectes toutes les bêtes à laine qui composent un troupeau lorsque la clavelée s'est montrée sur quelques-unes d'entre elles et même sur une seule, comme d'ailleurs le législateur l'a constamment admis. Par conséquent, un seul cas de clavelée constaté dans un troupeau suffit pour qu'il soit suspect et que les prescriptions contenues dans l'arrêté préfectoral portant déclaration d'infection lui soient appliquées. Ces prescriptions doivent également s'étendre à tous les animaux des espèces ovine et câprine, qui ont pu avoir été en contact soit dans les pâturages communs, soit sur les routes, chemins ou sentiers avec des animaux malades ou suspects.

*Effets de l'arrêté préfectoral portant déclaration d'infection.* Ils sont énumérés dans l'article 34 du règlement.

Art. 34. — La déclaration d'infection entraîne l'application des dispositions suivantes :

1° Mise en quarantaine des locaux, cours, enclos, herbages et pâtures déclarés infectés, impliquant défense d'y introduire des moutons et des chèvres en état de santé ; dénombrement et marque des bêtes ovines et caprines qui s'y trouvent ; marque de celles qui ne sont pas soumises immédiatement à la clavelisation.

Par exception, s'il est nécessaire de conduire les animaux au pâturage, la route qu'ils doivent suivre est déterminée par un arrêté du maire ; cette route est marquée par des poteaux indicateurs, ainsi que les limites du pâturage dans lequel les animaux doivent être cantonnés ;

2° Avertissement de l'existence de la clavelée par un écriteau placé à l'entrée principale de la ferme et sur les locaux infectés ;

3° Détermination des routes, chemins et sentiers fermés à la circulation des bêtes ovines et caprines ; .

4° Visite et surveillance, par le vétérinaire sanitaire, des locaux, cours, enclos, herbages et pâtures de la ferme où la maladie a été constatée ;

5° Interdiction de vendre des animaux malades. Si les animaux guéris ont été séparés du reste du troupeau, les effets de l'interdiction qui pèse sur eux cessent vingt jours après leur guérison ;

6° Interdiction de vendre, si ce n'est pour la boucherie, les animaux qui ont été exposés à la contagion.

Dans le cas de vente pour la boucherie, il est délivré un laissez-passer qui est rapporté au maire, dans le délai de cinq jours, avec un certificat attestant que les animaux ont été abattus. Ce certificat est délivré par l'agent préposé à la police de l'abattoir, ou par l'autorité locale dans les communes où il n'existe pas d'abattoir.

7° Les peaux provenant des animaux claveleux, morts ou abattus, peuvent être livrées au commerce sous la condition d'avoir été lavées et séchées.

On voit que toutes ces prescriptions tendent à prévenir l'extension de la contagion, qui est fort à craindre avec une maladie comme la clavelée. Ainsi la défense relative à l'introduction de moutons et de chèvres en état de santé dans les locaux déclarés infectés, a pour but d'abréger la durée de l'épizootie en s'opposant à la transmission de la clavelée à de nouveaux animaux, c'est-à-dire en ne fournissant pas au foyer contagieux, de nouveaux sujets qui l'alimenteraient sans cesse et le constitueraient ainsi en permanence dans une localité.

Le dénombrement et la marque prescrits par l'article 34 du règlement d'administration publique préviennent les détournements ou ventes clandestines dont les animaux peuvent être l'objet. La marque la plus simple, et par conséquent la plus pratique, est celle que l'on effectue en appliquant une matière colorante sur le dos des bêtes à laine. Toutes celles qui ne sont pas clavelisées sur-le-champ doivent être marquées immédiatement. On conçoit aisément que les suites de la clavelisation permettront toujours de reconnaître les bêtes qui auront subi cette opération.

Le mode d'isolement, prescrit en principe par l'article que nous examinons, est la séquestration dans la bergerie ; ce n'est que « par exception » que le cantonnement peut être autorisé. Si les ressources fourragères du propriétaire étaient insuffisantes pour lui permettre de nourrir son troupeau à la bergerie, l'exception prévue par notre article serait justifiée. Dans ce cas, sur la demande du propriétaire et après avis du vétérinaire sanitaire, le maire de la commune déclarée infectée prendrait un arrêté conformément à l'article 34 du règlement d'administration publique.

Cet article impose également au vétérinaire sanitaire l'obligation de visiter et surveiller les lieux dans lesquels la maladie a été constatée. En pratique, cette surveillance sera faite principalement par le garde champêtre.

Le paragraphe 5 de l'article 34 interdit de vendre des animaux malades, afin de prévenir la contagion. Cette interdiction s'applique même à la vente des animaux pour la boucherie. Lorsque les animaux sont guéris, les effets de cette interdiction cessent « vingt jours après leur guérison », à la condition qu'ils aient été préalablement séparés du troupeau malade immédiatement après leur guérison.

Cette interdiction s'applique aux animaux suspects; toutefois ceux-ci peuvent être vendus pour la boucherie, car leur chair n'est nullement altérée et il suffit de surveiller la vente pour cette destination, afin de prévenir la contagion. Dans ce but, l'article précité édicte des formalités qui présentent les plus sérieuses garanties.

*Règles à observer pour la levée de la déclaration d'infection.* — Elles sont contenues dans l'article 38 du règlement d'administration publique qui attribue au préfet le droit de lever la déclaration d'infection, par un arrêté spécial, si les deux conditions suivantes sont remplies.

1° Il faut qu'un délai de trente jours au moins se

soit écoulé, sans qu'il se soit produit un nouveau cas de clavelée, attendu que quand cette maladie se déclare dans un troupeau, elle n'attaque pas tous les animaux en même temps et sa marche présente souvent des intermittences d'un mois et plus ;

2° Il faut que toutes les prescriptions relatives à la désinfection aient été accomplies.

Ces règles subissent exception et la déclaration d'infection peut être levée « immédiatement après la désinfection, si tous les animaux qui se trouvaient dans les locaux, cours, enclos, herbages et pâtures déclarés infectés ont été abattus. » (Art. 38, R.)

*Désinfection.* — La manière de procéder à la désinfection, dans le cas de clavelée, est prescrite par les articles 17 et 18 de l'arrêté du 12 mai 1883.

Art. 17. — 1° Arrosage sur place avec un liquide désinfectant des litières et fumiers contenus dans l'étable et des restes de fourrages laissés dans les mangeoires et râteliers, puis enlèvement et enfouissement au tas de fumier commun ;

2° Lavage énergique avec un liquide désinfectant du sol, des murs, plafonds, mangeoires, râteliers, seaux, barbottoirs, etc. ;

Grattage des mangeoires et râteliers, des séparations, du sol et des murs, etc. ;

Balayage avec un balai dur de toutes les surfaces et nouveau lavage ;

3° Fumigation au chlore ou à l'acide sulfureux prolongée pendant quarante-huit heures, puis ventilation pendant huit jours.

Art. 18. — Lorsque la saison le permet, les moutons guéris sont tondus et les toisons lavées immédiatement dans une eau de savon.

Si la tonte ne peut avoir lieu, il est procédé à un lavage à dos dans un baquet avec une eau de savon.

Les eaux de lavage sont désinfectées par l'addition d'une proportion convenable d'acide phénique ou de sulfate de zinc.

### § 2. — Clavelisation.

On désigne sous le nom de *clavelisation* une opération qui consiste à inoculer directement le virus claveleux aux animaux des espèces ovine et caprine afin de les préserver de la contagion naturelle. La clavelisation est à la clavelée ce que la variolisation est à la variole de l'espèce humaine ; elle crée des foyers contagieux et il ne faut pas l'employer sans discernement. Aussi notre loi sanitaire interdit-elle de pratiquer la clavelisation « sans autorisation du préfet. » (Art. 11.)

*Indications. — Contre-indications.* — La clavelisation est un moyen de précipiter la marche de la clavelée et d'abréger sa durée. Ainsi, lorsque cette maladie se déclare dans un troupeau et qu'on l'abandonne à sa marche naturelle, elle peut durer plusieurs mois, car elle n'attaque pas en même temps toutes les bêtes du troupeau. Elle se montre d'abord chez quelques-unes d'entre elles, sur lesquelles elle parcourt toutes ses périodes en un mois ou un mois et demi ; puis, à ce moment, elle se déclare sur d'autres bêtes, et ainsi de suite. Sa durée totale peut être de quatre ou cinq mois et même plus. Pendant cette longue période, le propriétaire est obligé d'isoler son troupeau et de le nourrir à la bergerie, ce qui est très onéreux pour lui.

D'autre part, l'observation a démontré que, quand la clavelée se déclare sous l'influence de la contagion naturelle, elle est généralement plus grave que lorsqu'elle résulte de l'inoculation d'un virus claveleux ou *claveau* convenablement choisi. Ainsi, dans le premier cas, la mortalité peut s'élever à 35 et même 40 p. 100, tandis que, dans le second cas, elle peut être nulle ou réduite à 4 ou 5 p. 100. En outre, parmi les bêtes qui se rétablissent après avoir éprouvé les atteintes de la clavelée, il en est qui restent maigres et souffreteuses pendant longtemps, qui perdent leur laine, etc., de telle sorte que le propriétaire du troupeau subit en définitive les pertes les plus sérieuses. Ce sont principalement les animaux jeunes, les agneaux de lait, les moutons gras, les brebis nourrices ou celles qui sont sur le point de mettre bas, qui paient le plus large tribut à la mortalité produite par la clavelée et aux suites souvent désastreuses de cette maladie.

Pour ces divers motifs, la clavelisation a été recommandée, car les suites en sont généralement plus simples que celles de la clavelée développée dans les conditions naturelles de la contagion. Or, la clavelisation est dite de *nécessité* ou de *précaution* suivant les circonstances dans lesquelles on la pratique. La clavelisation de nécessité est celle que l'on effectue dans un troupeau quand la clavelée y règne et que l'on veut en accélérer la marche, soit pour épargner les ressources fourragères, soit encore pour ne pas avoir à craindre le développement de la maladie au moment de l'agnelage. La clavelisation de précaution est celle qui consiste à inoculer préventivement un troupeau encore indemne de clavelée, mais pour lequel on craint l'apparition de cette maladie, qui existe dans le voisinage. Toutefois, cette opération ne doit être effectuée qu'autant que le danger de contagion est réel, certain, imminent, nous allons même dire inévitable, attendu d'une part, qu'en multipliant les foyers contagieux, on augmente les chances de dispersion de la maladie, et, d'autre part, que la clavelisation n'est pas toujours bénigne, notamment dans le midi de la France, où les pertes consécutives à cette opération ont été parfois aussi élevées que celles résultant du développement naturel de la maladie.

Aussi le législateur a-t-il décidé que la clavelisation ne serait pratiquée qu'autant que l'autorité, convenablement renseignée par le vétérinaire délégué, serait à même de statuer sur son opportunité et de délivrer, s'il y a lieu, l'autorisation exigée par l'article 11 de la loi du 21 juillet 1881.

*Délivrance de l'autorisation de claveliser.* — Lorsqu'un propriétaire se propose de faire claveliser son troupeau, il doit en faire la demande à l'autorité préfectorale en exposant les motifs à l'appui. A ce sujet, la circulaire ministérielle du 20 août 1882 fait connaître aux préfets la marche à suivre en pareille circonstance. En règle générale, dit le ministre en s'adressant à ces fonctionnaires, « vous pourrez accorder immédiatement cette autorisation lorsqu'il s'agira d'un troupeau déjà infecté de la clavelée et pour lequel l'arrêté de déclaration d'infection aura été pris (Règlement, art. 33). Mais si le troupeau n'est pas atteint de la maladie, vous devez consulter mon administration en me transmettant un rapport motivé du vétérinaire délégué. »

C'est par voie d'arrêté que le préfet autorise la clavelisation. Il est à remarquer que, conformément aux dispositions de l'article 12, qui interdit l'exercice de la médecine vétérinaire dans les maladies contagieuses à quiconque n'est pas pourvu du diplôme de vétérinaire, la clavelisation ne doit pas être pratiquée par des bergers ou autres empiriques, mais bien par un vétérinaire, que le propriétaire doit faire appeler, au moins dans les départements où l'article 12 est applicable actuellement. (Voy. p. 54.)

*Choix du virus.* — Il importe au plus haut point de choisir convenablement le virus claveleux que l'on se propose d'inoculer, afin de simplifier les suites de l'opération et de prévenir toute mortalité. Dans ce but, on a recommandé de puiser le claveau chez un antenais vigoureux, sans être gras toutefois, et présentant une éruption très bénigne. En outre, on estime qu'il est préférable de se servir du virus qui est sécrété par une pustule provenant de la clavelée inoculée plutôt que de la clavelée naturelle. Il faut également choisir une pustule bien caractérisée, c'est-à-dire aplatie, discoïde, modérément en saillie sur la peau, sans infiltration inflammatoire périphérique trop. prononcée, nettement délimitée par une sorte de bourrelet blanchâtre, circonscrit en dedans par un liseré rose dont la teinte se dégrade insensiblement jusqu'au centre de la pustule, qui est légèrement déprimé. Lorsque la pustule présente cet aspect, elle date de huit jours environ ; le claveau qu'elle renferme ne peut être obtenu qu'en l'incisant ; il est alors sanguinolent. En cet état, il peut être inoculé sans danger suivant certains praticiens, qui affirment même qu'avec la sérosité obtenue en incisant une pustule parvenue au huitième ou neuvième jour, on peut claveliser 3 ou 400 bêtes ; tandis que d'autres, ayant observé des accidents très graves et constaté une forte mortalité par suite de l'inoculation de claveau sanguinolent, en proscrivent absolument l'emploi. Ces derniers estiment qu'il convient de ne puiser le claveau que dans une pustule arrivée à complète maturité, c'est-à-dire vers le douzième ou même le quatorzième jour qui suit l'inoculation, de manière à obtenir un claveau clair et bien exempt de sang.

On a encore conseillé de cultiver le claveau par des inoculations successives chez plusieurs moutons jusqu'à ce que l'on n'obtienne plus qu'une pustule au point inoculé, sans aucune éruption secondaire. Ce procédé de culture, qui a été employé en Autriche, d'après les conseils de Pessina, ne laisse pas que d'être d'une application assez difficile dans les conditions ordinaires de la pratique ; aussi paraît-il abandonné dans le pays même où il avait été tout d'abord appliqué et il n'est pas à notre connaissance qu'il ait été employé en France, au moins d'une manière suivie.

Malgré toutes les précautions concernant le choix du sujet clavelifère, celui de la pustule et par conséquent celui du virus, la clavelisation est parfois tout aussi meurtrière que la clavelée elle-même, du moins dans le midi de la France, de telle sorte que, dans beaucoup de localités de cette région, on a renoncé à son emploi. Or, il résulte d'expériences passablement nombreuses que nous avons faites à l'École vétérinaire de Toulouse que la virulence du claveau éprouve une atténuation manifeste par la dilution et surtout par l'action du temps.

Le claveau conservé en tubes capillaires pendant huit et neuf mois est bien moins actif que celui qui est employé à l'état frais. En le diluant dans l'eau distillée au 1/100 et même au 1/160 et l'injectant ainsi sous la peau de la queue au moyen de la seringue Pravaz et à la dose de 8 centigrammes pour un agneau de 5 à 6 mois ou un antenais en médiocre état d'embonpoint, on obtient une seule et belle pustule mère, qui fournit en abondance un excellent virus, avec lequel on peut claveliser sans danger tout un troupeau.

*Manuel opératoire.* — Plusieurs procédés ont été recommandés pour claveliser : incision de la peau, grattage de l'épiderme, séton, piqûres sous-épidermiques, ingestion gastrique, injection sous-cutanée de claveau dilué. Mais, en pratique, ils se réduisent à un seul, l'inoculation par piqûre sous-épidermique.

La région dans laquelle on inocule le claveau varie suivant les opérateurs. Primitivement, on en distinguait trois : la face interne des cuisses, la face interne des oreilles et la face inférieure de la queue. Mais on a constaté que les accidents étaient plus nombreux dans la première de ces régions que dans les deux autres. Aussi ne clavelise-t-on plus aujourd'hui qu'à la queue ou à l'oreille.

L'instrument employé diffère aussi selon les praticiens ; il en est qui se servent de l'aiguille cannelée ; d'autres de la lancette. Toutefois ce dernier instrument paraît être le plus employé.

Avant de procéder à l'opération, il importe de diviser la bergerie en deux compartiments, au moyen d'une claie, de manière à faire passer les moutons un à un et à séparer les bêtes clavelisées de celles qui ne le sont pas. L'opérateur se place entre les deux compartiments et fixe sur une botte de paille placée près de lui le mouton porteur de la pustule mère, qui fournit le claveau. Pour obtenir ce virus, tantôt on incise cette pustule, tantôt on se contente de la décoiffer, cela dépend de son état de maturité. Lorsque la pustule mère résulte d'une injection sous-cutanée de claveau dilué, faite depuis dix jours, on obtient, en l'incisant, une abondante source de virus dont les effets sont bénins. Si la pustule est arrivée au quatorzième jour, elle est recouverte d'une croûte noirâtre et épaisse au-dessous de laquelle le derme sécrète abondamment un claveau opalescent, très actif, dont l'inoculation est souvent suivie d'éruption générale. Il est donc préférable, selon nous; de puiser le claveau dans une pustule jeune, préalablement incisée.

L'opérateur, après avoir chargé sa lancette, procède à la clavelisation en pratiquant une piqûre sous-épidermique soit à la face inférieure de la queue, soit à la face interne de l'une ou l'autre oreille. Le mode de contention du mouton à claveliser est fort simple. Ainsi, quand on inocule à la face inférieure de la queue, un aide maintient l'animal debout, tandis que l'opérateur saisit la queue d'une main et la renverse de manière à ce que la face inférieure soit tournée en haut et la peau bien tendue. Puis il pique le tégument en faisant pénétrer la pointe de la lancette un peu obliquement sous l'épiderme et à une profondeur de 2 millimètres environ de manière à former une sorte de petit godet sous-épidermique dans lequel le virus est déposé. Si l'on clavelise à la face interne de l'oreille, l'animal peut encore être maintenu debout, en ayant le soin de limiter le plus possible les mouvements de la tête.

Quelle que soit la région choisie pour claveliser, il est inutile et il serait même dangereux de faire plusieurs piqûres, car, en opérant ainsi, on est plus exposé à voir survenir une éruption générale qu'en se bornant à une seule piqûre. Il est très essentiel également, au point de vue de la simplicité des suites de la clavelisation, de ne faire qu'une piqûre sous-épidermique et non point sous-cutanée.

Lorsque l'on clavelise à la queue, comme cela se fait le plus généralement, il est bon, chez les brebis tout au moins, de pratiquer la piqûre près de l'extrémité terminale de la queue afin d'éviter le frottement de la pustule d'inoculation sur la vulve, car ce frottement retarde beaucoup la cicatrisation de la plaie consécutive à la pustule et, par conséquent, la guérison définitive de l'animal. Mais, chez les brebis dont la queue a été coupée afin de ne pas salir la laine, cette précaution ne peut être observée et il faut claveliser à la face interne de l'oreille.

*Effets.* — Lorsque la clavelisation a été convenablement pratiquée, avec du claveau obtenu comme il a été dit ci-dessus, on voit apparaître au bout de quatre jours une tache rouge au point piqué. Cette tache, à peine large comme une lentille, s'étend peu à peu et la région inoculée se tuméfie. Vers le septième jour, elle a atteint les dimensions d'une pièce de deux francs et quelquefois un peu plus; elle est nettement circulaire ou ovalaire. Le huitième jour, elle est régulièrement délimitée et un bourrelet blanchâtre se dessine autour d'elle, alors que les parties moyennes et centrales restent encore rosées. Alors la tache ecchymotique initiale s'est transformée en une belle pustule, aplatie, discoïde et sensiblement ombiliquée au centre. C'est à ce moment que survient parfois une éruption générale ou secondaire, ordinairement très discrète, accusée seulement par de petits boutons papuleux, coniques ou lenticulaires, qui se dessèchent promptement et disparaissent en quelques jours sans laisser de traces. En même temps, la pustule d'inoculation parcourt régulièrement toutes ses phases. L'épiderme qui la recouvre, sans cesse imbibé par l'humeur que la pustule parvenue à complète maturité, c'est-à-dire vers le douzième jour, sécrète en abondance, l'épiderme, disons-nous, blanchit et se ramollit. Puis il prend une teinte brunâtre et se transforme en une croûte noire, épaisse et très adhérente. Ceci a lieu vers le dix-huitième jour. Peu à peu cette croûte se dessèche, se recroqueville, ses bords se séparent des tissus sous-jacents, qui se sont régulièrement cicatrisés, et finalement elle tombe vers le vingt-huitième ou le trentième jour, mettant à nu une petite plaie qui ne tarde pas à se fermer en laissant une cicatrice linéaire, indélébile.

Pendant que ces phénomènes se produisent, les moutons conservent leur vigueur et leur appétit. Ce n'est guère que vers le septième ou le huitième jour, lorsque la pustule d'inoculation commence à mûrir et que quelques petits boutons apparaissent dans diverses régions, que l'on observe parfois chez certains sujets un peu de tristesse et d'inappétence. Mais ces symptômes sont très peu prononcés et, en définitive, les animaux ne maigrissent point, la toison n'éprouve aucune détérioration.

Dans quelques cas, la croûte qui recouvre la pustule d'inoculation, au lieu d'être éliminée par desquamation pure et simple, donne lieu à un travail d'inflammation disjonctive, accompagné de suppuration et de bourgeonnement. Alors, la guérison n'est définitive que vers le trente-cinquième ou le quarantième jour et la cicatrice est plus large et plus épaisse que dans le cas précédent. Si l'inoculation a eu lieu à la pointe de l'oreille, il peut se faire que cet organe soit raccourci et déformé.

Des phénomènes inflammatoires plus intenses, de véritables accidents surviennent quand la clavelisation a été faite sans précaution, par piqûres multiples et profondes, avec un claveau impur, mal cultivé, puisé sur un animal atteint de clavelée maligne. Alors la région inoculée se tuméfie considérablement, la tache

initiale prend un aspect rouge-violacé et atteint les dimensions d'une pièce de cinq francs en argent et plus.
Elle forme une saillie très proéminente et n'est point
nettement délimitée. Une éruption formidable apparaît ;
de grosses pustules se montrent à la face interne des
membres, sur les faces latérales de la poitrine, sous le
ventre, autour des mamelles et du fourreau. Une éruption confluente se montre sur la face, sur les paupières,
autour des lèvres, autour des narines. Il y a du lar-
moiement, du jetage, de la diarrhée. La respiration est
précipitée, sifflante. Les bêtes sont tristes, abattues, ne
mangent plus. Un engorgement se montre au bout du
nez, la face est déformée et comme bouffie, les yeux à
demi fermés. La tuméfaction inflammatoire, qui s'était
montrée tout d'abord dans la région inoculée, s'affaisse,
devient froide, insensible, noirâtre et un certain nombre de bêtes succombent vers le dix-huitième ou le vingt-
cinquième jour. La plupart de celles qui résistent
maigrissent beaucoup, perdent leur lait et leur laine.

Ces redoutables accidents ne procèdent pas seulement
des causes énumérées ci-dessus, mais encore et surtout
de l'âge des animaux, de leur état d'embonpoint et de
certaines maladies. Ainsi, d'après les observations iné-
dites de MM. Pigeaire père et fils, vétérinaires à Mar-
sillargues (Hérault), l'existence de la fièvre aphteuse
rend les suites de la clavelisation particulièrement
malignes et désastreuses. Sur 97 agneaux inoculés
en juillet 1881, pendant le cours d'une épizootie de
fièvre aphteuse, 10 ont succombé, tandis que sur
192 agneaux, clavelisés pendant les années précédentes,
dans des conditions normales, 2 seulement sont morts.
Il faut également s'abstenir de claveliser les agneaux
avant qu'ils aient atteint l'âge de 3 à 4 mois, au moins.

De même encore, les suites de la clavelisation sont à
redouter chez les bêtes grasses et chez celles qui al-
laitent.

Toutefois, et pour conclure sur ce point très important, nous dirons que, d'après nos recherches person-
nelles, les suites de la clavelisation sont moins à craindre en employant du claveau produit par une pustule
unique résultant elle-même d'une injection sous-cutanée de virus conservé depuis plusieurs mois et dilué au
1/100ᵉ ou au 1/160ᵉ dans l'eau distillée, au moment de
s'en servir.

*Mesures à observer à l'égard des troupeaux clavelisés.* —
Elles sont ordonnées par l'article 36 du règlement d'administration publique, qui dispose que toutes les mesures prescrites par l'article 34 sont applicables aux
troupeaux clavelisés. Ainsi, l'isolement sous forme de
séquestration ou de cantonnement, l'interdiction de
vendre, la désinfection dont il est parlé ci-dessus (p. 228),
s'appliquent à ces troupeaux, attendu que la maladie
leur ayant été transmise, ils constituent des foyers
contagieux d'où elle rayonnerait, si les bêtes inoculées
pouvaient librement circuler sur la voie publique.
Elles doivent donc être isolées jusqu'à complète guérison. L'article 38 du règlement précité fixe la durée de cet isolement « à trente jours au moins après
l'inoculation constatée ». Ce délai minimum a été calculé d'après la durée ordinaire des suites de la clavelisation, tout en laissant à l'autorité préfectorale le
droit de le prolonger si elle le juge nécessaire, d'après
le rapport du vétérinaire délégué, qui lui fera connaître
l'état du troupeau clavelisé, quand le moment sera
venu de lever la déclaration d'infection dont il a été
l'objet.

Il est encore à noter que les animaux, qui ont été clavelisés depuis trente jours au moins, peuvent être employés ensuite d'après les dispositions de l'article 35 du règlement d'administration publique, pour le repeuplement d'un troupeau infecté, qui viendrait d'être clavelisé.

### § 3. — Mesures à prendre lorsque la clavelée prend un caractère envahissant.

Dans ce cas, qui a été prévu par les dispositions de l'article 37 du règlement d'administration publique, « un arrêté du préfet interdit pendant toute la durée de la maladie de conduire les moutons et chèvres aux foires et marchés qui se tiennent dans la localité infectée ». Cette mesure est motivée par la grande facilité avec laquelle la maladie se communique. Toutefois, pour qu'elle n'apporte pas des perturbations trop prononcées dans le commerce, l'article précité décide que cette interdiction ne s'applique pas aux marchés intérieurs des villes ayant des abattoirs, sous la réserve de certaines formalités imposées aux conducteurs de troupeaux afin de prévenir la contagion. Ainsi les animaux qui, après avoir été exposés sur les marchés desdites villes, n'ont pas trouvé acquéreur pour la boucherie et ne sont pas menés à l'abattoir, « ne peuvent circuler qu'avec un laissez-passer indiquant leur destination et qui sera remis au maire de la commune où ils doivent séjourner ».

Ces animaux sont en effet suspects de clavelée puisqu'ils ont stationné sur le marché d'une ville faisant partie de la zone déclarée infectée. D'après la législation, ce fait constitue un motif de suspicion entraînant pour les animaux qui en sont l'objet l'application des mesures édictées par l'article 34 du règlement d'administration publique. A cet effet, le troisième alinéa de l'article 37 établit que le service de police du marché est tenu de prévenir le maire de la localité destinataire désignée dans le laissez-passer, afin qu'il applique au troupeau exposé en vente dans une localité infectée les mesures édictées « pour les animaux suspects ». De plus, ledit article stipule que « le transport des animaux sera effectué conformément aux instructions données par le vétérinaire sanitaire du marché », afin que toutes garanties soient prises contre la contagion si subtile de la clavelée.

### § 4. — Mesures à prendre lorsque la clavelée est constatée dans une foire ou un marché.

Elles sont prescrites par l'article 86 du règlement d'administration publique. Ainsi, « les animaux malades sont mis en fourrière et séquestrés jusqu'à complète guérison », à moins que le propriétaire ne préfère les faire abattre. Il est à remarquer que la chair des moutons claveleux n'est point insalubre, si ce n'est lorsque la maladie existe sous forme maligne et se complique d'accidents septicémiques. Dans ce cas, elle doit être impitoyablement enfouie ou livrée à l'atelier d'équarrissage, où l'abatage a lieu « sous la surveillance d'un gardien spécial », afin que les animaux malades n'aient aucun rapport avec d'autres animaux et surtout qu'ils ne puissent être détournés de leur destination finale.

Quant aux animaux « qui ont été en contact avec les bêtes malades, ils sont signalés aux maires des communes où ils sont envoyés », et traités comme suspects, c'est-à-dire que l'autorité devra leur appliquer les mesures prescrites par l'article 34 du règlement d'administration publique. (Voy. p. 225.)

ARTICLE II. — POLICE SANITAIRE A LA FRONTIÈRE.

Les mesures à appliquer à la frontière, dans le cas de constatation de la clavelée, sont prescrites par l'article 70 du règlement d'administration publique, n^os 1 et 2. Deux cas principaux sont à examiner suivant la frontière où la clavelée est constatée.

1º Lorsque cette maladie est reconnue dans un troupeau présenté à la *frontière de terre,* tous les animaux malades sont abattus sur place ; ceux qui ont été exposés à la contagion, notamment ceux faisant partie du troupeau dans lequel la maladie est constatée, sont repoussés hors du territoire, après avoir été marqués, à moins que le propriétaire ne consente à ce qu'ils soient livrés immédiatement à la boucherie sous les conditions prescrites par l'agent sanitaire.

2º Lorsque la clavelée est constatée à la *frontière de mer,* les animaux malades sont immédiatement abattus et livrés à la boucherie ou à l'équarrissage suivant leur état. Dans tous les cas, il importe que cette destination finale soit surveillée. Quant aux animaux suspects, la législation laisse aux propriétaires la faculté soit de les mettre en quarantaine pendant trente jours au moins, en les faisant claveliser, soit de les envoyer à la boucherie sous les conditions prescrites par l'agent sanitaire afin d'éviter tout détournement.

Enfin le règlement d'administration publique stipule que « les animaux qui présenteront les cicatrices caractéristiques de l'inoculation seront admis librement ».

Cette disposition tend évidemment à engager les expéditeurs à faire claveliser leurs troupeaux afin qu'ils ne soient pas exposés à être séquestrés au débarquement; d'autre part, on conçoit que les moutons qui ont été clavelisés, ayant acquis l'immunité claveleuse, ne peuvent plus devenir des foyers contagieux, et le but de cette disposition prévoyante serait parfaitement atteint si les cicatrices consécutives à la clavelisation étaient réellement spéciales et caractéristiques. Mais il n'en est pas ainsi, car la cicatrice linéaire, blanchâtre, épaisse, saillante et pour ainsi dire calleuse que laisse la plaie consécutive à la pustule d'inoculation n'a rien qui la distingue nettement et sûrement d'une cicatrice résultant d'une plaie cutanée avec perte de substance. Il est donc à craindre que la fraude s'exerce en cette matière, si les moutons porteurs de cicatrices caudales ou auriculaires viennent à acquérir une plus-value motivée par leur entrée en libre pratique. Les seules cicatrices réellement caractéristiques de la clavelée sont ces petites fossettes glabres, rosées ou blanches, dont la face de certains moutons est comme criblée ou piquetée, d'où le nom de *picotte*, donné parfois à cette maladie. Ces cicatrices cupuliformes, qui apparaissent au premier abord comme autant de petits trous, sont les véritables stigmates de la clavelée et leur présence permet de conclure avec certitude.

## SECTION V. — GALE

Le législateur a placé la gale chez les animaux des espèces ovine et caprine au nombre des maladies qui donnent lieu à l'application de mesures sanitaires, attendu que cette affection fait maigrir les animaux et surtout altère profondément la toison dont ils sont pourvus. Cette détérioration est telle que la toison perd à peu près toute sa valeur. D'autre part, comme cette maladie peut exister sur de nombreux troupeaux et sur de grandes surfaces, en raison de la facilité avec laquelle elle se transmet, il était nécessaire de prescrire des mesures sanitaires afin de protéger la propriété contre les pertes que la contagion détermine.

ARTICLE 1<sup>er</sup>. — POLICE SANITAIRE A L'INTÉRIEUR.

### § 1<sup>or</sup>. — Arrêté préfectoral portant déclaration d'infection.

Cet arrêté procède des dispositions de l'article 39 du règlement.

Art. 39. — Lorsque la gale est constatée sur des animaux des espèces ovine et caprine ou dans un troupeau d'animaux de ces espèces, le préfet prend un arrêté par lequel ces animaux ou ce troupeau sont placés sous la surveillance du vétérinaire sanitaire de la circonscription.

Il n'est permis de les conduire au pâturage qu'après l'application d'un traitement curatif et en se conformant aux mesures prescrites par l'arrêté pour éviter tout contact avec les animaux non atteints de la maladie.

D'où il suit que les bêtes galeuses doivent être séquestrées jusqu'à ce qu'elles soient l'objet d'un traitement curatif. Il est donc de l'intérêt du propriétaire de faire appliquer ce traitement le plus tôt possible afin d'éviter les inconvénients de la séquestration. Le traitement de la gale chez les animaux des espèces ovine et caprine ne peut être prescrit que par un vétérinaire, conformément aux dispositions de l'article 12 de la loi du 21 juillet 1881.

Le vétérinaire traitant peut être celui de la circonscription sanitaire ou tout autre, car les frais de traitement sont à la charge du propriétaire du troupeau. Dans tous les cas, le troupeau galeux reste placé sous la surveillance du vétérinaire sanitaire, qui a le droit et le devoir de s'assurer que le traitement a été appliqué d'une manière rationnelle et complète. Après cette visite, il décide s'il y a lieu de conduire les animaux au pâturage en recommandant au conducteur du troupeau et surtout à l'autorité locale de veiller à ce que les animaux récemment traités ne se mêlent point avec les bêtes saines du voisinage, car il peut se faire que tous les parasites qui pullulent sur les bêtes galeuses n'aient pas été détruits, et alors la gale *repique*. Il faudra donc que l'autorité désigne les routes, chemins ou sentiers que les animaux devront suivre pour se rendre au pâturage. En outre, on conçoit aisément que le traitement de la gale serait incomplet et insuffisant si la bergerie n'était soigneusement désinfectée.

*Désinfection*. — L'article 19 de l'arrêté ministériel du 12 mai 1883 prescrit de procéder à la désinfection, dans le cas de gale, de la manière suivante :

1° Les litières, les fumiers existant dans la bergerie et les fourrages laissés dans les crèches sont fortement arrosés avec un liquide désinfectant, puis extraits de la bergerie et transportés immédiatement dans les champs. Si le transport ne peut avoir lieu, les matières extraites de la bergerie sont mélangées au tas de fumier, lequel est ensuite recouvert d'une couche de terre tassée de $0^m,10$ ;

2° Le sol, les crèches, ainsi que toutes les parties de murs et de boiseries jusqu'à une hauteur de $1^m,50$, sont lavés à grande eau et nettoyés, puis aspergés avec un liquide désinfectant ;

3° Il est ensuite procédé à une fumigation comme il a été dit précédemment. (Voyez p. 109.)

*Interdiction de vendre les animaux malades.* — Cette interdiction est spécifiée dans l'article 40 du règlement d'administration publique.

Art. 40. — Il est interdit de se dessaisir des animaux atteints de la gale, pour quelque destination que ce soit.

Cette prohibition a une portée très générale ; elle s'applique aux animaux vendus pour la boucherie ou pour une destination quelconque. Ses motifs se déduisent de la facilité avec laquelle la maladie se transmet, de sa gravité et de la nécessité qu'il y a à interdire tout déplacement des bêtes galeuses avant qu'elles ne soient guéries, d'autant plus que le traitement spécifique de cette maladie est simple, peu coûteux et d'une action prompte.

Par conséquent, ceux qui, au mépris des défenses de l'autorité administrative, vendent ou exposent en vente des bêtes galeuses, sont passibles des pénalités édictées par la loi (art. 34). En outre, cette poursuite correctionnelle n'empêche pas une action en dommages-intérêts devant le tribunal compétent, si un préjudice a été causé par la vente de moutons galeux.

*Obligation de désinfecter les peaux et les laines.* — Cette obligation procède des dispositions contenues dans l'article 41 du règlement d'administration publique.

Art. 41. — Les peaux et les laines provenant d'animaux atteints de la gale ne peuvent être livrées au commerce qu'après avoir été désinfectées.

L'obligation de désinfection s'applique à toutes les laines provenant d'un troupeau dans lequel des cas de gale ont été constatés.

Cet article est motivé par les dangers que présentent les peaux et les laines sous le rapport de la contagion de la gale, au moins pour les animaux de même espèce.

Il est à remarquer que l'obligation de désinfecter s'étend « à toutes les laines provenant d'un troupeau dans lequel des cas de gale ont été constatés », attendu que ces produits peuvent donner asile à des parasites ou à leurs œufs qui disperseraient la maladie.

Conformément aux dispositions de l'article 14 de l'arrêté ministériel du 12 mai 1883, la désinfection des peaux consistera dans leur immersion dans la solution de sulfate de zinc à 2 p. 100.

Quant aux laines, elles doivent être désinfectées par un lessivage à chaud avec une solution de carbonate de soude, dans la proportion de 30 grammes pour un litre d'eau. Les eaux de lavage seront ensuite désinfectées par l'addition d'acide phénique ou de sulfate de zinc.

*Levée de la déclaration d'infection.* — Elle a lieu par arrêté préfectoral, dès que le vétérinaire sanitaire a constaté que les animaux sont guéris et que les locaux ont été désinfectés (art. 42, R.). Le propriétaire est donc fortement intéressé à faire traiter son troupeau sans aucun retard.

## § 2. — Mesures à prendre lorsque la gale est constatée dans une foire ou un marché.

Ces mesures consistent dans la mise en fourrière des animaux des espèces ovine et caprine atteints de gale et dans l'application immédiate d'un traitement curatif (art. 86, R.).

Toutefois, si la constatation de la maladie a lieu dans une ville pourvue d'un abattoir public et que le propriétaire désire vendre ses animaux galeux pour la boucherie, l'autorité communale pourra lui accorder cette autorisation, à la condition: 1° que le transport à l'abattoir aura lieu sous la surveillance d'un gardien spécial, pour éviter tout détournement des bêtes galeuses; 2° que le boucher acquéreur ou toute autre personne désignée à cet effet désinfectera, dans l'abattoir même et sous la surveillance du service d'inspection, les peaux et les laines (art. 86, 89, 90, R.).

Mais, il sera généralement plus avantageux pour le propriétaire d'un troupeau galeux, de le faire traiter que de le vendre en mauvais état à la boucherie et de s'exposer ainsi à le voir refuser en totalité ou en partie, suivant l'état de maigreur.

Les moutons et les chèvres, qui auraient été en contact sur le champ de foire avec le troupeau galeux, doivent être signalés par le service du marché aux maires des communes où ils sont envoyés afin d'être surveillés.

ARTICLE II. — POLICE SANITAIRE A LA FRONTIÈRE.

Le paragraphe 7 de l'article 70 du règlement d'administration publique dispose simplement qu'en cas d'importation de troupeaux atteints de gale, ces troupeaux seront repoussés.

Cette mesure est d'une application relativement facile lorsqu'un troupeau galeux est présenté à la frontière de terre ; mais quand la gale est constatée dans un arrivage maritime, on ne peut évidemment embarquer à nouveau les animaux, ni les traiter à bord du navire qui les a transportés, en supposant que la gale ait été constatée avant le débarquement. Il faut agir alors comme dans le cas de constatation de la gale sur un champ de foire ou sur un marché, c'est-à-dire que les animaux malades doivent être isolés et traités dans le plus bref délai, ou bien, si les circonstances locales ne permettent pas l'application de ces mesures, ils doivent être livrés à la boucherie où à l'équarrissage suivant leur état de chair. Dans tous les cas, cette destination doit être surveillée, et les peaux et laines désinfectées comme il est dit ci-dessus.

Quant aux animaux qui ont été en contact avec les précédents, mais qui ne présentaient pas encore des signes de maladie, ils sont fortement suspects et doivent être signalés par le service d'inspection sanitaire, aux maires des communes où les expéditeurs déclareront vouloir les envoyer, afin qu'ils soient surveillés. Il est à craindre que, pour éviter cette surveillance, les expéditeurs fassent de fausses déclarations ; toutefois, on peut remédier à cet inconvénient et en prévenir le retour en appliquant les pénalités édictées par notre loi sanitaire.

## SECTION VI. — MORVE ET FARCIN

La *morve* et le *farcin* constituent deux formes d'une seule et même maladie contagieuse que l'on appelle encore *affection morvo-farcineuse*. Ces deux formes morbides procèdent l'une et l'autre de la contagion morveuse dont les effets peuvent se manifester sur diverses espèces animales, notamment les espèces asine et chevaline et chez l'homme.

La loi du 21 juillet 1881 comprend cette maladie dans

le nombre de celles qui donnent lieu à l'application de mesures sanitaires pour les espèces chevaline et asine, car elle se transmet facilement par les rapports qui s'établissent entre les chevaux dans les écuries communes, notamment par l'usage d'objets employés indistinctement pour les chevaux morveux et pour les chevaux sains, tels que les étrilles, les brosses, les éponges et les seaux. Cette maladie est incurable, elle nécessite l'abatage des animaux qui en sont affectés, et, par son caractère contagieux sous ces diverses formes, par les dommages qu'elle détermine, on peut dire que c'est une des plus redoutables contagions animales. En outre, l'histoire du passé démontre que l'on ne peut s'opposer à la contagion de la morve que par l'application de mesures de police sanitaire.

Toutes les fois que, pour une cause ou pour une autre, l'autorité civile ou militaire n'a pas tenu la main à l'exécution des mesures prescrites par notre ancienne législation, la contagion morveuse a gagné du terrain et les pertes qu'elle a produites se sont élevées à des sommes considérables. Il fallait donc prévenir le retour de semblables faits et décider, comme l'a fait le législateur de 1881, que cette maladie donnerait lieu à l'application d'un système sanitaire particulier prévoyant les principaux cas qui peuvent se présenter dans la pratique.

ARTICLE I<sup>er</sup>. — POLICE SANITAIRE A L'INTÉRIEUR.

### § 1<sup>er</sup>. — Mesures à appliquer dans le cas de constatation de la morve ou du farcin.

Lorsque le vétérinaire sanitaire constate l'existence de la morve ou du farcin, il peut être procédé sur-le-champ à l'abatage des animaux malades, si aucune contestation ne s'élève sur l'existence de la maladie et si le propriétaire consent au sacrifice immédiat de son animal. Mais, lorsqu'il en est autrement et que des doutes s'élèvent sur le diagnostic porté par le vétérinaire, alors la séquestration dont l'animal suspect était déjà l'objet est maintenue. Avis de ces dissidences est immédiatement donné au préfet, qui désigne « un troisième vétérinaire conformément au rapport duquel il est statué » (art. 8, L.). Si le rapport conclut à l'existence de la morve ou du farcin, l'animal est abattu « sur ordre du maire » (art. 8, L.). Si le rapport confirme seulement la suspicion de morve ou de farcin, l'animal litigieux doit être l'objet des mesures sanitaires applicables aux animaux suspects. Ces mesures sont étudiées dans le paragraphe suivant.

Les cadavres des animaux morveux doivent être enfouis ou livrés à l'équarrisseur. Dans aucun cas, leur chair ne peut être livrée à la consommation (art. 14, L.) et les peaux ne peuvent être vendues qu'après désinfection (art. 45, R.).

Cette désinfection aura lieu par l'immersion complète dans la solution de sulfate de zinc à 2 p. 100.

Celle des locaux et objets ayant servi aux animaux malades doit être pratiquée d'après les règles suivantes, contenues dans l'article 21 de l'arrêté ministériel du 12 mai 1883 :

1° Arrosage sur place, avec un liquide désinfectant, des litières, fumiers et restes de fourrages, puis enfouissement au tas de fumier commun;

2° Grattage à fond des mangeoires, râteliers, bat-flancs, murs de face, seaux, barbottoirs et de toutes les surfaces sur lesquelles les matières contagieuses ont pu être déposées ;

3° Lavage de ces parties et de ces objets avec un liquide désinfectant très énergique, tel que la solution de sublimé corrosif ;

4° Lavage du sol, des murs et de toutes les boiseries avec une solution phéniquée ;

5° Destruction par le feu des éponges, brosses, licols, harnais de tête, corde d'attache, etc., qui ont servi aux animaux malades ;

6° Flambage des objets en fer, tels que mors, chaînes d'attache, étrilles, etc. ;

7° Nettoyage des harnais à l'eau bouillante phéniquée, avec savon et brosse et remise à neuf des parties rembourrées ;

8° Immersion dans l'eau bouillante phéniquée et lessivage des couvertures ;

9° Vidange des auges qui servent d'abreuvoir commun et lavage à la brosse des margelles de ces auges ; même opération pour les réservoirs destinés aux bains communs et nettoyage de leur fond avec un balai dur.

En règle générale, les animaux morveux doivent être abattus sur place, afin de prévenir la contagion. Mais si les circonstances ne permettent pas de procéder de la sorte — comme cela est fréquent dans la pratique — il faut les conduire dans un atelier d'équarrissage et il y a lieu alors d'observer certaines formalités. Ainsi les animaux sont préalablement marqués sur la joue gauche et le conducteur doit se munir d'un laissez-passer délivré par le maire et qui contient notamment le signalement de l'animal et la désignation précise de l'établissement dans lequel l'animal doit être abattu et ses débris utilisés. Ce laissez-passer doit être rapporté au maire, « dans le délai de cinq jours, avec un certificat attestant que les animaux ont été abattus. Ce certificat est délivré par le vétérinaire qui a la surveillance de l'atelier d'équarrissage » (art. 44, R.).

**§ 2. — Mesures à appliquer dans le cas de suspicion de morve ou de farcin. — Arrêté préfectoral portant déclaration d'infection.**

A ce sujet, l'article 43 du règlement d'administration publique renferme les prescriptions suivantes :

Art. 43. — Après la constatation de la morve ou du farcin, le préfet prend un arrêté portant déclaration d'infection pour mettre en quarantaine les locaux dans lesquels se trouvent les animaux malades, et les placer sous la surveillance d'un vétérinaire délégué à cet effet.

Cette mesure entraîne l'application des dispositions suivantes :

1° Défense d'introduire dans ces locaux d'autres animaux susceptibles de contracter la morve ou le farcin ;

2° Avertissement de l'existence de la morve ou du farcin par un écriteau placé à l'entrée principale de la ferme et sur les locaux infectés.

Les règles contenues dans cet article sont applicables non seulement aux animaux malades, mais encore et surtout aux animaux suspects, car, une fois que la maladie a été constatée, l'abatage prescrit par l'article 8 de la loi doit être appliqué dans le plus bref délai.

Les animaux suspects, c'est-à-dire ceux qui ont été exposés à la contagion morveuse par l'une ou l'autre de ses voies multiples, peuvent constituer des foyers contagieux d'autant plus dangereux qu'ils peuvent être affectés de cette forme larvée ou fruste de la morve que l'on qualifie de latente.

L'article précité porte défense d'introduire dans les locaux déclarés infectés, « d'autres animaux suscepti-

bles de contracter la morve ou le farcin. » Cette prohibition est très rationnelle, car il ne serait pas possible
de détruire les foyers contagieux si on leur fournissait
sans cesse de nouveaux aliments. Toutefois il est à remarquer que, dans la pratique, les effets de cette mesure prohibitive sont tempérés par les dispositions de
l'article 46 du règlement d'administration publique,
qui donnent au préfet le droit de la rapporter par un
nouvel arrêté rendu sur le rapport du vétérinaire délégué constatant deux points essentiels, savoir :

1° «La disparition de la maladie », c'est-à-dire que les
animaux malades ont été abattus et que l'état des suspects n'inspire aucune crainte ;

2° « L'accomplissement de toutes les prescriptions
relatives à la désinfection », c'est-à-dire la destruction
des cadavres par l'enfouissement ou l'équarrissage et la
désinfection des locaux et objets divers conformément
aux règles prescrites par l'arrêté du 12 mai 1883
(voy. p. 251).

On conçoit l'importance pratique de ces dispositions
si l'on remarque qu'il n'est pas rare que la morve se
déclare dans l'écurie d'un entrepreneur de voitures publiques ou d'un service de camionnage exigeant un
nombre déterminé de chevaux pour être effectué dans
les conditions prescrites par le cahier des charges. Si
ce nombre est réduit par suite de l'abatage de plusieurs
chevaux, il importe de pourvoir à leur remplacement
le plus tôt possible, sans entretenir toutefois en permanence un foyer contagieux. Or, les prévoyantes dispositions édictées par l'article 46 du règlement d'administration publique permettent d'atteindre ce double but ;
elles sauvegardent l'intérêt général tout en tenant
compte de l'intérêt privé.

Mais pour qu'il en soit ainsi, il faut, d'une part, que le rapport du vétérinaire délégué soit bien motivé, et, d'autre part, que les animaux nouvellement introduits dans une écurie précédemment infectée soient l'objet d'une surveillance et d'une inspection sanitaire au même titre que ceux qui ont cohabité avec les chevaux morveux ou farcineux que l'on a abattus. Ces précautions sont motivées par les formes insidieuses de la morve et les difficultés de son diagnostic : tel cheval considéré comme simplement suspect peut être parfois un foyer contagieux d'autant plus dangereux qu'on se méfie moins de lui, en raison des apparences de la santé — et même d'une santé florissante — qu'il est susceptible de présenter.

Les mesures sanitaires spécialement applicables aux animaux suspects de morve ou de farcin sont stipulées par les articles 44 et 46 du règlement d'administration publique.

L'article 44 dispose que « les animaux qui ont été exposés à la contagion restent placés sous la surveillance du vétérinaire délégué pendant un délai de deux mois », c'est-à-dire que de temps à autre, le vétérinaire doit visiter les animaux suspects de manière à constater avec soin leur état sanitaire et s'assurer qu'ils ne présentent aucun symptôme de morve ou de farcin. A cette condition, ils peuvent être utilisés à leur service habituel. Toutefois, « il est interdit de les exposer dans des concours publics, de les mettre en vente ou de les vendre ; le propriétaire ne peut s'en dessaisir que pour les livrer à l'équarrissage. Dans ce cas, ils sont préalablement marqués, et il est délivré un laissez-passer qui est rapporté au maire dans le délai de cinq jours, avec un certificat attestant que les animaux ont été abattus.

Ce certificat est délivré par le vétérinaire qui a la surveillance de l'atelier d'équarrissage ».

Ces dispositions sont motivées par la marche insidieuse de la maladie et le caractère contagieux qu'elle présente sous toutes ses formes.

*Inoculation révélatrice.* — Si le vétérinaire sanitaire préposé à l'inspection de l'écurie déclarée infectée constatait quelque symptôme de maladie, comme du jetage, une glande, des boutons, etc., sur un ou plusieurs des animaux suspects qui la composent, ces animaux seraient immédiatement séquestrés et il serait du devoir du vétérinaire de chercher à établir avec certitude le diagnostic de la maladie. En pareille occurrence, comme d'ailleurs dans tous les cas où la question de suspicion de morve se pose, le meilleur moyen à employer est l'inoculation du jetage ou du pus suspects ou de tout autre produit morbide que l'on peut se procurer. Tel est, par exemple, celui que l'on obtient en extirpant les ganglions sous-glossiens engorgés, écrasant ces organes de manière à obtenir une pulpe que l'on délaye dans une petite quantité d'eau distillée et que l'on filtre avec expression, à travers une toile claire, comme l'a conseillé M. Violet (1).

Cette inoculation, qui, en raison de son but, est qualifiée de *révélatrice*, peut être pratiquée sur un âne, un chien ou même des cobayes. Le procédé opératoire et les effets varient suivant les animaux.

Chez l'âne, on peut : 1° déposer le produit suspect dans un petit godet sous-cutané que l'on pratique sur l'une des faces de l'encolure en incisant la peau et dilacérant ensuite le tissu conjonctif, avec des ciseaux ou le

(1) *Journal de méd. vétér. et de zootech.*, publié à l'École de Lyon, 1883, p. 346.

bec de la sonde cannelée ; 2° injecter sous la peau de cette même région, dans deux ou trois points différents, à l'aide de la seringue de Pravaz, deux ou trois centimètres cubes du liquide suspect ou même une quantité moindre ; 3° inciser la peau dans une partie de son épaisseur, au pourtour des narines, de manière à tailler un mince lambeau épidermique en mettant à nu le réseau vasculaire du derme. Cette opération peut être très commodément faite au moyen de ciseaux bien tranchants.

Ces divers procédés d'inoculation peuvent être employés isolément ou concurremment sur le même sujet.

Lorsque l'inoculation prend, c'est-à-dire quand les produits essayés sont de nature morveuse, l'animal présente généralement vers le troisième jour qui suit l'inoculation une fièvre très intense, il est très abattu et peut à peine se soutenir ; les points inoculés sont tuméfiés et donnent naissance à de véritables cordes farcineuses qui arrivent dans l'espace intra-maxillaire ou bien qui descendent parfois jusqu'à l'entrée de la poitrine suivant que l'inoculation a été faite au bout du nez ou sur les parties latérales de l'encolure. Vers le cinquième ou le sixième jour, quelquefois un peu plus tard, l'animal succombe et l'autopsie met en évidence toutes les lésions de la morve aiguë.

Si une première inoculation reste stérile, il est recommandé d'en pratiquer une deuxième sur un autre sujet de l'espèce asine, car il peut arriver que l'on ait eu affaire à un animal réfractaire, bien que cela soit fort rare.

Chez le chien, l'inoculation est pratiquée sur le front, afin que l'animal ne puisse se lécher ni se mordre.

M. Violet recommande d'opérer de la manière suivante : « les poils sont coupés sur une surface égale à celle d'une pièce d'un franc, puis on fait quelques scarifications parallèles et des plus superficielles que l'on coupe obliquement par d'autres : l'opération est terminée par l'application sur la surface ainsi préparée, du jetage dont on veut déterminer la nature » (1).

Il nous est arrivé d'inoculer parfois le jetage morveux chez le chien de la même manière que chez l'âne, c'est-à-dire par incision partielle de la peau, au moyen de ciseaux bien tranchants.

Lorsque l'opération est faite avec un produit virulent, la plaie d'inoculation s'enflamme, se tuméfie, et, vers le deuxième ou le troisième jour, elle est recouverte d'une croûte, qu'il suffit de presser pour faire sourdre d'un point de sa circonférence une goutte de pus grisâtre. Puis la suppuration augmente, la croûte se détache et la plaie d'inoculation est ainsi transformée en une surface ulcéreuse, de mauvais aspect, à bords irréguliers, taillés à pic et offrant ainsi la plus grande analogie avec le chancre morveux. D'ailleurs, la matière sécrétée par cet ulcère communiquerait sûrement la morve aiguë à l'âne auquel on l'inoculerait. Les ganglions lymphatiques du voisinage se tuméfient et forment ainsi une tumeur analogue à la glande morveuse.

Abandonnée à elle-même, cette ulcération, qui avait d'abord une tendance manifeste à s'agrandir, finit peu à peu par se cicatriser, en même temps que l'engorgement ganglionnaire disparaît graduellement par résolution. C'est seulement au bout d'un mois ou de six

(1) *Journal de méd. vétér. et de zootech.*, publié à l'École de Lyon, 1883, p. 341.

semaines, quelquefois de deux mois, que la cicatrisation est complète. Pendant que ces phénomènes se produisent, l'état général du sujet n'est pas sensiblement modifié ; il conserve ordinairement sa gaieté, sa vigueur et son appétit.

Chez le cobaye, l'inoculation révélatrice se pratique par piqûres sous-cutanées ou mieux par injection hypodermique du liquide suspect à la face interne de l'une ou de l'autre cuisse. Lorsque l'inoculation est faite avec un produit morveux, un chancre se forme au point d'inoculation, et les ganglions inguinaux se tuméfient ; assez souvent l'animal succombe au bout de vingt-cinq à trente jours, et l'autopsie met en évidence les lésions de la morve, notamment de petits abcès pulmonaires entourés d'un cercle hémorrhagique.

On voit donc que, l'âne, le chien, le cobaye, peuvent servir de réactifs pour établir le diagnostic de l'affection farcino-morveuse. On estime généralement que les animaux de l'espèce asine sont plus sensibles à l'action du virus morveux que ceux des autres espèces ; mais il peut arriver dans la pratique que l'on ne puisse se procurer ces animaux au moment opportun. Alors on se sert d'un ou de plusieurs chiens, comme on l'a recommandé. A défaut de cet animal, le cobaye peut être avantageusement utilisé, comme le conseille M. H. Bouley. D'ailleurs on conçoit que, s'il est possible d'inoculer les produits suspects à plusieurs animaux, les conclusions que l'on déduira de cette épreuve seront mieux motivées.

On ne saurait trop encourager les vétérinaires sanitaires à employer la méthode dite des inoculations révélatrices pour établir avec certitude le diagnostic de la

morve dans les cas douteux, qui ne sont pas rares dans
la pratique.

Par l'emploi de cette méthode, la durée de la surveillance sanitaire qui pèse sur les animaux suspects
et l'interdiction de vente dont ils sont l'objet peuvent
être abrégées. On a vu que ces mesures produisent leurs
effets pendant un délai de deux mois, au minimum.
Mais ce délai est susceptible d'être porté à un an
(Art. 46 R.), lorsque les animaux ont présenté des symptômes de maladie. Il est clair que si l'on démontre
par l'inoculation révélatrice que ces symptômes ne
procèdent pas de la diathèse farcino-morveuse, l'autorité administrative pourra rapporter plus tôt les
mesures prohibitives applicables aux animaux suspects
de morve ou de farcin. Il est à remarquer toutefois que
le délai relatif à l'inspection sanitaire et à la défense
de vendre les animaux suspects ne saurait être de
moins de deux mois, attendu que quand un cheval a
été exposé à la contagion de la morve par une autre
voie que l'inoculation immédiate et directe, on estime
que la période d'incubation de cette maladie peut être
de deux à trois mois.

### § 3. — Mesures à appliquer dans le cas de constatation de la morve ou du farcin sur un champ de foire ou un marché.

Ces mesures sont prescrites par l'article 87 du règlement d'administration publique. Elles consistent dans
la saisie et l'abatage des animaux atteints de la morve
ou du farcin.

Art. 87. — Lorsque la maladie constatée est la morve, l'animal est saisi et abattu. Le transfert à un atelier d'équarrissage peut être ordonné par le maire après que l'animal a été marqué ; il a lieu sous la survelllance d'un gardien spécial.

Immédiatement après l'abatage , l'animal est injecté à l'acide phénique ou à l'essence de térébenthine. Le vélérinaire s'assure que cette dernière prescription a été remplie.

Bien que cet article n'indique que le cas de constatation de la morve, on doit en appliquer les dispositions au farcin, quand cette forme de la maladie est nettement caractérisée et qu'aucun doute ne saurait s'élever sur sa nature.

Dans la plupart des cas, l'abatage sera effectué dans un atelier d'équarrissage où les animaux pourront être conduits sur-le-champ, « sous la surveillance d'un gardien spécial. » Si les circonstances ne permettent pas de procéder immédiatement à l'abatage des animaux saisis, s'il y a contestation sur l'existence de la maladie, les animaux saisis seront mis en fourrière et rigoureusement séquestrés jusqu'à ce que le vétérinaire désigné par le préfet, conformément aux dispositions de l'article 8 de la loi, ait formulé son diagnostic. Une fois que l'existence de la maladie est constatée, le maire ordonne l'abatage et le transfert de l'animal dans un atelier d'équarrissage, s'il y a lieu, c'est-à-dire si l'on se trouve à proximité d'un établissement de cette nature et que le propriétaire désire utiliser la peau de son animal, après désinfection préalable. Toutefois, avant d'être conduit dans l'atelier précité, l'animal doit être marqué, et l'article 87 impose à l'autorité communale l'obligation de faire surveiller par « un gardien spécial » le transport dont il s'agit.

Cet article stipule en outre d'injecter le cadavre de l'animal « à l'acide phénique ou à l'essence de térébenthine », et il oblige le vétérinaire à s'assurer que cette dernière prescription a été remplie afin que la chair des animaux morveux ne puisse être livrée à la consommation, comme cela est arrivé sous l'ancienne législation sanitaire. Toutefois, pour que la dénaturation de la chair soit complète, il n'est pas nécessaire de procéder à l'injection proprement dite du cadavre, attendu qu'une telle opération ne peut guère être effectuée que dans un amphithéâtre d'anatomie convenablement outillé ; il suffit de taillader profondément les chairs dans tous les sens et de verser dans les incisions ainsi faites de l'essence de térébenthine ou une solution d'acide phénique brut.

Ajoutons que le service sanitaire du marché doit informer le maire de la commune d'où proviennent les animaux saisis et abattus pour cause de morve ou de farcin, afin qu'il fasse désinfecter les locaux qu'ils ont habités et surveiller les animaux qui ont été en contact avec les précédents.

### ARTICLE II. — POLICE SANITAIRE A LA FRONTIÈRE.

Le paragraphe 4 de l'article 70 du règlement d'administration publique prescrit les mesures à prendre à la frontière de terre ou de mer lorsque des animaux atteints ou suspects de morve ou de farcin sont présentés à l'importation. Ainsi, « les animaux reconnus malades de la morve sont abattus ; ceux qui sont atteints du farcin ou qui présentent des symptômes douteux de morve sont repoussés après avoir été marqués ». Ces dernières mesures peuvent être d'une application relativement facile lorsque les chevaux farcineux ou qui présentent des symptômes douteux de morve sont présentés à la frontière de terre. Mais quand il s'agit d'un arrivage maritime, il en est autrement; car il n'est pas toujours possible d'embarquer à nouveau et immédiatement les animaux que le service d'inspection déclare farcineux ou douteux. En pareil cas, l'inoculation révélatrice dont il a été parlé ci-dessus (voy. p. 256) rendrait encore de grands services, puisqu'elle permettrait d'être fixé en peu de jours, huit ou dix au plus, sur l'état sanitaire des animaux dont il s'agit.

L'article 70 dispose, en outre, que les animaux qui ont été exposés à la contagion de la morve ou du farcin peuvent être admis en France, « à la condition qu'ils seront placés en surveillance pendant un délai de deux mois », attendu que la période d'incubation de la morve est réputée égale à la durée de ce délai, quand cette maladie résulte de la contagion naturelle.

ARTICLE III. — PRÉCAUTIONS A PRENDRE POUR ÉVITER LA TRANSMISSION DE LA MORVE OU DU FARCIN A L'HOMME.

L'affection morvo-farcineuse est susceptible de se transmettre à l'homme et de revêtir dans notre espèce diverses formes extrêmement graves, car il n'y a qu'un petit nombre de malades qui échappent à la mort. Or, d'après le principe général posé par l'article 1383 du Code civil, aux termes duquel chacun est responsable du dommage qu'il a causé, non seulement par son fait, mais encore *par sa négligence* ou par son imprudence, le propriétaire d'un cheval morveux ou farcineux peut être actionné civilement et condamné à des dommages-intérêts si la maladie de cet animal se transmet à la personne chargée de lui donner des soins. Si cette personne vient à succomber, le propriétaire pourra être poursuivi non seulement en dommages-intérêts, mais encore correctionnellement, par application de l'article 319 du Code pénal. C'est ainsi qu'un palefrenier de la compagnie des *Dames réunies* ayant succombé à la morve, le gérant de cette compagnie fut condamné à six jours de prison, 50 francs d'amende, 800 francs de dommages-intérêts (*Tribunal de la Seine, 25 juillet* 1844).

De même, la Cour de Pau a jugé, le 18 novembre 1875, que le maître est civilement responsable de la mort de son cocher, occasionnée par la communication de la morve, pour n'avoir pas prévenu son domestique et n'avoir pris aucune des précautions exigées par les règlements de police.

Il est donc très important d'observer les précautions suivantes, qui ont été formulées par M. H. Bouley :

Tout homme chargé du soin des chevaux atteints ou suspects de morve doit être mis en garde, par un avertissement, contre la possibilité de contracter cette maladie et recevoir les indications voulues pour s'en prémunir.

On ne doit pas confier ce soin à des hommes insoucieux ou inintelligents, ou de faible complexion, ou maladifs.

Les pansages des malades ne doivent consister que dans l'époussetage de la peau. Inutile de recourir à l'usage de l'étrille qui implique des rapports plus immédiats et plus prolongés avec eux.

Le lavage des narines devra se faire à grande eau, en dehors de l'écurie, et avec la brosse à long manche qui sert au lavage des voitures, afin que l'homme évite de souiller ses mains avec les matières de l'écoulement, comme il le fait inévitablement lorsqu'il a recours à l'éponge.

Si les palefreniers ou infirmiers ont des blessures aux mains, ils devront s'abstenir de rapports directs avec les animaux morveux et se contenter de leur donner leur nourriture, en se gardant bien d'entraîner avec leurs mains, dans

le fond des mangeoires, les débris d'aliments qui peuvent les
encombrer.

C'est une bonne précaution d'exiger des palefreniers qu'ils
aient les pieds et le bas des jambes préservés par des bas ou
des guêtres contre les écorchures que peuvent faire les pailles des litières, qui sont souvent souillées par les matières du
jetage.

Les ablutions fréquentes doivent être prescrites aux hommes d'écurie et, sous aucun prétexte, ils ne doivent être
astreints à coucher dans le même local que les malades ou
même seulement les suspects.

Grâce à ces précautions, l'homme qui est préposé aux
soins des chevaux morveux peut facilement se garantir de
leur maladie. Mais il faut qu'il soit assez intelligent pour en
comprendre la nécessité et assez soucieux de sa propre conservation pour ne pas négliger de les observer (1).

## SECTION VII. — DOURINE

La *dourine* ou *maladie du coït* est une affection spéciale aux animaux reproducteurs des espèces chevaline
et asine, qui résulte d'un coït infectant et se propage
par cette voie de même que la syphilis. Cette maladie,
que l'on a encore appelée *syphilis équine*, est d'origine
exotique ; elle a été importée en France pour la première fois, en 1851, au haras de Tarbes, par des étalons
orientaux. Elle règne fréquemment en Algérie, où les
mesures de police sanitaire sont d'une application difficile. Dans notre colonie, elle entraîne parfois des
pertes considérables, car elle se termine généralement
par la mort des animaux qui en sont infectés.

La dourine se transmet facilement par le coït. Il

(1) *Dictionnaire encyclopédique des sciences médicales*, article
*Morve.*

suffit, pour qu'elle se répande sur une grande étendue à l'époque de la monte, de l'action d'un seul étalon; et chacune des juments infectées peut devenir à son tour, par l'infection d'un nouvel étalon auquel elle sera livrée, la condition de la propagation de la maladie à un grand nombre d'autres juments. On ne peut s'opposer à cette contagion et prévenir de semblables épizooties que par l'application d'un système sanitaire spécial. Pour ces motifs, la loi du 21 juillet 1881 place la dourine au nombre des maladies contagieuses susceptibles d'être l'objet de mesures sanitaires.

ARTICLE 1<sup>er</sup>. — POLICE SANITAIRE A L'INTÉRIEUR.

**§ 1<sup>er</sup>. — Mesures applicables aux animaux malades. — Arrêté préfectoral portant déclaration d'infection.**

L'article 47 du règlement d'administration publique stipule que lorsque la dourine est constatée sur des animaux des espèces chevaline et asine, le préfet prend un arrêté pour mettre ces animaux sous la surveillance d'un vétérinaire délégué à cet effet. Cette surveillance consiste dans la visite sanitaire des étalons et juments infectés et la constatation de l'exécution des mesures prescrites par l'article 48 du règlement précité :

Art. 48. — Les animaux atteints de la dourine sont marqués.

Il est interdit de les employer à la reproduction pendant tout le temps qu'ils sont tenus en surveillance.

Il est, en outre, défendu de les vendre; toutefois, cette interdiction pourra être levée par le maire pour les mâles que l'acquéreur ou le vendeur s'engagera à faire castrer dans le délai de quinze jours.

Le vendeur ou l'acquéreur devra justifier, sous sa respon-

sabilité, par un certificat remis au maire ,dans le délai ci-
dessus, que l'opération a été exécutée. Ce certificat émanera
du vétérinaire opérateur, et la signature en sera légalisée.

La marque, dont il est parlé ici, doit être faite au fer
rouge et appliquée sur la joue gauche ou sur l'une des
faces de l'encolure. Cette marque indélébile est justifiée par la marche de la maladie, qui revêt le type
chronique et dure toujours plusieurs mois, un an
même et plus.

C'est également par suite de la longue durée de cette
maladie, de sa marche insidieuse, des intermittences
qu'elle présente dans son cours, que le règlement d'administration publique stipule (art. 50) que les mesures
relatives à la dourine « ne peuvent être levées qu'un
an après la guérison, certifiée par le vétérinaire délégué,
des animaux qui auront été l'objet de ces mesures. »

Toutefois, une exception est apportée à cette règle
en ce qui concerne les animaux mâles, lorsque la personne qui se propose d'acheter ou de vendre lesdits
animaux s'engage à les faire castrer « dans le délai de
quinze jours. » Dans ce cas, l'interdiction de vendre
sera levée par le maire, à la condition expresse stipulée
par le quatrième alinéa de l'article 48, rapporté ci-dessus. Donc, par la castration des étalons, légalement
constatée, les mesures sanitaires dont ils étaient l'objet
cessent de plein droit, et cela se conçoit aisément, puisque la dourine se propage essentiellement par le
coït.

Lorsque la dourine règne dans une écurie ou une station d'étalons, l'article 22 de l'arrêté ministériel du
12 mai 1883 prescrit de procéder à la désinfection de
la manière suivante :

1º Enlèvement des litières et fumiers sur lesquels les matières contagieuses ont pu se répandre ;

2º Lavage à grande eau des places occupées par les malades et des murs, boiseries, bat-flancs, etc., autour d'eux jusqu'à une hauteur de 2 mètres ;

3º Après balayage, arrosage des mêmes parties avec un liquide désinfectant.

### § 2. — Mesures applicables aux animaux suspects.

Par animaux suspects, il faut entendre les animaux reproducteurs qui se trouvent dans les communes où la dourine a été constatée et même dans les communes limitrophes. Or l'article 49 du règlement d'administration publique dispose formellement que « les étalons particuliers sont soumis, tous les quinze jours, à la visite du vétérinaire délégué. Ils ne peuvent être employés à la monte que sur l'exhibition d'un certificat de santé. » Ces étalons *particuliers* sont tous ceux qui n'appartiennent pas à l'État, attendu que les mesures sanitaires dont ces derniers peuvent être l'objet doivent être appliquées par les directeurs des dépôts d'étalons, conformément aux dispositions de l'article 63 du règlement d'administration publique. Toutefois, il est à remarquer que si ces étalons se trouvaient en service dans une station de monte éloignée du dépôt, l'autorité communale resterait nécessairement chargée de l'exécution des mesures précitées, en raison des circonstances particulières de l'espèce et des dispositions limitatives de l'article 63 du règlement d'administration publique. Il y est stipulé en effet que « *dans l'intérieur* des dépôts d'étalons et jumenteries de l'État » l'application des mesures sanitaires fait partie des attributions des directeurs d'établissements.

La surveillance sanitaire des animaux suspects, prescrite par l'article 49, ne s'applique pas seulement aux étalons de la zone déclarée infectée, mais encore aux juments qu'elle renferme. Ainsi il est interdit de faire saillir ces juments « sans que leur bon état de santé soit attesté par un certificat ne remontant pas à plus de quatre jours. »

Cette surveillance cesse lorsque la dourine a disparu soit par la mort ou l'abatage pour l'équarrissage des animaux qui en étaient affectés, soit par la castration des étalons. En cas de guérison certifiée, par le vétérinaire délégué, la surveillance sanitaire se prolonge pendant un an, à partir de ladite guérison (Art. 50, R.).

### ARTICLE II. — POLICE SANITAIRE A LA FRONTIÈRE.

Le paragraphe 6 de l'article 70 du Règlement d'administration publique renferme les mesures applicables aux animaux malades et suspects, quel que soit le mode d'arrivage, par terre ou par mer.

Ainsi les animaux malades sont marqués et repoussés hors du territoire français. En cas de doute sur l'existence de la maladie, la mise en observation de l'animal suspect peut être autorisée.

Ces règles subissent une exception quand il s'agit de l'importation de chevaux entiers, malades ou suspects, que leurs propriétaires s'engagent à faire émasculer dans un délai de quinze jours. On conçoit que le service d'inspection sanitaire de la frontière doit prendre les dispositions nécessaires pour s'assurer que l'engagement dont il s'agit est bien rempli.

ARTICLE III. — POLICE SANITAIRE EN ALGÉRIE.

Dans notre colonie algérienne, la dourine sévit d'une manière très fréquente et y règne pour ainsi dire en permanence. On éprouve de grandes difficultés pour appliquer les mesures de police sanitaire; il est même impossible de surveiller les animaux malades ou suspects lorsqu'ils appartiennent à des indigènes faisant partie des tribus nomades, qui viennent de la région saharienne vers le Tell et parcourent les Hauts-Plateaux en divers sens. D'autre part, le régime administratif de l'Algérie — qui n'est pas, dans toutes les parties de notre colonie, identique à celui de la métropole — peut faire naître des difficultés sur la question de savoir quels sont les règlements sanitaires qu'il convient d'appliquer en territoire militaire ou de commandement.

On sait, en effet, que chaque département de l'Algérie se subdivise en territoire civil et territoire de commandement.

Le territoire civil est complètement *assimilé*, c'est-à-dire qu'il est administré absolument comme un déparment français. Il comprend des communes de *plein exercice* dont les habitants ont les mêmes droits que dans les communes de France, et des *communes mixtes* composées d'Européens et d'indigènes. Les communes mixtes existent non seulement en territoire civil, mais aussi en territoire militaire; elles sont dirigées par un administrateur et une commission municipale que nomme le préfet en territoire civil, et le général en territoire militaire.

Le territoire militaire ou de commandement est administré par les autorités militaires. Dans chaque département se trouve un général commandant la division, qui est pour le territoire militaire ce qu'est le préfet pour le territoire civil. C'est dans le territoire militaire que se trouvent exclusivement les *communes indigènes*, qui sont constituées par des tribus dans lesquelles l'élément européen n'a pas encore pénétré.

On voit donc que deux branches du pouvoir exécutif existent en Algérie : l'autorité civile et l'autorité militaire, dont les parties constituantes sont nettes et distinctes dans les communes de plein exercice et dans les communes indigènes. Les premières sont du ressort administratif de l'autorité civile; par conséquent, la loi du 21 juillet 1881 sur la police sanitaire des animaux et le règlement, rendu pour son exécution, doivent être appliqués dans ces communes. Il en est de même encore dans les communes mixtes qui se trouvent en territoire civil. Mais que faut-il décider pour celles qui se trouvent en territoire militaire? Doit-on leur appliquer la loi précitée ou bien les dispositions contenues dans les règlements militaires, notamment celles de l'instruction du ministre de la guerre, publiée en 1879 et relative aux mesures à prendre pour empêcher la propagation de la *daourine* ou dourine en Algérie? Nous pensons que ce sont les règlements militaires qui doi-. vent être appliqués dans les communes mixtes en territoire militaire et à plus forte raison dans les communes indigènes, attendu que les chefs des tribus qui composent ces communes, c'est-à-dire les cheikhs, les caïds, les aghas, les bach-aghas, sont nommés par l'autorité militaire, et que les *délits* sont jugés par une commission disciplinaire du cercle présidée par le commandant supérieur.

On doit donc, selon nous, assimiler les chevaux des

tribus composant les communes indigènes et les communes mixtes situées en territoire de commandement, aux chevaux de l'armée en ce qui concerne l'application des mesures de police sanitaire dont ils peuvent être l'objet. Or l'article 62 du règlement d'administration publique dispose formellement que « l'autorité militaire reste chargée de toutes les mesures à prendre, en ce qui concerne les animaux de l'armée, pour éviter l'introduction et la propagation des maladies contagieuses. » C'est donc à l'instruction spéciale émanant du ministre de la guerre qu'il faut s'en référer pour appliquer ces mesures de police sanitaire lorsque la dourine est constatée en Algérie, dans le territoire de commandement. Voici la teneur de cette instruction :

Article premier. — Les propriétaires de chevaux, juments, ânes ou ânesses affectés de la daourine, sont tenus d'en faire la déclaration.

Ceux de ces propriétaires soumis à la loi française feront cette déclaration au maire de leur commune, s'ils sont en territoire civil et à l'autorité militaire, s'ils sont en territoire militaire. Les indigènes régis par le droit musulman feront cette déclaration au chef de leur douar, qui en informera le caïd et celui-ci l'autorité française dont il relève.

Art. 2. — Aussitôt après la déclaration des propriétaires, l'autorité qui l'aura reçue devra, en attendant la visite du vétérinaire, si c'est dans une ville ou un port français, ordonner la séquestration des animaux ; si c'est dans une tribu habitant sous la tente, l'autorité indigène veillera à ce que les animaux déclarés ne sortent pas du douar et n'aient aucun rapprochement avec d'autres.

L'application de cette mesure peut d'ailleurs varier selon la facilité plus ou moins grande de faire visiter sur les lieux les animaux suspects : c'est à l'autorité supérieure qu'il appartient d'employer les moyens les plus pratiques pour obtenir la séquestration provisoire.

Art. 3. — Les animaux déclarés malades seront visités pàr un vétérinaire. En territoire civil, l'autorité locale ne pourra le désigner elle-même qu'autant qu'elle aura à sa disposition un vétérinaire civil; dans le cas contraire, elle devra s'adresser au commandant militaire de la place, pour que cette visite puisse être faite par un vétérinaire militaire.

Toutes les fois qu'un vétérinaire militaire devra être désigné, soit pour une visite dans les régions soumises au régime militaire, soit, en territoire civil, à la requète de l'autorité municipale, il est désirable que ce vétérinaire soit celui du dépôt de remonte de la province, et qu'en cas d'impossibilité, le vétérinaire désigné soit choisi parmi les plus élevés en grade et ayant déjà une certaine ancienneté en Algérie.

Art. 4. — Les sujets dont l'état maladif ne serait pas suffisamment caractérisé et laisserait quelques doutes seront maintenus en observation jusqu'à ce que le vétérinaire puisse se prononcer définitivement.

Dans les tribus sous la tente, où la séquestration est impossible, les chevaux suspects seront saisis et conduits dans une ville voisine ou à un poste français désigné par l'autorité militaire et possédant une infirmerie vétérinaire où ils pourront être placés. Ces animaux seront mis en subsistance dans le corps auquel appartiendra l'infirmerie vétérinaire où ils seront séquestrés.

Quant aux juments, comme elles seraient dans une ville quelconque ou dans un poste français un embarras à cause du voisinage des chevaux, et qu'elles ne peuvent communiquer leur maladie que par le coït, on les laissera dans leur douar, après avoir pris la précaution de rendre impossible l'accouplement par l'opération du *bouclage* et le chef de ces douars sera responsable de la conservation de l'anneau métallique passé dans les lèvres de la vulve des juments suspectes.

Tous les animaux mâles, y compris les étalons de l'État

reconnus atteints de la daourine, devront être abattus ou castrés selon que l'autorité locale le jugera plus avantageux pour la colonisation.

Art. 5. — Pour engager les propriétaires à faire la déclaration de cette maladie, qu'ils peuvent très aisément cacher, et pour prévenir tout ce que l'abatage des chevaux affectés peut avoir d'arbitraire dans l'esprit de la population indigène, et enfin dans l'intérêt de la colonisation et de la conservation chevaline en Algérie, le gouvernement applique à la *daourine* les principes de l'indemnité admise en Europe et en France aux propriétaires d'animaux atteints de certaines maladies contagieuses et abattus par ordre de l'autorité dans l'intérêt général pour éteindre promptement une épizootie.

En conséquence, il sera accordé en Algérie, aux propriétaires de chevaux abattus comme étant atteints de la daourine, une indemnité montant à la moitié de la valeur des animaux supposés sains, et cette indemnité, dans tous les cas, ne pourra excéder 500 francs.

Art. 6. — L'indemnité ne sera pas due aux propriétaires qui auraient négligé de faire à l'autorité la déclaration de la maladie dont leurs animaux seraient atteints.

Il sera fait d'ailleurs, en territoire civil, application de la pénalité édictée par la loi (Art. 459-460-461-462 du Code pénal).

En pays soumis au droit musulman, le choix des moyens de répression contre les propriétaires qui n'auraient pas fait la déclaration est laissé au gouvernement de l'Algérie, qui pourra, s'il le juge opportun, aller jusqu'à rendre les tribus responsables.

Art. 7. — Les vétérinaires des dépôts de remonte seront invités à bien faire connaître aux sous-officiers, brigadiers et cavaliers chargés du service de la monte, les signes auxquels ils pourront reconnaître la maladie sur les juments et sur les étalons, et les commandants de dépôts auront soin de n'envoyer, autant que possible, dans les régions où la daourine a été signalée, que des chefs de station et même des cavaliers ayant déjà vu cette maladie et étant mieux que d'autres en état de la reconnaître.

Dans les stations, aucune jument ne sera donnée à l'étalon, qu'*après une visite minutieuse des organes génitaux*. En cas de doute, la saillie sera refusée et la *jument signalée à l'autorité locale*, française ou indigène, qui ordonnera les premières mesures à prendre et en informera qui de droit.

Les étalons seront l'objet d'une surveillance attentive et visités journellement au moment de la monte; au moindre signe maladif du côté des organes génitaux, l'*étalon cessera de saillir* et le chef de station en préviendra son supérieur.

Le vétérinaire principal sera toujours appelé à se prononcer sur tous les cas de daourine observés parmi les étalons de l'Etat, *aucun moyen de traitement ne sera employé* et il ne sera pris aucune mesure relative *à la castration, à l'abatage* ou à la remise en service, *que d'après son avis et sous sa responsabilité*.

Il est à remarquer que les dispositions de ce document ministériel concernant les mesures sanitaires à appliquer en territoire civil sont abrogées par l'article 41 de la loi du 21 juillet 1881, attendu que, par suite de l'assimilation administrative du territoire civil de notre colonie, elles sont exclusivement du ressort de l'autorité civile.

Par conséquent, dans cette partie de l'Algérie, la loi du 21 juillet 1881 est seule obligatoire, tandis qu'en territoire militaire il faut appliquer les prescriptions contenues dans l'instruction publiée en 1879 par le ministre de la guerre, et rapportée ci-dessus.

## SECTION VIII. — RAGE

La rage est une maladie susceptible de se communiquer à toutes les espèces animales et qui est surtout redoutable par sa transmission à l'espèce humaine. Partout on la considère comme une calamité publique, dont l'autorité a le devoir de prévenir et d'atténuer les dangers par des mesures spéciales de police sanitaire.

Plusieurs causes, dit M. H. Bouley, justifient l'impression de terreur que l'idée de rage exerce sur les esprits. « D'abord, la rage est une maladie qui ne laisse aucune espérance. Quiconque en est atteint est infailliblement destiné à périr, et la mort qui le saisit ne s'en empare cependant qu'avec une certaine lenteur en lui laissant toutes les facultés de son intelligence qui le livrent tout entier en proie à ses souffrances physiques et à ses angoisses morales, les unes et les autres excessives.

» En second lieu, l'inoculation de la rage, par quelque voie qu'elle se soit produite : morsures, blessures accidentelles, lèchements, dépôt sur les muqueuses de bave virulente, etc., etc., condamne ceux qui l'ont subie aux plus terribles attentes. Les échéances de la rage n'ont rien de fixe, et il y a heureusement des chances en assez grand nombre, pour que leur jour n'arrive jamais, même lorsque toutes les conditions semblent réalisées pour qu'une inoculation rabique ait été complète et produise ses effets. Mais ces chances sont incertaines et pendant les jours trop longs qui succèdent à une inoculation virulente, les malheureux qui l'ont subie et qui sont conscients de leur état ne restent plus maîtres de leur esprit. Un seul souvenir s'est emparé d'eux, toujours nouveau et toujours ravivé : c'est celui de la morsure reçue ; une seule pensée les préoccupe et les occupe tout entiers : c'est celle de l'avenir qu'ils se croient fatalement réservé. Ils passent des nuits sans sommeil et des jours sans espoir, victimes d'eux-mêmes et faisant des victimes de tous ceux qui les entourent, qui partagent leurs souffrances morales et ne savent où trouver l'espérance et les consolations pour les sauver de leur terreur et se rassurer eux-mêmes (1). »

Or, cette terrible maladie procède exclusivement de la contagion, et s'il est vrai qu'elle ne soit pas susceptible de produire de grands dommages matériels, c'est-à-dire une forte mortalité parmi nos espèces animales, on ne peut nier qu'elle constitue la plus redoutable des contagions qui puisse s'attaquer à l'espèce humaine. — Le législateur de 1881, comme celui du dix-huitième siècle, l'a donc inscrite dans la loi de police sanitaire.

Mais il ne suffit pas d'édicter des mesures sanitaires, il faut encore que l'autorité les fasse exécuter avec fermeté, quelque rigoureuses qu'elles paraissent, car l'expérience du passé témoigne que la rage ne fait des victimes que par la négligence ou l'indifférence de ceux qui sont chargés d'appliquer la loi.

### ARTICLE I<sup>er</sup>. — MESURES PERMANENTES.

#### § 1<sup>er</sup>. — **Marque obligatoire.**

Cette mesure est ordonnée par l'article 51 du règlement d'administration publique.

Art. 51. — Tout chien circulant sur la voie publique, en liberté ou même tenu en laisse, doit être muni d'un collier portant, gravés sur une plaque de métal, les noms et demeure de son propriétaire.

(1) *Dictionnaire encyclopédique des sciences médicales*, article *Rage*, par M. H. Bouley.

Sont exceptés de cette prescription les chiens courants portant la marque de leur maître.

La mesure prescrite par cet article est fort simple et nullement gênante. Elle a pour but de permettre l'application des articles 1385 du Code civil et 319 du Code pénal, aux propriétaires de chiens lorsque ces animaux causent des dommages ou des accidents. Or, dans le cas de rage, il peut y avoir, non seulement préjudices matériels par la communication de la maladie à d'autres animaux, mais encore mort d'homme. Par conséquent, le propriétaire d'un chien enragé peut être l'objet d'une action civile en dommages-intérêts par application de l'article 1385 du code civil· qui dispose que « le propriétaire d'un animal ou celui qui s'en sert, pendant qu'il est à son usage, est responsable du dommage que l'animal a causé, soit qu'il *fût égaré ou échappé.* » Ainsi, par deux jugements rendus en 1881, le tribunal de Clamecy a condamné le propriétaire d'un chien enragé à 1,000 francs de dommages-intérêts et à tous les frais, par suite de morsures faites à un bœuf et à une vache qui ont succombé à la rage (1).

Le propriétaire peut aussi être passible des pénalités édictées par l'article 319 du Code pénal ainsi conçu : « Quiconque par maladresse, imprudence, inattention, négligence ou *inobservation des règlements,* aura commis involontairement un homicide, ou en aura été involontairement la cause, sera puni d'un emprisonnement de trois mois à deux ans et d'une amende de 50 francs à 600 francs. »

On ne saurait trop rappeler ces dispositions pénales aux propriétaires de chiens, afin qu'ils exercent sur ces

____

(1) *Recueil de médecine vétérinaire,* 1882, p. 245.

animaux une plus grande surveillance, soit pour les empêcher de divaguer, soit pour ne leur en laisser la liberté qu'après les avoir muselés.

### § 2. — Saisie et abatage des chiens non marqués et des chiens errants.

Ces mesures sont prescrites par l'article 52 du règlement.

Art. 52. — Les chiens trouvés sans collier sur la voie publique et les chiens errants même munis de collier sont saisis et mis en fourrière.

Ceux qui n'ont pas de collier et dont le propriétaire est inconnu dans la localité sont abattus sans délai.

Ceux qui portent le collier prescrit par l'article précédent et les chiens sans collier dont le propriétaire est connu sont abattus s'ils n'ont pas été réclamés avant l'expiration d'un délai de trois jours francs. Ce délai est porté à cinq jours francs pour les chiens courants avec collier ou portant la marque de leur maître.

Les chiens destinés à être abattus peuvent être livrés à des établissements publics d'enseignement ou de recherches scientifiques.

En cas de remise au propriétaire, ce dernier sera tenu d'acquitter les frais de conduite, de nourriture et de garde, d'après un tarif fixé par l'autorité municipale.

Ces dispositions ont pour but de diminuer le nombre des chiens errants, c'est-à-dire des principaux agents propagateurs de la rage et d'obliger les propriétaires. qui tiennent à leurs chiens, d'exercer sur eux une plus grande surveillance et de les empêcher de divaguer, tout au moins sans être munis du collier indicateur dont le port est obligatoire en tout temps. Elles ont, en outre, l'avantage de débarrasser les rues d'animaux qui peuvent nuire, même en santé, par leurs morsures ou par leurs aboiements susceptibles d'effrayer les chevaux ; elles constituent un moyen très efficace de diminuer le nombre des chiens, car beaucoup de captifs ne sont pas réclamés, et doivent être abattus, soit qu'on les livre à l'équarrisseur, soit qu'ils servent de sujets d'expérience dans les laboratoires de physiologie. Mais, sous aucun prétexte, ces animaux ne doivent être détournés de leur destination légale, c'est-à-dire l'abatage dans un atelier d'équarrissage ou leur sacrifice en vue de recherches scientifiques. Dans aucun cas, ils ne doivent être vendus ou simplement cédés par complaisance, attendu que ces faits constituent des infractions à la législation sanitaire, de nature à entraîner l'application des pénalités édictées par le paragraphe 2 de l'article 31 et par l'article 34 de la loi du 21 juillet 1881.

ARTICLE II. — MESURES TEMPORAIRES.

### § 1ᵉʳ. — Obligation de museler ou de tenir les chiens en laisse.

Cette obligation procède de dispositions de l'article 53 du règlement.

Art. 53. — L'autorité administrative pourra, lorsqu'elle croira cette mesure utile particulièrement dans les villes, ordonner par arrêté que tous les chiens circulant sur la voie publique soient muselés ou tenus en laisse.

On voit que l'autorité administrative peut ordonner que tous les chiens circulant sur la voie publique soient muselés ou tenus en laisse. Cette mesure,

qui n'est appliquée que lorsque l'autorité la croit
utile, particulièrement dans les villes où la population canine est nombreuse, est très rationnelle en
théorie, car on conçoit aisément que, la rage se pro-
pageant par les morsures des chiens enragés, on préviendrait le développement de cette maladie par l'application de la muselière. Mais, en pratique, ce moyen
présente des difficultés d'exécution, qui en diminuent
considérablement la valeur. En effet, malgré toute la
fermeté et la vigilance des agents de l'autorité, on ne
peut museler tous les chiens d'une ville et des localités
environnantes. Or, lorsque la rage commence à se manifester chez le chien et que cet animal est pour ainsi
tourmenté par l'envie de mordre, il s'enfuit afin d'as-
souvir cette envie sur d'autres personnes que son maître. C'est généralement à l'insu de tout le monde que
le chien s'échappe du logis et, à ce moment, il est toujours démuselé.

D'autre part, l'application de la muselière est considérée par la très grande majorité des propriétaires
de chiens comme une mesure gênante, nuisible,
vexatoire, à laquelle ils cherchent à les soustraire par
tous les moyens possibles. Tantôt ils opposent aux
injonctions de l'autorité la force d'inertie, tantôt ils
appliquent une muselière dont l'action est fictive,
attendu que cet appareil est adapté de telle sorte qu'il
permet au chien d'écarter largement ses mâchoires. Il
faudrait donc que l'autorité imposât une muselière
*réglementaire*, c'est-à-dire d'un modèle déterminé.
L'expérience du passé témoigne qu'une pareille condition ne peut être réalisée en pratique.

Enfin, en admettant que l'obligation de museler tous
les chiens fût rigoureusement observée et que la mu-

selière fût convenablement faite et soigneusement adaptée, l'action préventive de cette mesure n'aurait pas toute l'importance que l'on est porté à lui attribuer tout d'abord, en ne considérant les choses que sous le rapport théorique ; attendu que c'est dans l'intérieur des maisons que les chiens familiers mordent les personnes qui les approchent et leurs maîtres eux-mêmes, quand leur instinct affectueux est complètement dominé par les fureurs rabiques.

Aussi le musèlement n'est-il placé qu'au second rang des mesures sanitaires dont la rage doit être l'objet, et ne constitue-t-il qu'un moyen temporaire que l'autorité appliquera quand elle le jugera nécessaire, mais que l'on ne saurait imposer en tout temps comme la marque.

### § 2. — Mesures à appliquer lorsqu'un cas de rage a été constaté dans une commune.

Ces mesures sont édictées par l'article 54 du règlement.

Art. 54. — Lorsqu'un cas de rage a été constaté dans une commune, le maire prend un arrêté pour interdire, pendant six semaines au moins, la circulation des chiens, à moins qu'ils ne soient tenus en laisse.

La même mesure est prise pour les communes qui ont été parcourues par un chien enragé.

Pendant le même temps, il est interdit aux propriétaires de se dessaisir de leurs chiens ou de les conduire en dehors de leur résidence, si ce n'est pour les faire abattre. Toutefois, peuvent être admis à circuler librement, mais seulement pour l'usage auquel ils sont employés, les chiens de berger et de bouvier ainsi que les chiens de chasse.

*Constatation de la rage.* — La constatation de la rage
dont il est parlé dans l'article ci-dessus est seulement
relative à l'existence de cette maladie chez le chien,
puisque cet animal est l'agent propagateur essentiel de la rage, par ses habitudes errantes et par l'envie
de mordre qui le possède. Elle peut être faite soit sur
l'animal vivant, soit après la mort. Ce dernier cas est
même fréquent, car lorsqu'un chien enragé est signalé,
on se met à sa poursuite et on le tue. Le vétérinaire
est alors consulté, soit par l'autorité, soit par toute
autre personne ayant intérêt á connaître l'état sanitaire
de l'animal abattu comme enragé. En pareille circonstance, il procède à l'autopsie du cadavre et formule
ensuite ses conclusions verbalement ou par écrit.

Avant les recherches de M. Pasteur et de ses colla-
borateurs sur le microbe de la rage, le diagnostic *post
mortem* présentait de sérieuses difficultés, car l'on ne
pouvait l'établir d'après l'existence d'une lésion spéciale à l'état rabique. Ainsi la présence de corps
étrangers très divers dans l'estomac, la vacuité de la
vessie, etc., signalées par les auteurs, ne sont pas des
lésions procédant exclusivement de la rage, et le
praticien était exposé à commettre des erreurs médico-
légales alors même qu'avant de conclure il cherchait à
se renseigner sur les signes que l'animal avait présentés
pendant sa vie. Mais il est possible aujourd'hui d'établir
le diagnostic *post mortem,* avec toute la certitude désirable, en inoculant à un chien, à un lapin ou même à
des rats, la substance du bulbe rachidien, des hémis-
phères cérébraux ou de la moelle du cadavre suspect.
A cet effet, on délaye cette matière dans de l'eau et on
l'injecte dans la cavité arachnoïdienne, au moyen d'une
seringue de Pravaz et après trépanation préalable. Tou-

tefois, cette opération fait courir des risques sérieux aux animaux qui la subissent, et M. P. Gibier, aide naturaliste de la chaire de pathologie comparée du Muséum, lui a substitué un mode d'inoculation beaucoup plus simple. « Au moyen d'un petit foret nous pratiquons sur la ligne médiane du crâne un petit orifice pouvant admettre une aiguille mousse s'ajustant sur la seringue. Il faut avoir soin (ce point est essentiel) de faire la perforation sur la ligne médiane pour passer dans l'espace inter-hémisphérique et au niveau des circonvolutions frontales, pour éviter de blesser le sinus longitudinal supérieur. De plus, l'aiguille doit s'arrêter aussitôt après avoir traversé les os. Ce mode opératoire permet d'opérer les chiens sans les attacher et sans chloroforme ; une simple piqûre de morphine à la base de l'oreille suffit avec la muselière » (1). Par l'emploi de ce procédé, la période d'incubation n'est pas plus longue que par celui de M. Pasteur, c'est-à-dire qu'elle est ordinairement de six, huit ou dix jours, ce qui permet de l'employer très utilement dans la pratique. Il n'y a pas d'inconvénient en effet à surseoir pendant quelques jours à l'application de mesures sanitaires quand il y a doute sur l'existence de cette maladie, et l'on est exposé à rencontrer des résistances motivées quand, en pareil cas, on agit avec précipitation et que l'on se prononce à la légère.

L'injection intra-rachidienne de la substance nerveuse suspecte n'est pas le seul mode d'inoculation révélatrice à employer. On peut, en effet, mettre encore à profit les recherches expérimentales de M. Pasteur, qui établissent que par l'injection intra-veineuse de la

_______

(1) *Recueil de médecine vétérinaire*, 1883, p. 428.

substance cérébrale provenant d'un animal atteint de la rage, cette maladie se déclare souvent au bout de six, huit et dix jours. Les mesures sanitaires apportant une restriction au droit de propriété, on ne saurait s'entourer de trop de précautions pour les bien motiver, c'est-à-dire pour établir le diagnostic d'où elles procèdent.

*Obligations de l'autorité relativement à l'interdiction de la circulation des chiens.* — Il importe d'appeler l'attention de l'autorité communale sur l'obligation qui lui est faite par l'article 54 du règlement d'administration publique relativement à l'interdiction de la circulation des chiens sur la voie publique, à moins qu'ils ne soient tenus en laisse. En effet, lorsqu'un chien enragé passe dans une commune, il s'attaque généralement à tous les animaux de son espèce qu'il rencontre sur son passage. Il mord les uns et roule les autres, parfois en présence de témoins, d'autres fois à l'insu de tout le monde. D'autre part, s'il est possible de découvrir les traces des morsures chez les chiens à poil ras, il n'en est plus de même chez ceux à poil long et touffu. Par conséquent, on doit considérer comme suspects à un certain degré tous les chiens d'une commune dans laquelle « un cas de rage a été constaté, » c'est-à-dire que les prescriptions de l'article 54 du règlement d'administration publique seront appliquées, soit qu'un chien enragé ait passé dans la commune, soit que la rage ait été signalée sur un animal de cette espèce. En pareille circonstance, il y a matière à suspicion pour la population canine de cette localité, et il y aurait un danger réel à laisser circuler librement les animaux dont elle se compose.

Aussi l'arrêté municipal pris en vertu de l'article 54

doit-il interdire aux propriétaires de se dessaisir de leurs chiens, avant qu'un délai de « six semaines au moins » se soit écoulé. Cet arrêté doit également défendre de conduire les chiens « en dehors de leur résidence » pendant le même délai, « si ce n'est pour les faire abattre. » La durée du délai à observer dans le cas qui nous occupe a été fixée d'après celle de la période d'incubation de la rage, prise en moyenne. Si, pendant ce délai, un cas de rage venait à être constaté, on pourrait, suivant les circonstances, en augmenter la durée.

Toutefois, il est à noter qu'une exception peut être apportée à la règle contenue dans l'article 54 lorsqu'il s'agit de chiens de berger, de bouvier ou de chiens de chasse. Ces animaux peuvent être admis à circuler librement, si l'autorité estime qu'il n'en résulte aucun danger.

### § 3. — Mesures concernant les chiens et les chats suspects de rage.

Il s'agit ici d'une catégorie de *suspects*, qui diffère de celle dont il vient d'être parlé dans le paragraphe 2, par ce fait que l'on a, sur l'état sanitaire de ces animaux, des renseignements précis. On sait, d'une manière certaine, que les chiens ou les chats suspects dont il est parlé dans le présent paragraphe, ont été mordus ou roulés par un chien enragé ; et cela constitue la suspicion proprement dite. Dans le cas qui fait l'objet du paragraphe 2, il y avait seulement simple présomption sur les rapports entre animaux malades et animaux sains, tandis que, dans le cas actuel, il y a certitude. Aussi, ne doit-on point appliquer à cette seconde catégorie de suspects les dispositions de l'article 54 précité, qui seraient manifestement insuffisantes, mais bien celles de l'article 10 de la loi du 21 juillet 1881.

Le deuxième alinéa de cet article stipule formellement que : « les chiens et les chats suspects de rage doivent être immédiatement abattus. Le propriétaire de l'animal suspect est tenu, même en l'absence d'un ordre des agents de l'administration, de pourvoir à l'exécution de cette mesure. »

. Au premier abord, cette mesure extrême de l'abatage peut paraître bien rigoureuse et de nature à soulever bien des récriminations et des difficultés dans la pratique. En effet, dans un très grand nombre de cas, comme le dit M. H. Bouley, « le chien est pour l'homme plus qu'un animal ; c'est un être auquel on est attaché par un sentiment affectueux très énergique. Pour beaucoup il est comme de la famille, il est le favori des enfants, il rappelle un souvenir resté cher, et, dans de telles conditions, il est bien difficile toujours, souvent même impossible, d'obtenir contre lui l'acquiescement de son maître à son arrêt de mort. »

Néanmoins, M. H. Bouley n'hésite pas à recommander l'abatage des animaux suspects toutes les fois que l'on a la certitude qu'ils ont été mordus ou seulement roulés par un chien enragé. « Le moyen est cruel sans doute, mais combien sont plus cruelles les conséquences de l'apitoiement ! Elles se comptent par milliers les victimes des chiens mordus qu'on a laissés vivre par amour pour eux et qu'on aurait dû sacrifier, sans merci, sinon par amour de l'humanité, ce qui est un sentiment trop compréhensif pour être bien compris et accepté par tous, tout au moins par affection pour sa famille et pour ses proches. Plus on fera de victimes parmi les chiens inoculés de la rage et plus on diminuera, avec les dangers de cette maladie, le nombre des victimes humaines qui sont livrées chaque année à la contagion. Donc, au point de vue sanitaire, l'abatage des chiens inoculés de la rage ne saurait être trop prescrit et surtout trop exécuté. »

C'est ainsi que s'exprimait M. H. Bouley, en 1874, à l'article *Rage*, du *Dictionnaire encyclopédique des sciences médicales*, et l'on peut dire que les écrits de ce maître éminent ont puissamment contribué à l'inscription dans la loi, de la mesure de l'abatage applicable aux chiens et aux chats suspects de rage. Ajoutons que, pendant les douze années que nous avons passées à la clinique de l'École de Lyon comme chef de service, il nous a été donné d'observer plusieurs fois la transmission de la rage à l'homme par des chiens suspects devenus enragés alors que leurs propriétaires croyaient n'avoir plus rien à redouter.

Nous estimons donc que l'abatage des chiens et des chats suspects de rage est une mesure des mieux justifiées parmi celles que prescrit la loi du 21 juillet 1881.

On peut cependant faire encore une objection à cette mesure si importante. Une séquestration prolongée pendant plusieurs mois n'offrirait-elle pas une garantie suffisante ? « Si la rage du chien avait une période d'incubation bien déterminée ou tout au moins si les variations dans la durée de cette période restaient dans une limite de temps qu'elles ne dépasseraient jamais, comme six semaines ou deux mois, par exemple, il vaudrait mieux sans doute recourir à la séquestration des chiens suspects qu'à leur abatage, car, le temps de la séquestration écoulé, la garantie serait donnée que les dangers de l'explosion de la rage ne sont plus à craindre. Mais malheureusement il n'en est pas ainsi : la durée de la période d'incubation de la rage chez le chien peut varier depuis huit jours jusqu'à huit mois et au-delà même ; et en présence de cette incertitude qui rend impossible une séquestration sérieuse, le parti de l'abatage des chiens et des chats que l'on doit considérer comme suspects parce qu'il y a lieu de craindre qu'ils aient été mordus, est le parti que l'humanité réclame. C'est à cette condition seule que la rage des animaux carnivores peut être réfrénée et, conséquemment, que l'homme peut en être le plus possible préservé » (1).

Déjà la Cour suprême a dû intervenir pour faire observer la loi du 21 juillet 1881, en ce qui concerne l'abatage des carnivores suspects. Ainsi, en 1883, la Chambre criminelle de la Cour de cassation a annulé un jugement du tribunal de simple police de Prades (Pyrénées-Orientales) et décidé que l'arrêté préfectoral ou municipal qui dispose que : « seront abattus les chiens et les chats enragés et les animaux de même espèce qui ont été mordus par des animaux enragés ou qui sont soupçonnés de l'avoir été », est légal et obligatoire, et qu'en outre ledit arrêté s'applique aussi bien aux chiens ou chats conservés dans la maison de leurs maîtres et restés sous leur surveillance, qu'aux chiens ou chats vaguant sur la voie publique. Par application de cette jurisprudence, le Tribunal correctionnel de Lyon a condamné à 50 francs d'amende un propriétaire qui avait refusé de faire abattre son chien mordu par un chien enragé (2).

(1) Rapport de M. H. Bouley au ministre de l'agriculture sur le projet de loi de police sanitaire des animaux.
(2) *Lyon-médical*, 1883, p. 309.

PEUCH. — Précis de police sanit. vétér.          17

Cette doctrine juridique, qui est de tous points conforme à l'esprit comme au texte de notre loi sanitaire, servira sans doute d'exemple salutaire pour l'avenir et contribuera ainsi à faire observer l'une de ses dispositions essentielles au point de vue de la prophylaxie de la rage.

## § 4. — Mesures concernant les animaux herbivores suspects de rage.

Ces mesures sont prescrites par l'article 55 du règlement.

Art. 55. — Lorsque des animaux herbivores ont été mordus par un animal enragé, le maire prend un arrêté pour mettre ces animaux sous la surveillance d'un vétérinaire délégué à cet effet. Cette surveillance sera de six semaines au moins.

Ces animaux sont marqués, et il est interdit au propriétaire de s'en dessaisir avant l'expiration de ce délai, si ce n'est pour les faire abattre. Dans ce cas, il est délivré un laissez-passer qui est rapporté au maire, dans le délai de cinq jours, avec un certificat attestant que les animaux ont été abattus. Ce certificat est délivré par le vétérinaire délégué à la surveillance de l'atelier d'équarrissage.

L'utilisation des chevaux et des bœufs pour le travail peut être autorisée, à condition, pour les chevaux, d'être muselés.

Les animaux herbivores auxquels s'appliquent les dispositions de la loi sont : les solipèdes, les grands et les petits ruminants. Ils sont déclarés suspects de rage lorsqu'ils ont été mordus par un animal enragé. En pareil cas, le maire prend, aux termes de l'article 55 du règlement d'administration publique, un arrêté pour mettre ces animaux sous la surveillance d'un vétérinaire délégué à cet effet, c'est-à-dire pour les visiter de temps à autre. Cette surveillance sera de six semaines au moins; elle pourra être prolongée par l'autorité communale après avis préalable du vétérinaire sanitaire.

L'article précité prescrit également de marquer les animaux suspects. En pareil cas, la marque aux ciseaux sur la joue gauche suffit, et si l'on a affaire à des moutons, on se sert d'une matière colorante que l'on applique sur le dos.

La vente des herbivores suspects de rage est interdite pendant toute la durée du délai de surveillance, à moins que le propriétaire ne veuille les faire abattre. Dans ce cas, dit l'article 55, « il est délivré un laissez-passer qui est rapporté au maire dans le délai de cinq jours, avec un certificat attestant que les animaux ont été abattus. Ce certificat est délivré par le vétérinaire délégué à la surveillance de l'atelier d'équarrissage. »

Ces dispositions semblent indiquer que la chair des herbivores suspects de rage ne peut être livrée à la consommation, puisque le certificat d'abatage doit être délivré par le vétérinaire délégué à la surveillance de l'atelier d'équarrissage. Cette prescription limitative, que l'on peut admettre à la rigueur pour les animaux de l'espèce chevaline, nous paraîtrait excessive si on l'appliquait sans distinction à tous les animaux des espèces bovine, ovine et caprine. Nous pensons qu'il est plus conforme à l'esprit de la loi de décider que des bœufs, des moutons ou des chèvres suspects de rage, mais qui ne présentent aucun signe de maladie, et dont l'embonpoint est satisfaisant, peuvent être sans danger livrés à la consommation. Mais il faut avoir le soin d'exiger des formalités analogues à celles qui sont stipulées ci-dessus, avec cette différence toutefois que le certificat d'abatage serait délivré par l'inspecteur de l'abattoir où les animaux seraient conduits. Par ce moyen, on concilie tous les intérêts sans que la santé publique ait à en souffrir, car la chair des animaux suspects de rage n'est nullement insalubre.

Nous ajouterons même que l'on doit également tolérer la consommation de la chair des porcs suspects de rage, lorsque ces animaux ne présentent aucun signe de maladie. A cet égard, le règlement d'administration publique ne formule aucune prescription, mais nous pensons que ce n'est point s'écarter de l'esprit de la loi que d'autoriser la vente de ces animaux pour la boucherie, en la soumettant d'ailleurs aux formalités prescrites par l'article 55.

Le troisième alinéa de cet article dispose que l'utilisation des chevaux et des bœufs pour le travail peut être autorisée, à condition, pour les chevaux, d'être muselés. Par conséquent, le maire pourra, soit dans l'arrêté qui place les animaux herbivores suspects sous la surveillance du vétérinaire sanitaire, soit par un arrêté ultérieur, décider que les chevaux ou les bœufs suspects seront utilisés pour le travail, tout en restant placés sous la surveillance sanitaire du vétérinaire.

Quant au lait des vaches suspectes de rage, il ne doit pas être consommé en raison de l'inquiétude à laquelle il pourrait donner lieu chez les personnes nerveuses ou très impressionnables, si elles venaient à en connaître la provenance.

### § 5. — Mesures concernant les animaux enragés.

L'article 10 de la loi dispose que « la rage, lorsqu'elle est constatée chez les animaux de quelque espèce qu'ils soient, entraîne l'abatage, qui ne peut être différé sous aucun prétexte ». Par conséquent, lorsque le vétérinaire sanitaire a constaté l'existence de la rage, l'abatage a lieu immédiatement et sur place afin d'éviter les accidents qui se produiraient si l'animal venait à s'échapper et les dangers qu'il y aurait à le déplacer d'une manière quelconque.

Le cadavre de l'animal mort de la rage ou abattu comme atteint de cette maladie doit être enfoui ou livré à l'équarrisseur suivant les circonstances locales, mais, dans aucun cas, la chair ne doit être employée pour la consommation, conformément aux dispositions de l'article 14 de la loi. Toute infraction entraîne les pénalités édictées par l'article 32 (Voy. p. 41).

La peau des animaux morts de la rage ou abattus comme atteints de cette maladie peut être utilisée après désinfection dûment constatée (Art. 56, R.). Cette désinfection aura lieu par l'immersion complète dans la solution de sulfate de zinc à 2 p. 100.

Quant à la désinfection des locaux et objets ayant servi aux animaux malades, elle aura lieu d'après les règles suivantes prescrites par l'article 23 de l'arrêté ministériel du 12 mai 1883 :

*Pour les carnivores :* 1° Lavage à l'eau bouillante phéniquée des surfaces sur lesquelles les animaux enragés ont pu répandre leur bave, et particulièrement de l'intérieur des niches, des colliers, chaînes d'attache, couvertures, etc.

2° Destruction par le feu des restes d'aliments et des litières.

*Pour les herbivores :* 1° Destruction par le feu des litières, fumiers et restes d'aliments trouvés dans les mangeoires et râteliers ;

2° Lavage à l'eau bouillante phéniquée du sol, des murs et

des bat-flancs, des mangeoires, râteliers, seaux, barbottoirs et de toutes les surfaces et objets sur lesquels la bave a pu être déposée ;

3° Flambage, après lavage et grattage, des boiseries aux points où elles ont été entamées par la dent des animaux pendant leurs accès ;

4° Destruction par le feu, des éponges, des licols et cordages d'attache ;

5° Immersion dans l'eau bouillante phéniquée et lessivage des couvertures ;

6° Vidange et nettoyage à l'eau bouillante phéniquée des auges servant d'abreuvoir commun dans lesquelles les animaux ont pu boire au début de leur maladie, alors qu'elle n'était pas encore reconnue.

### ARTICLE III. — INSTRUCTION SOMMAIRE SUR LES CARACTÈRES DISTINCTIFS DE LA RAGE DU CHIEN.

Il ne suffit pas que l'autorité applique les dispositions de la loi sanitaire pour prévenir la propagation de la rage canine, il faut encore que les populations soient mises en garde contre cette maladie par la connaissance des premiers symptômes qui la dénoncent, afin que le chien suspect soit immédiatement séquestré et mis ainsi dans l'impossibilité de nuire.

Or, le mot de rage fait naître dans l'esprit l'idée d'une maladie qui se caractérise par des accès furieux, des envies de mordre. Toutefois, ce n'est que quand la rage est confirmée que les accès rabiques apparaissent et que l'animal est véritablement furieux. A la période initiale de la rage, l'animal est souvent plus doux, plus caressant, il lèche fréquemment son maître et peut lui inoculer ainsi cette terrible maladie aussi sûrement que par les morsures. D'autre part et suivant des croyances vulgaires très profondément enracinées, on se persuade que le chien enragé ne boit pas, qu'il a horreur de l'eau, qu'il est *hydrophobe;* on se refuse à admettre qu'il puisse manger. On se représente le chien enragé comme un animal cherchant à mordre tout ce qu'il trouve sur son passage, ayant la gueule remplie de bave, la langue pendante, la queue portée bas, etc. Mais ces symptômes n'existent que quand la rage est confirmée et qu'elle ne peut plus être méconnue. Aussi doit-on appeler l'attention du public sur les premières manifestations de l'état rabique et nous ne saurions faire mieux que de reproduire ici l'instruction, si complète et si concise, que M. H. Bouley a rédigée à ce sujet, et que nous extrayons du *Dictionnaire encyclopédique des sciences médicales :*

I. — La rage du chien ne se caractérise pas par des accès de fureur dans les premiers jours de sa manifestation.

Au contraire, c'est une maladie tout d'abord d'apparence bénigne ; mais, dès ses débuts la bave est virulente, c'est-à-dire qu'elle renferme le germe inoculable, et le chien est alors bien plus dangereux par les caresses de sa langue qu'il ne peut l'être par ses morsures, car il n'a encore aucune tendance à mordre.

II. — Au début de la rage, le chien change d'humeur ; il devient triste, sombre et taciturne, recherche la solitude et se retire dans les recoins les plus obscurs.

Mais il ne peut rester longtemps en place ; il est inquiet et agité, va et vient, se couche et se relève, rôde, flaire, cherche, gratte avec ses pattes de devant. Ses mouvements, ses attitudes et ses gestes semblent indiquer que, par moment, il voit des fantômes, car il mord dans l'air, s'élance et hurle comme s'il s'attaquait à des ennemis réels.

III. — Son regard est changé ; il exprime une tristesse sombre et quelque chose de farouche.

IV. — Mais, dans cet état, le chien n'est encore nullement agressif pour l'homme. Son caractère est ce qu'il était avant. Il se montre docile et soumis pour son maître, à la voix duquel il obéit, en donnant quelques signes de gaieté qui ramènent un instant sa physionomie à son expression habituelle.

V. — Au lieu de tendances agressives, ce sont souvent des tendances contraires qui se manifestent dans la première période de la rage. Le sentiment affectueux envers ses maîtres et les familiers de la maison s'exagère chez le chien enragé, et il l'exprime par des mouvements répétés de sa langue, avec laquelle il est avide de caresser les mains ou les visages qu'il peut atteindre.

VI. — Ce sentiment très développé et très tenace chez le chien le domine assez pour que, dans un très grand nombre de cas, il respecte ses maîtres, même dans les paroxysmes de la rage, et pour que ceux-ci, d'autre part, conservent sur lui un très grand empire, même lorsque ses instincts féroces ont commencé à se manifester et qu'il s'y abandonne.

VII. — Le chien enragé n'a pas horreur de l'eau ; au contraire, il en est avide. Tant qu'il peut boire, il satisfait sa soif toujours ardente ; et quand le spasme de son gosier l'empêche de déglutir, il plonge le museau tout entier dans le vase, et il mord, pour ainsi dire, le liquide qu'il ne peut plus avaler.

Le chien enragé n'est donc pas *hydrophobe*.

L'hydrophobie n'est donc pas un signe certain et univoque de la rage du chien.

VIII. — Le chien enragé ne refuse pas sa nourriture dans la première période de sa maladie ; souvent même il la mange avec plus de voracité que d'habitude.

IX. — Lorsque le besoin de mordre, qui est un des caractères essentiels de la rage à une certaine période de son développement, commence à se manifester, l'animal le satisfait d'abord sur des corps inertes ; il ronge le bois des portes et des meubles, déchire les étoffes, les tapis, les chaussures, broie sous ses dents la paille, le foin, les crins, la laine, mange la terre, la fiente des animaux, la sienne même, happe sa propre urine, et accumule dans son estomac des débris de tous les corps sur lesquels ses dents ont porté.

X. — L'abondance de la bave n'est pas un signe constant de la rage chez le chien. Tantôt la gueule est humide et tantôt elle est sèche. Avant la période des accès, la sécrétion de la salive est normale, elle s'exagère pendant cette période, et se tarit à la fin de la maladie.

XI. — Le chien enragé exprime souvent la sensation douloureuse que lui fait éprouver le spasme de son gosier, en faisant avec ses pattes de devant, de chaque côté des joues, les gestes propres au chien dans la gorge duquel un os est arrêté.

XII. — Dans une variété particulière de la rage, que l'on appelle la *rage mue*, la mâchoire inférieure paralysée reste écartée de la supérieure, et la gueule demeure béante et sèche, avec une teinte rouge brunâtre de la muqueuse.

XIII. — Le chien affecté de rage mue n'a pas de tendance à mordre; au lieu d'être agité il conserve le plus souvent l'immobilité d'un sphynx, mais sa bave étant virulente, on peut s'inoculer la rage, par des blessures ou des écorchures, lorsqu'on introduit imprudemment ses doigts dans la gueule d'un chien affecté de rage mue, pour en explorer la profondeur.

XIV. — Dans quelques cas, le chien enragé vomit du sang, ce qui peut donner le change sur la nature réelle de sa maladie. Il faut toujours se méfier de ce symptôme, et ne faire prendre des breuvages de force à un animal chez lequel on le constate, que lorsqu'on a acquis l'assurance qu'il ne se rattache pas à l'état rabique.

XV. — La voix du chien enragé change toujours de timbre, et toujours son aboiement s'exécute suivant un mode complètement différent de son mode habituel. Il est rauque, voilé et se transforme en un hurlement saccadé.

Dans la variété de rage appelée rage mue, ce symptôme important fait défaut. La maladie reçoit son nom du mutisme absolu des malades : *rage mue*, ou *rage muette*.

17.

XVI. — La sensibilité est très émoussée dans le chien
enragé. Quand on le frappe, qu'on le brûle ou qu'on le blesse,
il ne fait entendre ni les plaintes, ni les cris par lesquels les
animaux de son espèce expriment leurs souffrances, ou même simplement leurs craintes.

Il y a des cas où le chien enragé se fait à lui-même des
blessures profondes avec ses dents, et assouvit sa rage sur
son propre corps, sans chercher encore à nuire aux personnes qui lui sont familières.

XVII. — Le chien enragé est presque toujours très vio-
lemment impressionné et irrité par la vue d'un animal de son
espèce.

Dès qu'il se trouve en sa présence, ou qu'il entend ses aboiements, sa fureur rabique se manifeste, si elle était encore
latente, se développe et s'exalte, si elle était déjà déclarée,
et il s'élance vers lui pour le déchirer de ses dents.

La présence du chien produit la même impression sur
les animaux des autres espèces, quand ils sont sous le coup
de la rage, en sorte qu'il est vrai de dire que le chien fait
l'office d'un agent *réactif* à l'aide duquel on peut presque
toujours, avec une très grande sûreté, déceler la rage encore
cachée dans un animal qui la couve.

XVIII. — Le chien enragé fuit souvent le toit domestique,
au moment où, par les progrès de sa maladie, les instincts
féroces se développent en lui et commencent à le dominer ;
et, après un ou deux jours de pérégrination pendant lesquels
il a cherché à satisfaire sa rage sur tous les êtres vivants qu'il
a pu rencontrer, il revient souvent mourir chez ses maîtres.

XIX. — Lorsque la rage est arrivée à sa période furieuse,
elle se caractérise par l'expression de férocité qu'elle donne
à la physionomie de l'animal qui en est atteint, et par les
envies de mordre qu'il assouvit toutes les fois que l'occasion
s'en présente ; mais c'est toujours contre son semblable
qu'il dirige ses attaques, de préférence à tout autre animal.

XX. — Les fureurs rabiques se manifestent par des accès
dans les intervalles desquels l'animal épuisé tombe dans un

état relatif de calme qui peut faire illusion sur la nature de sa maladie.

XXI. — Les chiens bien portants semblent doués de la faculté de deviner l'état rabique d'un animal de leur espèce, et, au lieu de lutter contre lui, la plupart cherchent à se dérober à ses atteintes par la fuite.

XXII. — Le chien enragé, libre, s'attaque d'abord, avec une très grande énergie, à tous les êtres vivants qu'il rencontre, mais toujours de préférence au chien plutôt qu'aux autres animaux, et de préférence à ceux-ci plutôt qu'à l'homme. Puis, lorsqu'il est épuisé par ses fureurs et par ses luttes, il marche devant lui d'une allure vacillante, très reconnaissable à sa queue pendante, à sa tête inclinée vers le sol, à ses yeux égarés et à sa gueule béante, d'où s'échappe une langue bleuâtre et souillée de poussière. Dans cet état, il n'a plus de grandes tendances agressives, mais il mord encore tous ceux, hommes ou bêtes, qui se trouvent ou qui vont se mettre à la portée de ses dents.

XXIII. — Le chien enragé qui meurt de sa mort naturelle succombe à la paralysie et à l'asphyxie.

Jusqu'au dernier moment, l'instinct de mordre le domine et il faut le redouter même lorsque l'épuisement semble l'avoir transformé en corps inerte.

Ajoutons enfin que, lorsqu'une morsure rabique a été faite, il faut s'empresser de la laver à grande eau ou avec tout autre liquide que l'on peut avoir à sa disposition, voire même avec de l'urine, afin d'entraîner les parties virulentes qui ont été déposées dans la plaie. Celle-ci doit être cautérisée le plus tôt possible avec le fer rouge de préférence aux caustiques liquides : acides sulfurique, nitrique, chlorhydrique, beurre d'antimoine, perchlorure de fer, nitrate d'argent, ammoniaque. Parmi ces agents, les acides concentrés, l'acide nitrique notamment, le beurre d'antimoine, le perchlorure de fer méritent d'être recommandés, tandis que la cautérisation avec le nitrate d'argent et surtout avec l'ammoniaque n'offrent pas des garanties aussi rassurantes. Telle est essentiellement la prophylaxie de la rage.

### SECTION IX. — CHARBON

La loi du 21 juillet 1881 place le *charbon* au nombre des maladies contagieuses qui donnent lieu à l'application des mesures sanitaires qu'elle édicte, en stipulant que ces mesures concernent toutes les espèces animales. Or, les travaux de M. Pasteur, d'une part, ceux de MM. Arloing, Cornevin et Thomas, d'autre part, démontrent que l'on a confondu sous le nom de *charbon* deux maladies distinctes, l'une qu'il convient d'appeler *charbon bactéridien*, parce qu'elle est produite par un microbe spécial, découvert par Davaine, qui l'a appelé *bactéridie ;* l'autre que l'on désigne sous le nom de *charbon bactérien*, parce qu'elle est engendrée par un microbe ou *bactérie*, découvert par MM. Arloing, Cornevin et Thomas.

*Sens du mot charbon.* — Ceci étant bien établi, il faut nous demander si le législateur a voulu restreindre l'application de la loi à l'une de ces maladies charbonneuses ou bien s'il a entendu les comprendre toutes les deux sous le terme générique de charbon ? Le rapport de M. H. Bouley à M. le ministre de l'agriculture sur le projet de loi de police sanitaire des animaux, témoigne que les motifs dont le législateur s'est inspiré pour placer le charbon dans la nomenclature de l'article 1er se déduisent principalement de sa transmissibilité à l'espèce humaine.

Ce document prouve également qu'à l'époque où il a été rédigé, c'est-à-dire en 1878, on assimilait toutes les affections charbonneuses et on les englobait sous la dénomination commune de charbon, sans aucune distinction. On lit en effet, dans ce rapport qui a servi de base à la loi, le passage suivant :

« Considérées au point de vue de leur origine, de leur marche, de leur mode de communication, *les affections charbonneuses* n'exigent pas que l'on prenne contre elles des mesures sanitaires du même ordre que celles qu'il est nécessaire d'édicter contre les épizooties très activement contagieuses ; car, ce n'est pas par la contagion que ces maladies acquièrent une grande extension. Elles sont surtout de nature endémique ; ce sont des influences locales qui leur donnent naissance, et une fois nées, elles ne tendent pas à se répandre au loin par la force expansive qu'elles devraient à un principe contagieux très actif. » Et les discussions dont le projet de loi a été l'objet, soit à la Chambre des députés, soit au Sénat, n'ont nullement modifié les dispositions de l'article 1er, de telle sorte que les affections charbonneuses sont désignées dans la loi sous le terme générique de *charbon*, sans aucune qualification distincte.

Vainement objecterait-on que le charbon bactérien est une forme de la septicémie et qu'il ne se transmet pas à l'homme ; car les recherches de MM. Arloing, Cornevin et Thomas établissent péremptoirement que le charbon bactérien est une maladie spécifique, qui se distingue nettement de la septicémie (1) ; d'autre part, la plus grande confusion existe encore en méde-

---

(1) Voyez *Charbon bactérien, Pathogénie et inoculations préventives*, par MM. Arloing, Cornevin et Thomas, p. 148; Paris, 1883, librairie Asselin et C$^{ie}$.

cine humaine sur la nature de certaines pustules malignes résultant de la transmission du charbon.

Au surplus, le charbon bactérien est une maladie incurable, susceptible de déterminer des pertes considérables qu'il importe de prévenir, soit par l'application de mesures sanitaires, soit par la vaccination que le règlement d'administration publique recommande implicitement. C'est, en un mot, une maladie qui réunit tous les caractères que le législateur a eus en vue en élaborant la nomenclature des maladies réputées contagieuses.

Il faut donc conclure que la loi du 21 juillet 1881 s'applique au charbon *bactéridien* et au charbon *bactérien*, qui constituent deux affections redoutables réunies par le législateur, sous le terme générique de charbon.

ARTICLE I<sup>er</sup>. — VACCINATION CHARBONNEUSE.

La vaccination charbonneuse est une opération qui consiste à communiquer aux animaux une maladie bénigne afin de leur conférer l'immunité contre le charbon et de les rendre ainsi réfractaires au développement de cette maladie. Il y a lieu de distinguer la vaccination propre au charbon bactéridien et celle qui concerne le charbon bactérien. Dans l'un et l'autre cas, on doit observer certaines formalités prescrites par l'article 59 du règlement d'administration publique et qui seront examinées dans le paragraphe 3.

### § 1<sup>er</sup>. — Vaccination contre le charbon bactéridien.

Encore appelée vaccination *pastorienne* pour rappeler le nom de M. Pasteur qui l'a découverte, cette opération consiste à pratiquer deux inoculations : la première est faite avec un liquide contenant une bactéridie à virulence très atténuée par le chauffage à 42°-43°, pendant un certain temps.

Ce liquide constitue le *premier vaccin* et il ne donne aux animaux qu'une fièvre très légère, qui passe généralement inaperçue. La seconde inoculation est faite douze à quinze jours plus tard avec un liquide contenant une bactéridie plus virulente (*deuxième vaccin*), qui tuerait un certain nombre d'animaux s'ils n'étaient pas déjà en partie préservés par l'inoculation précédente. Mais, par suite de cette préservation partielle, les animaux n'éprouvent encore qu'une légère fièvre. Alors ils sont tout à fait *vaccinés*, c'est-à-dire qu'ils sont devenus réfractaires au charbon bactéridien.

Pour se procurer du liquide vaccinal, il faut s'adresser au dépositaire, M. Boutroux, 28, rue Vauquelin, à Paris, en ayant le soin d'indiquer le nombre d'animaux (bœufs, vaches, chevaux, moutons ou chèvres) que l'on se propose de vacciner. Ce liquide est envoyé à destination ou à la gare la plus rapprochée, dans des tubes fermés par un bouchon.

*Manuel opératoire*. — On effectue la vaccination charbonneuse au moyen d'une seringue de Pravaz, d'une capacité d'environ 1 centimètre cube et demi. La tige du piston présente huit divisions équidistantes correspondant chacune à une capacité d'environ 18 centièmes de centimètre cube. Sur cette tige se trouve un petit curseur que l'on peut très facilement faire mouvoir, de manière à limiter exactement le jeu du piston. La seringue est contenue dans une boîte, qui renferme également trois aiguilles cannelées de diverses dimensions.

Il faut d'abord remplir la seringue de liquide vaccinal. « Pour cela on enlève le petit fil métallique qui est dans l'aiguille, et qui n'a d'autre utilité que d'empêcher celle-ci d'être bouchée par quelque corps étranger, on ajuste l'aiguille sur la canule, on enlève le bouchon du tube à vaccin après avoir agité ce tube, et on aspire le liquide en soulevant doucement le piston.

» Si la seringue fonctionne très bien, elle se remplira complètement de liquide en laissant seulement une très petite bulle d'air sous le piston. Mais il arrive fréquemment que le piston est plus ou moins desséché, ou que l'aiguille ne s'ajuste pas très bien sur la canule, alors le liquide ne remplit pas complètement la seringue, et une bulle d'air assez grosse reste sous le piston. Il faut rajuster l'aiguille sur la canule et rejeter le liquide dans le tube. On recommence la même manœuvre deux ou trois fois, alors le piston est mouillé, et si l'aiguille est bien adaptée sur la canule, la seringue se remplit complètement. Cette première condition est indispensable » (1).

La seringue étant complètement remplie, on tourne le petit curseur qui est en haut de la tige du piston, de façon à le faire descendre jusqu'à la division 1 s'il s'agit d'inoculer des moutons ou des chèvres, et seulement jusqu'à la division 2 pour les bœufs ou les chevaux,

(1) Dans le cas où, par hasard, le piston serait très desséché et laisserait passer de l'air, on ferait bouillir de l'eau, on la laisserait refroidir dans le vase où elle a été bouillie jusqu'à ce qu'elle fût tiède, et on aspirerait deux ou trois seringues de cette eau pour faire gonfler le piston. Pour cette opération il ne faut jamais se servir d'eau qui n'a pas été bouillie. Si le piston laissait passer le liquide au-dessus de lui, cela indiquerait qu'il est mauvais et il faudrait changer de seringue.

auxquels on injecte ainsi une dose double de celle qui est nécessaire pour les petits ruminants.

*Moutons, chèvres.* — Pour vacciner ces animaux, il importe de diviser préalablement la bergerie en deux compartiments, au moyen d'une claie, de manière à faire passer les moutons un à un et à séparer ceux qui sont vaccinés de ceux qui ne le sont pas, afin qu'aucun d'eux n'échappe à l'opération ou ne reçoive une double dose de vaccin.

Tout étant ainsi disposé, l'opérateur se place sur la limite de séparation. Un aide amène le mouton à vacciner, un autre le saisit et le renverse de manière à le présenter à l'opérateur comme pour le bistournage. Celui-ci introduit l'aiguille sous là peau vers le milieu de la cuisse droite, puis pousse le piston jusqu'à ce que le curseur touche la seringue. L'inoculation du premier animal est ainsi faite. On retire la seringue et on tourne le curseur en sens contraire de la première fois, jusqu'à l'amener à la division marquée 2 sur la tige. On inocule alors le second mouton. On amène le curseur à la division 3, et chaque seringue suffit ainsi à vacciner 8 moutons. On remplit de nouveau la seringue et ainsi de suite. Avec un peu d'habitude on arrive facilement à inoculer 150 moutons par heure.

12 à 15 jours après, on pratique la même opération avec le deuxième vaccin, mais en piquant cette fois la cuisse gauche, c'est-à-dire celle qui n'a pas reçu la première inoculation.

*Vaches, bœufs et chevaux.* — On se sert du même vaccin que pour les moutons et les chèvres, mais on l'introduit à dose double, c'est-à-dire, qu'on fait descendre le curseur à la division 2, puis on l'amène à la division 4, puis 6, etc., chaque seringue servant à vacciner 4 animaux au lieu de huit.

Au lieu de faire la piqûre à la cuisse, on la fait derrière l'épaule, pour les vaches et les bœufs, et à l'encolure pour les chevaux, de façon à ce que le collier ne porte pas sur les piqûres.

La peau des vaches et des bœufs étant quelquefois assez

difficile à percer avec l'aiguille, il faut avoir soin d'appuyer l'aiguille exactement suivant l'axe de la seringue, pour ne pas la briser. Il est bon aussi de faire un pli à la peau avec la main gauche pour faciliter l'introduction de l'aiguille. La même aiguille qui a servi pour les moutons peut aussi servir pour les vaches et les bœufs, mais, par mesure de précaution, il y a dans la boîte à seringue une aiguille plus forte pour la vaccination des gros animaux.

*Remarque très importante.* — Il importe extrêmement que le liquide vaccinal soit introduit sous la peau à l'état de pureté parfaite. Si ce liquide était impur en effet, c'est-à-dire s'il était souillé par de l'eau qui n'a pas été bouillie, par des poussières, des saletés quelconques, on introduirait, en même temps que la bactéridie atténuée, des organismes étrangers qui pourraient, ou bien donner une autre maladie à l'animal (septicémie, phlegmon, etc.), ou bien empêcher la vaccination. Pour cela, le liquide est envoyé tout à fait pur, et on l'aspire directement dans le tube, mais il faut aussi que la seringue soit *pure*. Cette condition est remplie pour les seringues neuves, qui n'ont jamais servi, mais quand elles ont servi à une inoculation, il faut les remettre à neuf. Cette opération est assez délicate, et pour le moment il est nécessaire de renvoyer la seringue au fabricant qui la répare, aiguise les aiguilles, remet tout à neuf, et la rend prête à servir pour de nouvelles inoculations. En un mot, il ne faut pas que la seringue serve à plusieurs jours d'intervalle sans avoir passé par les mains du fabricant.

Pour que le liquide vaccinal conserve aussi toute sa pureté, il faut le mettre au frais, autant que possible dans une cave, et il ne faut pas qu'un tube qui a été ouvert serve le lendemain ou les jours suivants. Par conséquent, tout tube ouvert doit être employé dans la journée et le reste du tube doit être absolument rejeté (1).

(1) Extrait de l'instruction adressée par M. Boutroux, 28, rue Vauquelin, à Paris, aux vétérinaires qui demandent du vaccin charbonneux et des seringues *ad hoc*.

*Suites de la vaccination.* — Elles sont généralement très simples et le plus souvent les animaux vaccinés ne paraissent nullement se ressentir de l'inoculation dont ils ont été l'objet. Toutefois, sous ce rapport, quelques différences méritent d'être signalées, suivant les espèces animales.

Ainsi les animaux de l'espèce chevaline présentent parfois, après la seconde vaccination, des engorgements œdémateux qui n'apparaissent point chez le mouton ou le bœuf.

Dans certains cas exceptionnels, quelques animaux vaccinés ont succombé. M. Pasteur a attribué ces acci-. dents à la préparation défectueuse des vaccins dont l'atténuation était insuffisante.

Mais ces rares insuccès ne sauraient infirmer la très grande valeur de l'admirable découverte de M. Pasteur, qui constitue bien l'un des plus grands progrès que la médecine ait jamais réalisés. Ainsi les statistiques établies par divers observateurs mettent bien en évidence les résultats de la vaccination pastorienne. Nous nous contenterons de citer les chiffres suivants : 79,392 moutons ont été vaccinés en un an, dans le département d'Eure-et-Loir. « Sur ces troupeaux, la moyenne de la perte annuelle depuis dix ans était de 7,237, soit 9,01 p. 100. Depuis la vaccination, il n'est mort du charbon que 518 animaux, soit 0,65 p. 100. Il faut faire observer que cette année, probablement à cause de la grande humidité, la mortalité ne s'est élevée en Eure-et-Loir qu'à 3 p. 100. Les pertes auraient donc dû être de 2,382 au lieu de 518 après les vaccinations.

» Dans les troupeaux qui ont été vaccinés en partie, nous avons 2308 vaccinés et 1659 non vaccinés ; la perte sur les premiers a été de 8, soit 0,4 p. 100 ; sur les seconds, la mortalité s'est élevée à 60 ou 3,9 p. 100. Nous ferons remarquer que dans ces troupeaux pris dans différents cantons du département, les moutons vaccinés et non vaccinés sont soumis aux mêmes conditions de sol, de logement, de nourriture, de température, et que, par conséquent, ils ont subi des influences totalement identiques.

» Les vétérinaires d'Eure-et-Loir ont vacciné dans l'espèce bovine 4562 animaux. Sur ce nombre, on perdait annuellement 322 bêtes. Depuis la vaccination il n'est mort que 11 vaches. La mortalité annuelle, qui était de 7,03 p. 100, devient 0,24 p. 100 » (1).

La durée de l'immunité conférée par la vaccination pastorienne est d'un an au moins, comme le prouvent les expériences faites à Pouilly-le-Fort, en 1882 (2). Après ce laps de temps, la vaccination est préservatrice du charbon dans la proportion de 80 p. 100. Toutefois, pour prévenir sûrement la mortalité par le charbon, il est bon de renouveler la vaccination chaque année, attendu que les dépenses relatives à cette opération sont des plus minimes.

### § 2. — Vaccination contre le charbon bactérien.

Le charbon bactérien est une maladie qui sévit principalement sur les animaux de l'espèce bovine. MM. Arloing, Cornevin et Thomas, qui l'ont étudié avec le plus grand soin, estiment qu'elle est au moins aussi fréquente, sinon davantage, que le charbon bactéridien dans l'es-

(1) Extrait du rapport de M. E. Boutet (*Recueil de médecine vétérinaire*, 1882, p. 1087).

(2) *Recueil de médecine vétérinaire*, 1882, p. 671.

pèce bovine. Afin d'y remédier, on a recours à l'inoculation préventive ou vaccination.

Cette opération est surtout nécessaire chez les bovidés âgés de six mois à trois ans, attendu que c'est à cette époque de la vie qu'ils paient le plus large tribut à la mortalité déterminée par le charbon bactérien. Par surcroît de précaution, il convient de vacciner les adultes ; « on attendra quelques mois pour les veaux de lait; on s'abstiendra pour les vieux animaux » (1). MM. Arloing, Cornevin et Thomas sont parvenus à conférer l'immunité bactérienne par cinq procédés, en employant soit le virus naturel, tel qu'on l'extrait d'une tumeur fraîche, soit le virus atténué, transformé en virus vaccinal sous l'influence de la chaleur et par application de la méthode d'atténuation découverte par M. Toussaint. Nous parlerons seulement de ce dernier procédé. Deux points sont à considérer ici : la préparation et le mode d'emploi de ce virus atténué.

1° *Préparation du virus atténué.* — Il faut d'abord se procurer du virus naturel en le puisant dans une « belle tumeur charbonneuse développée sur un bœuf. » Cette tumeur se développe dans les masses musculaires, et les tissus qui en constituent le centre ont une teinte noire très foncée. Pour préparer un excellent liquide d'inoculation, disent MM. Arloing, Cornevin et Thomas, « nous prenons une certaine quantité de tissus les plus noirs de la tumeur, nous la divisons en fragments très petits et nous l'arrosons avec la moitié de son poids d'eau; nous triturons le tout dans un mortier, puis nous exprimons dans un sachet de toile forte. » On obtient ainsi un liquide sanguinolent que

(1) *Du charbon bactérien,* par **MM.** Arloing, Cornevin et Thomas, p. 182.

l'on dessèche rapidement, « avant l'apparition de toute
putréfaction à la température de $+32°$ à $+35°$. » Une
fois desséché, ce produit conserve sa virulence « pendant plus de deux ans ». Il résiste également à l'action
de la chaleur. Mais si on l'humecte avant de le chauffer,
« on constate qu'une exposition de six heures à la température de $82°$ lui enlève une partie de son énergie. »

Il faut donc l'hydrater afin que le chauffage puisse
exercer son action atténuante. A cet effet, MM. Arloing,
Cornevin et Thomas opèrent de la manière suivante :

Nous associons une partie du virus desséché à deux parties d'eau, et nous mélangeons dans un mortier jusqu'à ce
que nous obtenions un liquide presque homogène. Ce liquide
est versé en couche mince dans le fond d'une soucoupe ou
d'une petite assiette (10 à 12 centimètres cubes environ),
puis porté à l'étuve. Nous avons employé la petite étuve de
Gay-Lussac, à bain d'huile.

L'étuve est préalablement chauffée et réglée à la température à laquelle on veut soumettre le virus. On l'ouvre et on
dépose rapidement à son intérieur, sur un trépied, la soucoupe qui contient le produit à atténuer; on la referme
aussitôt.

L'exposition dans l'étuve dure sept heures. On règle le
chauffage de telle sorte que le thermomètre, qui s'abaisse
notablement par le fait d'un corps froid et d'un liquide vapo-
risable, remonte au point de départ en une heure environ.
Quand l'opération est terminée, on retire la soucoupe ; la
substance virulente s'offre sous l'aspect d'une écaille brunâtre
qui quitte aisément les parois du vase ; on l'enferme dans du
papier buvard et on la conserve dans un lieu sec. Il n'est pas
inutile de l'enfermer sous une cloche ou dans un tiroir avec
du chlorure de calcium ou de la chaux vive, pour sécher l'atmosphère ambiante.

2° *Mode d'emploi.* — Supposons que l'on ait préparé

d'après ces indications du virus atténué par la température de 100° et du virus atténué par la température de 85°, si l'on veut procéder à des inoculations prophylactiques, on emploiera ces virus successivement de manière à préparer l'organisme, par le virus le plus affaibli, à recevoir celui qui doit lui conférer une immunité plus forte. On introduira donc sous la peau, à cinq ou huit jours d'intervalle, d'abord du virus atténué à 100°; puis du virus atténué à 85°.

Pour cela on réduit en poudre le virus à l'état sec, à l'aide d'un petit moulin Peugeot (vulgairement moulin à poivre). Il est indispensable d'avoir deux moulins, un pour chaque virus atténué. Puis on mélange cette poudre à l'eau ordinaire dans la proportion de 1 p. 100 en poids et on la triture dans un mortier bien propre et débarrassé de tout agent virulent étranger.

Le liquide étant ainsi préparé, on l'injecte à l'aide d'une petite seringue, « à la face interne de la queue, à deux travers de main au-dessus de l'extrémité libre » de cet organe. Afin de ne pas s'exposer à briser l'aiguille dont la seringue est armée, on pratique au préalable et de haut en bas « un trajet sous la peau à l'aide d'une courte et fine tige d'acier ou d'un petit trocart ».

La dose qu'il convient d'injecter, pour chaque inoculation, est fixée à un centimètre cube de dilution vaccinale représentant « 1 centigramme de virus desséché » et chauffé à 100°, ou *premier vaccin*, et la même quantité de virus desséché et chauffé à 85°, ou *deuxième vaccin*.

L'immunité conférée par cette double vaccination est de dix-sept mois au moins.

Une expérience publique faite à Vesoul, en 1882, a démontré l'efficacité pratique de ce procédé de vaccination, d'une manière péremptoire. Puis, des bêtes bovines ont été inoculées avec un plein succès dans divers départements notamment dans la Haute-Marne et dans l'Ain. MM. Arloing, Cornevin et Thomas ont envoyé du virus atténué à plusieurs vétérinaires qui l'ont utilisé avantageusement. Ajoutons que les belles recherches de MM. Arloing, Cornevin et Thomas ont été couronnées par l'Académie des sciences (prix Bréant) et par la Société nationale d'agriculture de France (prix de Béhague). Elles ont été réunies et publiées en un ouvrage que les praticiens consulteront toujours avec fruit.

### § 3. — Formalités concernant la vaccination.

Ces formalités sont contenues dans l'article 59 du règlement d'administration publique.

Art. 59. — Les propriétaires qui voudront faire pratiquer l'inoculation préventive du charbon devront en faire préalablement la déclaration à la mairie de leur commune.

Un certificat du vétérinaire opérateur, indiquant la date de la vaccination, sera remis au maire immédiatement après l'opération.

Pendant les quinze jours qui suivront la vaccination, les animaux resteront sous la surveillance du vétérinaire délégué à cet effet.

Pendant la durée de cette surveillance, il sera interdit de se dessaisir des animaux inoculés.

### ARTICLE II. — POLICE SANITAIRE A L'INTÉRIEUR.

### § 1er. — Abatage.

L'article 8 de la loi du 21 juillet 1881 prescrit l'abatage dans le cas de charbon, « si la maladie est jugée incurable par le vétérinaire délégué. » Cette condition est motivée par ce fait, « qu'il eût été excessif de faire abattre une vache chez laquelle le charbon se traduit par des tumeurs limitées, qu'une cautérisation pratiquée à temps peut fixer sur place et faire résoudre ensuite par une suppuration franche » (1).

Ces motifs sont évidemment déduits des caractères de la maladie appelée *charbon bactérien* ou *charbon essentiel*, et encore *charbon symptomatique*, car ce n'est que dans cette affection charbonneuse que l'on constate l'existence de tumeurs, pour le traitement desquelles la cautérisation dont il est parlé ci-dessus a été vivement recommandée. Dans le *charbon bactéridien* ou fièvre charbonneuse, il n'existe point de tumeurs. Par conséquent, les dispositions de l'article 8 précité prouvent encore que notre loi sanitaire s'applique au *charbon bactérien*.

Le deuxième alinéa de l'article 8 contient une clause qui réserve le droit de visite contradictoire pour le propriétaire de l'animal suspect. Ce propriétaire peut, en effet, faire visiter le dit animal par le vétérinaire qui jouit de sa confiance. Si ce vétérinaire n'est pas du même avis que son confrère sur la nature et l'incurabilité du mal, « le préfet désigne un troisième vétérinaire conformément au rapport duquel il est statué ».

Lorsque le cas est simple et ne donne pas lieu à une contestation, l'ordre d'abatage est délivré par le maire. Quand il en est autrement, cet ordre émane du préfet. Dans tous les cas et en admettant qu'un sursis soit accordé pour l'abatage, il n'en résulte aucun danger pour la santé des animaux du voisinage, attendu que, confor-

(1) Rapport de M. H. Bouley au ministre de l'agriculture sur le projet de loi de police sanitaire.

mément aux prescriptions des articles 4 et 6 de la loi, l'animal malade ou suspect a dû être séquestré et mis ainsi dans l'impossibilité de nuire.

### § 2. — Destruction des cadavres charbonneux.

L'article 14 de la loi de 1881 défend formellement de livrer à la consommation la chair des animaux abattus comme atteints du charbon, et l'article 32 punit d'un emprisonnement de six mois à trois ans et d'une amende de 100 à 2,000 francs ceux qui enfreignent ces dispositions.

La destruction des cadavres charbonneux s'opère soit dans les ateliers d'équarrissage, soit par la crémation (Voy. p. 115), par la coction des cadavres (p. 116) ou leur solubilisation par l'acide sulfurique (p. 117), soit enfin par l'enfouissement.

Les recherches de M. Pasteur ayant démontré que les germes de la bactéridie charbonneuse existent encore avec toutes leurs redoutables propriétés dans la terre des fosses d'enfouissement, alors que les cadavres ont été enterrés depuis douze années; et, d'autre part, celles de MM. Arloing, Cornevin et Thomas ayant établi que le microbe générateur du charbon bactérien résiste à la putréfaction; pour ces motifs, il importe au plus haut point de détruire complètement les cadavres charbonneux. Sous ce rapport les ateliers d'équarrissage régulièrement autorisés offrent les plus sérieuses garanties, car les procédés mis en usage dans ces établissements afin de transformer les débris cadavériques en engrais ou autres produits industriels, détruisent plus sûrement la virulence charbonneuse que l'enfouissement. M. Nocard a cependant recueilli des faits de contagion du charbon par l'épandage d'engrais composés de sang desséché ou de râclures de peaux provenant d'animaux charbonneux. L'utilisation des débris pour l'équarrissage ne doit donc être tolérée qu'autant qu'ils seront soumis à une coction complète ou bien mélangés avec des agents chimiques (acides ou solutions concentrées de sels métalliques) qui détruisent sûrement la virulence.

Lorsque les circonstances ne permettent pas de livrer à l'équarrisseur les cadavres charbonneux, il faut les enfouir à une profondeur de 1ᵐ,50 au moins, en ayant soin de taillader la peau. (Art. 14, L.) Pour prévenir les émanations qui se dégagent des cadavres, on a conseillé de les recouvrir de chaux vive ou de plâtre coaltaré, ou bien de mélanger à la terre des fosses d'autres substances vermicides comme le sulfure de carbone par exemple, ou mieux l'essence de térébenthine, s'il s'agit du charbon bactérien.

### § 3. — Désinfection.

Les recherches de Davaine, de M. Pasteur et celles de MM. Arloing, Cornevin et Thomas nous ont fait connaître le degré d'activité anti-virulente des agents désinfectants, soit à l'égard de la bactéridie charbonneuse, soit en ce qui concerne le microbe du charbon bactérien.

Ces recherches nous montrent la très grande vitalité des germes du charbon et la nécessité d'employer des désinfectants très énergiques pour éteindre les foyers de cette maladie.

Il est à remarquer que certains agents qui ont été recommandés pour la destruction de la bactéridie charbonneuse, l'essence de térébenthine notamment, n'ont pas d'efficacité contre la bactérie du charbon symptomatique. Il en serait de même du chlore, d'après d'anciennes expériences de Renault. Or, les vapeurs chlorées détruisent le virus frais du charbon symptomatique. L'acide sulfureux, que l'on a quelque tendance à considérer comme le meilleur désinfectant dans tous les cas, est sans action sur le microbe du charbon bactérien. L'acide tannique, la chaux vive ne détruisent pas non plus le microbe dont il s'agit. Le sulfate de fer, le chlorure de manganèse, dont l'emploi a été recommandé pour la désinfection des fumiers, « laissent entière la virulence des débris charbonneux » (1).

Les agents désinfectants qu'il convient d'employer varient donc suivant que l'on a affaire au charbon bactéridien ou au charbon bactérien. Toutefois, dans l'un et l'autre cas, il conviendra de commencer la désinfection par l'enlèvement des litières, des fumiers, le lavage à grande eau, et spécialement à l'eau bouillante, du sol, des murs, etc., c'est-à-dire par les opérations préliminaires applicables à toute désinfection. Cependant lorsqu'il s'agit du charbon, le sol de l'étable doit être l'objet d'une attention toute particulière, surtout lorsqu'il est composé de matériaux très perméables, qui sont imprégnés et même infiltrés à une certaine profondeur par les matières excrémentitielles, le sang que les animaux charbonneux expulsent au moment de la mort par la bouche, l'anus et les voies urinaires, ou bien que les cadavres laissent échapper à mesure qu'ils se ballonnent, ce qui arrive très

_______

(1) *Journal de méd. et de zootech.*, 1882, p. 286.

promptement dans le cas de charbon. En pareille circonstance, il convient toujours de défoncer le sol à 25 ou 30 centimètres de profondeur et de remplacer la terre enlevée par de la terre nouvelle, seule ou mélangée de plâtre coaltaré.

Il faut maintenant examiner les agents désinfectants qu'il convient d'employer soit pour le charbon bactéridien, soit pour le charbon bactérien.

I. *Désinfectants à employer pour le charbon bactéridien.* — L'iode, les acides sulfurique, nitrique et chlorhydrique, le permanganate de potasse, la liqueur de Labarraque, l'acide phénique, tels sont, classés suivant leur activité, d'après Davaine, les désinfectants qui détruisent la bactéridie charbonneuse. De plus, suivant les recherches de M. Pasteur, l'essence de térébenthine tue la bactéridie charbonneuse et ses spores; il convient donc de considérer cette substance comme le désinfectant spécifique du charbon.

Bien que des recherches n'aient pas encore été faites en vue de déterminer l'action désinfectante de la chaux vive et de certains sels métalliques, on recommande cependant ces matières pour la désinfection des fumiers charbonneux. Ainsi les solutions de sulfate de cuivre, de sulfate de fer, de chlorure de zinc, de nitro-sulfate de zinc, sont conseillées pour cet usage. L'arrosement des fumiers et déblais de l'étable avec de l'acide sulfurique étendu d'eau, dans la proportion de 10 p. 100, est un moyen économique et sûr.

Après leur désinfection, les fumiers doivent être laissés en tas isolés ou enfouis en terre, en ayant soin de creuser les fosses destinées à les recevoir dans des endroits où les animaux ne puissent pas pacager.

Le sol, les murs de l'étable, les râteliers, les mangeoires, doivent être badigeonnés avec de l'essence de térébenthine.

D'ailleurs, à cet égard, l'article 24 de l'arrêté ministériel du 12 mai 1883 renferme les prescriptions suivantes :

1° Arrosage à fond des litières, fumiers et déjections avec la dilution d'essence de térébenthine ;

2° Enlèvement des litières et fumiers désinfectés qui sont déposés dans une fosse spéciale, saupoudrés de chlorure de chaux et recouverts d'une épaisse couche de terre ;

3° Lavage du sol de l'étable ou de la bergerie avec le même liquide, après l'enlèvement des litières et fumiers ;

4° Les cadavres des animaux morts de maladies charbonneuses sont arrosés avec de l'essence de térébenthine ; les orifices naturels en sont baignés et l'on prend les précautions nécessaires pour qu'il ne s'en échappe rien pendant le transport soit à la fosse d'enfouissement, soit à l'atelier d'équarrissage.

II. *Désinfectants à employer pour le charbon bactérien.*—Le recherches de MM. Arloing, Cornevin et Thomas démontrent que les solutions de sublimé corrosif au 1/5000, de nitrate d'argent au 1/1000, d'acide phénique au 1/200, de sulfate de cuivre au 1/5 et d'autres encore, détruisent le virus du charbon symptomatique. La solution de permanganate de potasse au 1/20, l'acide oxalique en solution saturée, qui agissent sur le virus frais, n'exercent aucune action sur le virus desséché ; tandis que les solutions précédentes, de même que les acides minéraux (borique, azotique, chlorhydrique), agissent dans l'un et l'autre cas. MM. Arloing, Cornevin et Thomas ont établi par leurs recherches expérimentales que la résistance du virus desséché est beaucoup plus considérable que celle du contage frais ; toute substance capable de détruire l'activité du premier anéantit celle du second, tandis que l'inverse n'est pas vrai.

« La destruction du virus frais répandu sur le sol ou dans les étables peut se faire aisément ; on a le choix entre plusieurs agents, et notamment entre les acides phénique, salicylique, borique, le sulfate de cuivre, le sublimé et les vapeurs de chlore, de brôme et même de sulfure de carbone. Celle du virus desséché présente plus de difficultés ; dans ce cas, les vapeurs brômées offrent seules une sécurité complète. Pour les lavages, si le sublimé n'était pas un agent aussi dangereux à manier, nous n'hésiterions point à lui accorder la préférence, mais son activité nous fait un devoir de recommander, si l'on en fait usage, de surveiller avec grand soin l'écoulement des eaux qui le tiennent en solution, afin qu'elles ne puissent amener d'intoxication. Les dissolutions de sulfate de cuivre, d'acide phénique à 2/100 ou d'acide salicylique au 1/1000 nous paraissent devoir être utilisées. » Telles sont les principales données qui résultent des belles recherches de MM. Arloing, Cornevin et Thomas sur la destruction du microbe du charbon symptomatique.

La désinfection étant prescrite, le vétérinaire délégué rédige son rapport et l'adresse à l'autorité administrative. Le préfet prend alors un arrêté portant déclaration d'infection.

### § 4. — Arrêté préfectoral portant déclaration d'infection.

Cet arrêté procède des dispositions contenues dans l'article 57 du règlement.

Art. 57. — Lorsque le charbon est constaté, le préfet

prend un arrêté portant déclaration d'infection des locaux, cours, enclos, herbages et pâtures où se trouvent les animaux reconnus malades.

Cet arrêté est publié dans la commuue, ainsi que dans les communes contiguës. En outre, des écriteaux portant le mot *Charbon* sont apposés sur des poteaux plantés à l'entrée des chemins conduisant à la ferme et sur les portes des locaux où la maladie a été constatée.

L'étendue de la zone déclarée infectée sera déterminée d'après les mêmes règles que pour la fièvre aphteuse ou la péripneumonie contagieuse. Nous nous contenterons de faire remarquer qu'il suffit que l'arrêté préfectoral déclare infecté le local, la cour, l'herbage ou la pâture dans laquelle le charbon a été constaté. Si des étables appartenant à diverses personnes ont une cour commune et que le charbon se déclare sur les animaux de l'une de ces étables, toutes devront être comprises dans la déclaration d'infection.

*Effets de l'arrêté préfectoral portant déclaration d'infection.* — Ils sont énumérés dans l'article 58 du règlement.

Art. 58. — La déclaration d'infection entraîne l'application des dispositions suivantes :

1° Mise en quarantaine des locaux, cours, enclos, herbages et pâtures déclarés infectés, impliquant défense d'y introduire de nouveaux animaux à quelque espèce qu'ils appartiennent, *à l'exception des animaux qui seront immédiatement vaccinés*, dénombrement des animaux qui s'y trouvent.

Par exception, s'il est nécessaire de conduire ces animaux au pâturage, la route qu'ils doivent suivre est déterminée par un arrêté du maire ; cette route est marquée par des poteaux indicateurs, ainsi que les limites du pâturage dans lequel les animaux doivent être cantonnés. La circulation des bêtes de travail qui ont été exposées à la contagion est permise sous les conditions déterminées par le maire, après avis du vétérinaire délégué. Ces animaux sont marqués.

2° Défense de faire sortir des locaux infectés les litières et les fumiers ;

3° Interdiction de déposer les fumiers sur la voie publique et d'y laisser écouler les parties liquides des déjections ; obligation de traiter ces matières conformément aux prescriptions des arrêtés administratifs ;

4° Interdiction de laisser pénétrer dans les locaux infectés les bouchers, marchands de bestiaux et toute personne non préposée aux soins à donner aux animaux ;

5° Obligation pour toute personne sortant d'un local infecté de se soumettre, notamment en ce qui concerne les chaussures, aux mesures de désinfection jugées nécessaires ;

6° Visite et surveillance, par le vétérinaire délégué, des locaux, cours, enclos, herbages et pâtures de la ferme, ou de l'établissement où la maladie a été constatée ;

7° Détermination des routes, chemins et sentiers fermés à la circulation des animaux ;

8° Interdiction de vendre les animaux malades ;

9° Interdiction de vendre, si ce n'est pour la boucherie, les animaux de même espèce qui ont été exposés à la contagion.

Dans le cas de vente pour la boucherie, les animaux sont marqués et envoyés directement à l'abattoir ; il est délivré un laissez-passer qui est rapporté au maire, dans le délai de cinq jours, avec un certificat attestant que les animaux ont été abattus. Ce certificat est délivré par l'agent préposé à la police de l'abattoir ou par l'autorité locale dans les communes où il n'existe pas d'abattoir ;

10° Les peaux provenant des animaux charbonneux morts ou abattus ne peuvent être livrées au commerce qu'après désinfection régulièrement constatée ;

11° Les peaux des animaux abattus pour cause de suspi-

cion ne peuvent être livrées au commerce qu'après désinfection dûment constatée ;

12° Défense d'utiliser pour la nourriture des animaux,
l'herbe ou la paille provenant des endroits où ont été enfouis
les animaux morts du charbon.

Telles sont les dispositions de l'article 58 du règlement
d'administration publique. On voit qu'elles tendent
toutes à prévenir l'extension de la contagion. Néanmoins
il nous paraît utile d'appeler l'attention, d'une part, sur
l'usage de la viande et, d'autre part, sur l'usage du lait
dans le cas de charbon.

*Usage de la viande.* — La viande des animaux suspects
de charbon ne diffère pas de celle des animaux sains, et
l'on comprend très bien que le règlement d'administration publique en tolère la vente. Mais on a vu que la loi
(art. 14) défend formellement de livrer à la consommation la chair des animaux morts ou abattus comme atteints de charbon, et le règlement d'administration publique stipule expressément que la vente des animaux
malades est interdite. Peu importe donc que les animaux
aient été saignés dans les derniers moments de la vie ou
qu'ils aient succombé naturellement, les dispositions
prohibitives de la loi sont toujours applicables. Ces
dispositions prohibitives ont leur raison d'être dans les
dangers que présentent les manipulations que la chair
doit subir avant d'être consommée. Ainsi l'enlèvement
de la peau des cadavres provenant d'animaux charbonneux, le découpage de la viande présentent les plus
grands dangers : les annales de la science renferment de
nombreux exeemples de pustule maligne chez des
équarrisseurs ou des bouchers, et l'on conçoit que, si
la vente de ces débris était libre, les cas de charbon, chez
l'homme, se multiplieraient.

Plusieurs faits démontrent que la viande charbonneuse perd sa virulence quand elle a subi une cuisson complète. Mais, M. Boutet a démontré, par diverses expériences, que la viande charbonneuse incomplètement cuite, ou saignante, est douée de propriétés virulentes.

Malheureusement dans les pays où le charbon sévit, on égorge clandestinement les animaux qui sont sur le point de mourir ; on les dépèce, puis on expédie la viande dans la ville voisine. Cette viande est saignante, molle ; sa coupe est parsemée de taches ecchymotiques, elle exhale une odeur de fièvre et laisse suinter un sang noir, dans lequel l'examen microscopique permet de reconnaître l'existence des bactéridies ou de leurs germes. — Les ganglions lymphatiques, qui peuvent se rencontrer dans les morceaux de viande d'un certain volume, sont hypertrophiés, marbrés ou brunâtres et leur tissu renferme d'innombrables bactéridies. Ces caractères indiquent que la viande provient d'un animal charbonneux et qu'elle doit être confisquée. D'ailleurs, si l'on conserve des doutes, l'inoculation du sang au lapin les fera complètement disparaître. Dans tous les cas, la rougeur de la viande, sa mollesse, son odeur autorisent la saisie.

*Usage du lait*. — Le lait des bêtes malades contient des bactéridies, comme le démontrent les expériences de MM. Chambrelent et Moussous, communiquées à l'Académie des sciences par M. H. Bouley, le 21 novembre 1883. Il doit donc être rejeté de la consommation. Quant au lait des bêtes suspectes, on ne doit en tolérer la vente qu'autant qu'il a été préalablement soumis à l'ébullition, attendu que les expériences précitées, en établissant péremptoirement la présence des bactéridies dans le lait des bêtes malades, sont de nature à faire craindre que ces microbes puissent se trouver dans le lait des bêtes suspectes. Toutefois, il ne faut rien exagérer puisque les bactéridies n'apparaissent dans le sang des animaux que dans les derniers moments de la vie. Au surplus, les recherches de MM. Chambrelent et Moussous tendent à démontrer que la virulence du lait n'est pas constante, car elle peut faire défaut lorsque le sang est pauvre en bactéridies.

*Règles à observer pour la levée de la déclaration d'infection.* — Elles sont contenues dans l'article 60 du règlement d'administration publique.

Art. 60. — La déclaration d'infection ne peut être levée par le préfet que lorsqu'il s'est écoulé un délai de quatre mois sans qu'il se soit produit un nouveau cas de charbon, et après constatation, par le vétérinaire délégué, de l'accomplissement de toutes les prescriptions relatives à la désinfection.

Cette déclaration peut être levée, pour les troupeaux inoculés, quinze jours après la vaccination, si aucun cas de charbon ne s'est déclaré dans lesdits troupeaux depuis l'inoculation.

Il sera donc toujours avantageux de recourir à la vaccination, puisque, par ce moyen, la durée de l'isolement sera considérablement abrégée.

### § 5. — Mesures à appliquer lorsque le charbon est constaté dans une foire ou un marché.

Ces mesures sont prescrites par l'article 86 du règlement d'administration.

Art. 86. — Les animaux malades sont mis en fourrière et séquestrés. Le propriétaire peut soumettre à l'inoculation les animaux qui sont sous le coup du charbon.

Pendant la durée de la séquestration, le propriétaire peut

faire abattre ses animaux malades, qui sont enfouis ou livrés à l'atelier d'équarrissage. Le transfert à l'atelier d'équarrissage a lieu sous la surveillance d'un gardien spécial.

Les animaux qui ont été en contact avec les bêtes reconnues malades sont signalés aux maires des communes où ils sont envoyés.

### ARTICLE III. — POLICE SANITAIRE A LA FRONTIÈRE.

Les mesures sanitaires à appliquer à la frontière sont contenues dans le paragraphe 5 de l'article 70 du règlement d'administration publique.

Art. 70, § 5. — Le charbon constaté dans des arrivages par terre ou par mer entraîne l'abatage des animaux malades. Les animaux qui ont été exposés à la contagion sont repoussés après avoir été marqués, à moins que le propriétaire ne consente à ce qu'ils soient livrés immédiatement à la boucherie, ou ne demande leur mise en quarantaine avec inoculation obligatoire.

# CHAPITRE VI



En matière de police sanitaire, le service vétérinaire
de l'armée est exclusivement du ressort de l'autorité
militaire, comme cela résulte des dispositions du règlement d'administration publique du 22 juin 1882.

Art. 62. — L'autorité militaire reste chargée de toutes les
mesures à prendre, en ce qui concerne les animaux de l'armée, pour éviter l'introduction et la propagation des maladies
contagieuses.

Or notre législation sanitaire militaire est constituée
par le décret du 26 décembre 1876, portant règlement
sur le service vétérinaire de l'armée. En outre, deux
notes du ministre de la guerre sur la morve et une instruction sur la désinfection périodique des écuries et infirmeries régimentaires complètent cette législation.
Le décret précité comprend des préliminaires, puis le
service à l'intérieur et le service en campagne. Nous
allons en extraire les articles qui se rapportent à la police sanitaire.

## SECTION Iʳᵉ. — DÉCRET DU 26 DÉCEMBRE 1876 PORTANT RÈGLEMENT SUR LE SERVICE VÉTÉRINAIRE DE L'ARMÉE.

### I. — Préliminaires.

*Comment fonctionne le service vétérinaire.*

Art. 3. — Le service vétérinaire fonctionne sous l'autorité militaire et lui est toujours subordonné.

*Commission d'hygiène hippique.*

Art. 4. — Le ministre de la guerre a auprès de lui une commission d'hygiène hippique, constituée ainsi qu'il suit par l'article 8 du décret organique du 30 avril 1875 :

Un général de division, président :
Un général de brigade, vice-président.
Un colonel de cavalerie.
Un colonel d'artillerie.
Un pharmacien militaire.
Quatre vétérinaires principaux de 1ʳᵉ classe.      ⎫ Membres.
L'inspecteur des Écoles vétérinaires.
Le directeur de l'École vétérinaire d'Alfort.
Un professeur de l'École vétérinaire d'Alfort.
Un vétérinaire principal de 2ᵉ classe, sécrétaire.

*Attributions générales de la commission d'hygiène hippique.*

Art. 5. — La commission d'hygiène hippique a pour mission d'émettre son avis sur toutes les questions que le ministre lui défère, touchant l'hygiène et les maladies des chevaux de l'armée.

Elle [centralise les rapports annuels des vétérinaires chefs de service, et les classe dans leur ordre de mérite.

Elle surveille la rédaction du *Recueil de mémoires et observations sur l'hygiène et la médecine vétérinaire militaires,* ainsi que l'établissement des statistiques des maladies observées et des pertes éprouvées parmi les chevaux de l'armée.

Elle donne son appréciation sur les mémoires dans lesquels les vétérinaires ont traité les questions d'hygiène et de médecine mises au concours chaque année.

Elle rédige et soumet au ministre, en ce qui concerne l'hygiène des chevaux de l'armée, ainsi que la science et l'art de guérir, toutes les instructions relatives au service vétérinaire.

Elle veille à ce que les médicaments nouveaux dont elle a reconnu l'utilité, soient inscrits dans la nomenclature de ceux que les vétérinaires sont autorisés à tirer des hôpitaux militaires ou à se procurer dans le commerce.

Enfin elle appelle l'attention du ministre sur tout ce qui lui paraît devoir améliorer l'hygiène des chevaux et constituer un progrès dans l'art de guérir leurs maladies.

*Attributions des vétérinaires principaux de 1re classe.*

Art. 8. — Les vétérinaires principaux de 1re classe peuvent être, en outre, chargés de missions ayant pour but d'éclairer le ministre de la guerre sur l'état sanitaire des chevaux de l'armée, ainsi que sur le mérite et la manière de servir des vétérinaires des corps de troupes et des établissements.

*Attributions des vétérinaires principaux de 2e classe.*

Art. 9. — Les vétérinaires principaux de 2e classe attachés aux corps d'armée, ont la centralisation du service vétérinaire de ces corps.

Lorsque des maladies d'un caractère épizootique ou contagieux se déclarent parmi les chevaux du corps d'armée auquel ils sont spécialement attachés, ils sont chargés, par le commandant en chef de ce corps, d'aller en étudier les causes sur les lieux et de proposer les moyens d'en combattre les effets.

Si ces maladies se déclarent dans des régions qui ne font pas partie du territoire des corps d'armée auxquels sont attachés les vétérinaires principaux, le ministre désigne celui de ces chefs de service le plus à proximité du foyer de l'épidémie. Dans l'un et l'autre cas, ils rendent compte du résultat de ces missions, dans un rapport spécial, au général en chef du corps d'armée dans lequel la maladie s'est déclarée.

Ce rapport est transmis au ministré de la guerre.

II. — Service vétérinaire dans les corps de troupes a cheval et dans les établissements militaires de l'intérieur et de l'Algérie.

*Attributions des vétérinaires.*

Art. 10. — Dans les corps de troupes à cheval et dans les établissements militaires, les vétérinaires sont spécialement chargés du traitement des maladies des chevaux, et pratiquent toutes les opérations nécessaires pour leur guérison. Ils ne doivent rien négliger pour conserver ou rétablir la santé des chevaux, et surtout pour les préserver des maladies contagieuses. Le vétérinaire en premier a la direction de ce service, et, en son absence, le vétérinaire en second ou, à défaut de celui-ci, l'aide-vétérinaire en a les attributions et l'autorité.

*Maladies contagieuses.*

Art. 16. — Les vétérinaires doivent porter toute leur attention sur les maladies contagieuses et prendre toutes les précautions pour en prévenir la propagation. Ils se préoccupent surtout des chevaux atteints de la morve ou du farcin et de la gale.

*Visite de santé.*

Art. 17. — La visite sanitaire est faite tous les samedis.

Elle a lieu tous les jours lorsqu'une maladie contagieuse règne dans le régiment, et trois fois par semaine (les mardi, jeudi et samedi) pendant le mois qui suit la disparition de cette maladie.

Tous les vétérinaires concourent à la visite sanitaire, et le vétérinaire en premier doit combiner celles qu'il passe de manière à ce qu'il puisse voir tous les chevaux du régiment au moins une fois par mois, lorsque ses visites sont hebdomadaires, et une fois par semaine, dans les autres cas.

Après chaque visite, le vétérinaire en second et l'aide-vétérinaire font leur rapport verbal au vétérinaire en premier, et celui-ci rend compte au chef d'escadron de semaine du résultat général de la visite.

*Précautions à prendre à l'égard des chevaux atteints de maladies*
*contagieuses.*

Art. 18. — Lorsqu'un cheval est reconnu atteint d'une maladie contagieuse, il doit immédiatement être retiré du rang et isolé dans un local affecté à cet usage.

Ses voisins, celui de droite et celui de gauche, sont considérés comme suspects, et placés dans une écurie spéciale, si le casernement le permet; dans le cas contraire, ils sont isolés à une extrémité de leur écurie, et doivent être attentivement surveillés ; le vétérinaire en premier les visite tous les jours, et ils restent ainsi en observation pendant vingt-cinq jours si leur suspicion est causée par la morve ou le farcin, et dix jours si c'est par la gale.

Le vétérinaire en premier se fait remettre le harnachement et les effets de pansage du cheval atteint de maladie contagieuse; il en délivre reçu et les fait déposer dans un local spécial, d'où ils ne sortent qu'après désinfection.

Les trois places laissées vides, c'est-à-dire celle du cheval affecté et celles de ses deux voisins, sont désinfectées conformément à la note B. Le vétérinaire assiste à cette opération et la dirige.

Les chevaux atteints de maladies contagieuses sont toujours pansés par les mêmes cavaliers, qui laissent dans l'écurie leurs effets de pansage. Ces chevaux ne sont pas conduits aux abreuvoirs servant aux chevaux sains. Ils ne sont promenés qu'autant qu'on peut le faire dans la cour des écuries qui leur sont affectées, ou dans on endroit retiré. On ne doit pas les sortir du quartier.

### Abatage des chevaux.

Art. 19. — Toutes les fois que, pour un motif quelconque, le vétérinaire chef de service juge qu'un cheval doit être abattu, il en fait la proposition par la voie du rapport.

..... Dans tous les cas, l'animal est soumis à l'examen de la commission spéciale instituée par la note C pour l'examen des chevaux douteux de morve.

L'abatage, s'il y a lieu, est ordonné :

Dans les cas urgents (fractures) par le chef de corps ou le commandant du dépôt de remonte ou de l'établissement.

Dans les autres cas, par le général de brigade, conformément à l'avis de la commission, et cet avis est annexé avec l'ordre d'abatage au procès-verbal constatant la perte.

Le sous-intendant militaire doit toujours être prévenu pour qu'il puisse dresser le procès-verbal d'abatage.

### Constatation de la mort des chevaux.

Art. 20. — Le vétérinaire chef de service assiste le sous-intendant militaire et le major du régiment ou son suppléant dans la constatation de la mort des chevaux. A cet effet, il présente le cadavre de l'animal, en prouve l'identité par le signalement, fait connaître la cause de la mort et signe au procès-verbal.

### *Autopsie des chevaux.*

Art. 21. — Un rapport est établi par le vétérinaire en premier et signé par le chef d'escadron de semaine, à la suite de la mort ou de l'abatage d'un cheval.

En principe, l'autopsie doit toujours être faite, et tous les vétérinaires y assistent. Lorsqu'elle n'a pu avoir lieu, le rapport en fait connaître les motifs.

Il est expressément défendu de pratiquer des autopsies dans les quartiers et dans les camps. Ces opérations doivent toujours être faites dans les clos d'équarrissage ou lieux désignés par les autorités locales pour l'enfouissement des cadavres d'animaux. Quant à leur dépouille, on doit se conformer à la décision du 23 novembre 1833 (Note E).

### *Tenue des registres.*

Art. 35. — Le vétérinaire en premier tient, sous la surveillance du major, deux registres: le premier, dit de l'infirmerie, et portant le n° 1, le second, dit de la pharmacie, portant le n° 2. Ces registres sont fournis par le vétérinaire en premier sur l'indemnité qui lui est attribuée à titre de frais de bureau; et, après qu'ils sont entièrement remplis, ils doivent être conservés pendant au moins cinq ans dans les archives du corps. Les vétérinaires en second et les aides-vétérinaires, détachés avec une fraction du régiment, doivent tenir un cahier sur lequel ils inscrivent les renseignements que doit contenir le registre n° 1, relativement aux chevaux malades de leur détachement.

### *Rapports que doit fournir le vétérinaire en premier.*

Art. 36. — Indépendamment des rapports qui peuvent lui

être demandés pour des cas imprévus, le vétérinaire en pre·
mier doit fournir régulièrement :

1° Un rapport journalier sur les mouvements de l'infirmerie
et l'état sanitaire des chevaux. Ce rapport parvient au colonel par l'intermédiaire du chef d'escadron de semaine ;

2° Un rapport mensuel sur l'état sanitaire des chevaux et
la situation de l'infirmerie.

Ce rapport n'est fourni que dans les corps d'armée auxquels
sont attachés des vétérinaires principaux, et, dans ce cas, il
est transmis hiérarchiquement à l'état-major général du corps
·d'armée, pour servir à la centralisation du service vétérinaire ;

3° Un rapport annuel, conforme au modèle envoyé chaque
année par le ministre de la guerre.

Ce rapport est établi en double expédition, dont une est
adressée au ministre, et l'autre reste dans les archives du
corps ou de l'établissement pour être communiquée à l'inspecteur général.

*Rapport à fournir par les vétérinaires détachés.*

Art. 37. — Les vétérinaires en second et les aides-vétérinaires détachés doivent, tous les quinze jours, fournir au
vétérinaire en premier de leur régiment, et par l'intermédiaire du commandant du détachement, un rapport spécial.

Les renseignements contenus dans ce rapport, relativement aux chevaux traités pour maladies, sont inscrits sur le
registre n° 1 tenu par le vétérinaire en premier. En cas de
maladie épizootique, ce rapport doit être fourni tous les cinq
jours.

*Mesures à prendre pendant la route.*

Art. 39. — Lorsque des chevaux sont atteints ou suspects
de maladies contagieuses, le vétérinaire en informe sur-le-
champ le chef d'escadron commandant les escadrons ou les
batteries; ces chevaux sont séparés pendant la route. Les

maires des gîtes d'étape sont prévenus de leur maladie ; il est demandé pour eux des locaux isolés, et les cavaliers qui les pansent sont logés séparément. Ces chevaux sont laissés en subsistance dans le premier corps de troupes à cheval qui se trouve sur la route parcourue par le régiment.

Si cette maladie contagieuse est la morve, l'abatage peut être prononcé par le chef de la colonne, après l'avis de la commission instituée à cet effet, art. 19.

### Visite des viandes de boucherie consommées par les corps de troupe.

Art. 47. — Dans les camps ou garnisons où sont installées des boucheries militaires, un vétérinaire est désigné pour visiter les animaux abattus et examiner la viande distribuée.

Ce service roule sur tous les vétérinaires du camp ou de la place ; ils sont désignés à tour de rôle par le chef d'état-major du camp ou le commandant de place ou d'armes.

Le vétérinaire de service doit faire sa visite aux mêmes heures que celles de l'officier supérieur chargé de la surveillance de ces boucheries, et lui rendre compte de ses observations.

Un semblable service est organisé dans toutes les garnisons où l'autorité militaire juge à propos de faire examiner, dans les boucheries civiles, les viandes vendues aux ordinaires des corps.

### Attributions du vétérinaire en chef de l'armée.

Art. 59. — Le vétérinaire en chef centralise le service vétérinaire de l'armée ; il examine les rapports des vétérinaires chefs de service sur l'état sanitaire des chevaux des corps d'armée, et les résume dans un rapport spécial au général en chef.

Il s'occupe de tout ce qui concerne l'hygiène générale des chevaux, et propose les mesures qui lui paraissent nécessaires.

*Attributions des vétérinaires chefs de service des corps
d'armée.*

Art. 60. — Le vétérinaire chef de service d'un corps d'armée est chargé de la centralisation du service vétérinaire dudit corps, et de l'examen de toutes les questions d'hygiène des animaux.

Il établit tous les mois un rapport sur l'état sanitaire des chevaux, lequel est envoyé, par la voie hiérarchique, au vétérinaire en chef.

### III. — SERVICE VÉTÉRINAIRE DANS LES ARMÉES EN CAMPAGNE.

*Maladies contagieuses.*

Art. 69. — En campagne, toute l'attention des vétérinaires doit être portée sur les maladies contagieuses.

Celles dont il importe surtout de se préoccuper, à cause de leur fréquence et du danger de leur propagation, sont : la morve, le farcin et la gale.

*Chevaux affectés de morve ou de farcin.*

Art. 70. — Sous aucun prétexte, on ne doit conserver dans les corps de troupe et dans les dépôts de chevaux malades, des animaux atteints de morve ou de farcin, ou même simplement douteux ; ils doivent être abattus sans délai, et les harnais et effets de pansage détruits. Autant que les locaux et les circonstances le permettent, il est pris à l'égard de ces maladies les mesures de désinfection prescrites en pareil cas.

*Chevaux atteints de gale.*

Art. 71. — Les chevaux affectés de gale doivent être dirigés, avec tous leurs effets de harnachement et de pansage, sur des dépôts spéciaux qui ne contiennent que des animaux malades de ce genre, et sont installés dans des fermes ou villages, en dehors des lignes de communication et de passage des troupes.

Les chevaux guéris ne quittent ces dépôts, pour être dirigés sur les corps de troupes auxquels ils appartiennent, qu'après que toutes traces de la maladie et de son traitement ont disparu, et après désinfection minutieuse et complète des harnais et effets de pansage.

*Visites sanitaires en cas d'invasion de maladie contagieuse.*

Art. 72. — Quand une maladie contagieuse se déclare dans un corps de troupes à cheval, les vétérinaires doivent passer tous les jours des visites de santé.

### IV. — Service vétérinaire après les actions militaires.

Art. 73. — Après les actions militaires, les vétérinaires des corps de troupes à cheval visitent soigneusement les chevaux de leurs corps, et tous ceux pris sur l'ennemi.

Les chevaux recueillis sur les champs de bataille sont visités par les vétérinaires chefs de service du corps d'armée, aidés de leurs auxiliaires.

Tous les chevaux atteints de fractures, ceux dont les blessures ne laissent que peu ou point d'espoir de guérison, et même ceux dont la guérison ne peut être obtenue qu'après un traitement très long, sont immédiatement abattus.

### V. — Service sanitaire des animaux de boucherie dans les convois et magasins d'approvisionnement.

Art. 74. — Dans chaque corps d'armée, un vétérinaire de réserve est désigné pour la visite des animaux de boucherie du convoi de subsistances de ce corps.

Un vétérinaire de réserve est attaché à chacun des magasins d'approvisionnements de l'armée.

Ces vétérinaires, désignés par le commandement, soit parmi ceux du détachement du train des équipages attelant les convois de subsistances de ce corps d'armée, soit, en ce qui concerne le service des magasins d'approvisionnement général, parmi les vétérinaires de réserve des escadrons du train des équipages, doivent donner leurs soins aux animaux malades; ils inspectent l'ensemble des troupeaux et donnent leur avis sur les mesures à prendre; ils visitent également ment les prairies, examinent l'eau des abreuvoirs et s'assurent qu'elles ne peuvent être nuisibles à la santé de ces animaux.

Les vétérinaires chargés de ce service sont sous les ordres des fonctionnaires de l'intendance, auxquels ils rendent compte de leurs observations sur l'état sanitaire des animaux de boucherie, et soumettent leurs propositions relativement à l'hygiène.

*Visite des troupeaux en cas d'épizootie.*

Art. 75. — En cas d'épizootie, les troupeaux faisant partie des convois de subsistances des corps d'armée sont visités par les vétérinaires chefs de service de ces corps, et les troupeaux des stations-magasins ou dépôts comprenant l'approvisionnement général de l'armée, par le vétérinaire en chef. Ces vétérinaires rendent compte du résultat de leurs visites au chef d'état-major de l'armée ou du corps d'armée auquel ils sont attachés, et laissent aux chefs de convois de magasins ou de dépôts les prescriptions relatives à la maladie.


## SECTION II. — ANNEXES

Indépendamment des dispositions contenues dans la section précédente, la législation sanitaire militaire renferme des instructions relatives à la désinfection, à la morve, à la gale et au transport des animaux, qu'il nous a paru utile de reproduire.

### NOTE B.

I. — INSTRUCTION RELATIVE A LA DÉSINFECTION DES ÉCURIES, DU HARNACHEMENT ET DES EFFETS DE PANSAGE AYANT SERVI AUX CHEVAUX AFFECTÉS DE MALADIES CONTAGIEUSES, AINSI QUE DES EFFETS D'HABILLEMENT APPARTENANT AUX HOMMES QUI DONNENT LEURS SOINS A CES CHEVAUX.

1° *Désinfection des écuries et des objets qu'elles renferment.* — Qu'il s'agisse d'une écurie entière ou de quelques places occupées par des animaux affectés de maladies contagieuses ou simplement suspects, on commencera par faire soigneusement enlever la litière, que l'on enfouira profondément dans le fumier.

Les interstices des pavés, les murs de face et de côté, la mangeoire et le râtelier seront fortement grattés et nettoyés à fond.

Un lavage général, à l'eau chaude autant que possible, sera fait immédiatement après, pour enlever toute la crasse non détachée par le grattage.

Cette première opération sera suivie, après quelques heures, selon que l'égouttement aura été plus ou moins rapide, d'un lessivage au chlorure de chaux (500 gr. pour 10 litres d'eau).

Enfin, le lendemain seulement, on procédera au blanchiment des murs, râteliers, mangeoires, etc. etc., au moyen de la chaux, qu'en outre on répandra sur le sol.

Si le sol est bétonné ou macadamisé, il faudra le gratter fortement et même le repiquer, selon son état de conservation.

S'il est en terre battue, on en enlèvera une couche d'au moins 10 centimètres.

On en fera autant sur un cercle dont le rayon sera la longueur de la longe d'attache ajoutée à celle du cheval, dans les camps lorsque les chevaux seront à la corde, et ce déblai sera transporté au loin et enfoui.

La désinfection terminée, on refera le sol avec de nouveaux matériaux.

Si la désinfection a été opérée pour toute l'écurie, on ouvrira ensuite les portes et les fenêtres pour dissiper l'humidité.

Les écuries et les places ainsi désinfectées ne seront pas réoccupées avant huit à dix jours.

Quant aux effets et ustensiles d'écurie, tels que bat-flancs, coffres à avoine, fourches, pelles, seaux, baquets, auges, tinettes, etc. etc..., ils seront également grattés, lavés à grande eau, lessivés au chlorure de chaux, et on les laissera sécher avant de les remettre en service.

2° *Désinfection du harnachement.* — On devra préalablement démonter les brides, bridons et licols, dégarnir les selles de leurs accessoires, et découdre les pièces en peau de la schabraque.

Toutes les parties en cuir ou en peau, ainsi isolées, seront lavées, une à une, et à plusieurs reprises, avec une brosse en racine, fréquemment trempée dans une solution de chlorure de chaux (500 gr. par seau d'eau de 10 litres). On brossera surtout, avec un soin particulier, les parties qui d'ordinaire se trouvent plus spécialement en contact avec le cheval.

Au fur et à mesure que chaque objet sera lessivé, on le jettera dans un baquet d'eau naturelle, d'où on le retirera pour le graisser avec de l'huile de pied de bœuf. On laissera sécher à l'ombre les pièces qui ne comportent pas le graissage.

Les parties en drap ou en toile et les objets en fer du harnachement (mors de bride et de filet, étriers, couverture, surfaix, etc...), seront trempés pendant trois à quatre minutes dans de l'eau bouillante.

En principe, tous les objets qui peuvent, sans se détériorer, supporter une immersion de quelques minutes dans l'eau

bouillante, seront désinfectés par ce moyen ; aùtrement, ces
objets seront lessivés à l'eau chlorurée, et, immédiatement
après, lavés à grande eau.

3° *Désinfection des effets de l'homme et des effets de pansage.*
— Les effets de coiffure et d'habillement que portent les
hommes chargés de soigner les chevaux malades devront
être passés à l'eau bouillante.

Les objets de pansage (éponge, époussette, brosse en
chiendent) qui auront servi à des chevaux morveux, seront
brûlés et remboursés au prix d'estimation, sur les fonds de
la masse d'entretien du harnachement et ferrage, aux cavaliers auxquels ils appartiennent.

Les effets de pansage ayant servi à des chevaux galeux
pourront être désinfectés par une immersion de quelques
minutes dans l'eau bouillante.

La toile de doublure des panneaux et du petit coussinet
des selles qui auront été désinfectées, devra être remplacée
au compte de la même masse.

Les effets de harnachement hors de service et dûment ré-
formés, qui ont été en contact avec des chevaux atteints de
la morve, ne pourront sous aucun prétexte être compris au
nombre de ceux à remettre au domaine ou à employer aux
réparations, et devront être détruits par l'incinération.

L'exécution de ces dispositions sera constatée par le sous-
intendant militaire chargé de la surveillance administrative
du corps.


II. — Instruction du ministre de la guerre sur la désinfection
périodique des écuries et infirmeries des corps de troupes
a cheval et établissements militaires (2 mars 1883).

Cette instruction établit que :

Dans tous les quartiers occupés par des corps de troupes
à cheval ou établissements militaires, les écuries seront pé-
riodiquement désinfectées, savoir :

Les écuries-infirmeries, tous les trois mois ;

Les écuries ordinaires, une fois chaque année, à l'époque où les régiments vont aux manœuvres.

La désinfection sera pratiquée d'après les indications
suivantes :

1° Tout d'abord la litière sera enlevée, entièrement jetée
au fumier ainsi que tous les débris alimentaires qui restent
dans les mangeoires ou râteliers. Le sol de l'écurie sera
ensuite lavé à grande eau et fortement balayé avant de commencer aucune opération de désinfection ;

2° Les murs, mangeoires, râteliers et bat-flancs seront
lavés à l'eau de potasse et frottés ensuite soit avec des brosses en chiendent, soit avec des bouchons de paille ;

3° On passera, comme précédemment, à l'aide d'un pin-
ceau, de l'eau phéniquée (10 grammes d'acide phénique
liquide pour 1,000 grammes d'eau) sur les murs, mangeoires,
râteliers, bat-flancs et sur le sol ;

4° Toute l'écurie, ainsi que le matériel qu'elle contient,
sera blanchie à l'eau de chaux, laquelle sera mélangée à un
dixième de son poids de chlorure de chaux sec ;

5° Enfin, la désinfection ne sera considérée comme complète qu'après un dégagement d'acide sulfureux pendant
24 heures au moins dans chaque écurie close, opération facile
à obtenir en jetant de la fleur de soufre sur un réchaud
rempli de charbons ardents (200 grammes de soufre suffi-
sent pour des écuries de 10 chevaux dont les portes et fenêtres resteraient hermétiquement fermées peudant 24 heures
au moins) ;

6° Toutes les fois qu'un cheval entrera à l'infirmerie pour
n'importe quelle cause, sa stalle et celle de ses deux voisins
seront désinfectées ainsi qu'il vient d'être dit.

Tous les travaux nécessités par la désinfection seront
exécutés gratuitement par main-d'œuvre militaire, et tous
les ingrédients et désinfectants seront payés sur les fonds de
la masse d'entretien du harnachement et ferrage des corps
ou établissements intéressés. Le service du génie fournira
seulement le lait de chaux et les pinceaux à blanchir.

## NOTE C.

### III. — INSTRUCTION SUR LES MESURES A PRENDRE A L'ÉGARD DES CHEVAUX ATTEINTS DE LA MORVE.

Comme complément des mesures générales à prendre à l'égard des maladies contagieuses, prescrites par l'article 18 du règlement sur le service vétérinaire, les précautions spéciales qui suivent seront prises contre la morve :

Aucun cheval affecté de morve ne devra être traité dans les corps de troupes à cheval et établissements militaires.

Dès que la morve sera évidente, le vétérinaire devra provoquer l'abatage des animaux affectés.

Les chevaux douteux, c'est-à-dire ceux atteints de glandage simple et de jetage suspect, pourront être traités, tant pour obtenir une guérison que pour éprouver l'animal; mais le vétérinaire ne devra pas attendre les trois symptômes caractéristiques de la morve (glandes, jetage et ulcères) pour en demander l'abatage; il s'inspirera de l'état général du sujet, de ses antécédents sanitaires et de la ténacité des symptômes qu'il présente.

Tout cheval atteint d'un jetage suspect ou autres symptômes de morve, devra être visité dans les vingt-quatre heures par une commission présidée par le chef d'escadron de semaine, et composée du capitaine commandant l'escadron auquel appartient le cheval et des vétérinaires du régiment.

Dans les dépôts de remonte, la commission sera composée des deux capitaines acheteurs et du vétérinaire ; en cas d'absence des deux premiers, de l'officier comptable et de l'officier commandant le détachement de cavaliers de remonte.

Dans les détachements commandés par un chef d'escadrons, elle sera composée de deux capitaines commandants, et du vétérinaire.

Si le détachement n'est composé que d'un escadron, la commission sera constituée par les deux lieutenants et le vétérinaire.

Cette commission devra proposer immédiatement l'abatage, si elle reconnaît que le cheval est atteint de morve, sans distinction de la morve dite chronique ou de la morve dite aiguë.

Lorsque la maladie n'aura pas paru bien confirmée, le cheval sera visité de nouveau, et à courts intervalles, par la même commission, jusqu'à ce que les symptômes aient disparu ou que l'abatage ait été jugé nécessaire.

Les vétérinaires devront, sous peine d'encourir une grave responsabilité, signaler les chevaux affectés de jetage ou autres symptômes de morve, afin qu'ils soient examinés promptement par la commission ci-dessus.

Lorsque les symptômes que présentait un cheval auront disparu, cet animal devra encore subir trois semaines d'observation à l'infirmerie, et des épreuves aux allures vives avant d'être remis dans le rang.

Les gardes d'écurie ne devront jamais coucher dans les écuries des chevaux morveux ou douteux ; on ne fera jamais soigner ces animaux par des cavaliers malingres, ayant des habitudes d'ivrognerie, ou ayant des plaies aux mains ou au visage.

Le vétérinaire mettra du savon à la disposition des cavaliers employés aux écuries de ces chevaux, et on exigera qu'après chaque pansage ils se lavent les mains et le visage.

IV. — Note ministérielle rappelant les prescriptions réglementaires concernant les chevaux atteints de morve et plus particulièrement les chevaux douteux (27 janvier 1878).

Les expériences sur la curabilité de la morve au moyen de l'alcool, faites récemment sans succès au camp de Saint-Maur sous la surveillance de la Commission d'hygiène hippique, ont fourni l'occasion de constater que les vétérinaires des corps ne se conformaient pas toujours rigoureusement aux prescriptions du règlement concernant la morve.

En effet, en recherchant les antécédents sanitaires des

chevaux morveux soumis aux expériences, la Commission a remarqué que quelques-uns d'entre eux avaient séjourné à plusieurs reprises dans les infirmeries comme atteints de coryza, de catarrhe et d'adénite, alors que les symptômes qu'ils présentaient devaient les faire considérer comme *douteux*; il en est résulté que sous les dénominations ci-dessus, qui n'éveillent pas suffisamment l'attention, ces animaux ont pu échapper aux mesures d'*isolement*, de *désinfection*, à la *présentation* aux Commissions régimentaires et à la *mise en observation après la disparition des symptômes*. Or ces chevaux, rentrant dans le rang non guéris, mais simplement blanchis, deviennent les propagateurs les plus actifs de la morve dans les régiments.

Il importe donc au plus haut point que les manifestations morbides (glande et jetage) auxquelles doit s'appliquer la note C du règlement du 26 décembre 1876, sur le service vétérinaire de l'armée, soient inscrites au registre d'infirmerie et signalées au rapport journalier sous l'indication de *douteux de morve,* afin que les mesures sanitaires prescrites soient toujours exécutées.

De plus, dans les régiments où la morve règne, l'attention des vétérinaires doit particulièrement se porter sur les animaux en mauvais état et difficiles à refaire; sur ceux atteints de toux chronique, de boiterie sans cause appréciable ou d'un appétit capricieux ; sur ceux qui présentent des jetages intermittents, même sans mauvais caractère ; sur ceux qui laissent voir sur la pituitaire des taches rougeâtres, des élevures, des tubercules ou des granulations ; sur ceux enfin qui ont au nez ou aux lèvres les moindres boutons ou plaies ulcéreuses.

Tous ces chevaux doivent être retirés du rang et mis à part pour être l'objet d'une surveillance journalière du vétérinaire ; si le casernement le permet, ils seront isolés dans un local spécial.

Les chefs de corps veilleront rigoureusement à l'exécution de ces prescriptions.

V. — Note ministérielle relative a la durée maximum de la séquestration dans les corps de troupes a cheval (1<sup>er</sup> juillet 1882).

Sur la proposition de la Commission d'hygiène hippique, le ministre de la guerre a décidé que : tout cheval suspect sera dorénavant abattu, lorsque, après trois mois au plus de séquestration, les signes de suspicion de la morve persisteront.

## NOTE D.

VI. — Instruction sur les mesures a prendre a l'égard des chevaux atteints de la gale.

Indépendamment des mesures générales prescrites, en cas de maladies contagieuses, par l'article 18 du règlement sur le service vétérinaire dans les corps de troupes à cheval, les dispositions suivantes seront prises contre la gale :

Les chevaux affectés de gale seront toujours isolés dans une écurie spéciale qui ne devra pas contenir d'autres chevaux, sains ou atteints d'autres maladies.

Lorsque la gale règne dans un régiment, et que, par le nombre des animaux atteints, elle revêt un caractère épizootique, le vétérinaire doit exercer une surveillance minutieuse sur les chevaux des escadrons, batteries ou compagnies.

Il passera chaque jour dans les écuries, examinera successivement tous les chevaux, en portant surtout son attention sur la crinière, la base de la queue, et la face interne des membres.

Il devra aussi faire recommander aux officiers, sous-officiers et brigadiers de semaine, de remarquer les chevaux qui se frotteraient et de les lui signaler.

Dans cette situation, tout cheval qui présentera des dépilations et manifestera les signes de la moindre démangeaison, sera considéré comme suspect, retiré du rang et isolé.

La place de ce cheval sera nettoyée et désinfectée.

Deux écuries au moins doivent être mises à la disposition du service vétérinaire, l'une, destinée aux chevaux galeux avant leur traitement : c'est dans cette écurie que les animaux seront tondus et médicamentés.

Dans l'autre sont placés les chevaux immédiatement après l'application du remède antipsorique, et ils y restent jusqu'à guérison.

Quelle que soit l'étendue de la gale, l'animal affecté devra être complètement tondu et soumis à une application générale du traitement.

Le traitement le plus sûr et le plus facile à employer dans ces circonstances est le mélange, à parties égales, de pétrole, de benzine et d'huile d'arachide. On l'applique simplement sur la peau, sans frictions.

On peut affaiblir l'action irritante de ce mélange en augmentant la proportion d'huile.

Les poils coupés seront réunis en tas dans l'écurie, bien mouillés avec une solution au 1/100° d'acide phénique, puis transportés dans un lieu éloigné et enfouis profondément.

Après guérison, les chevaux galeux sont placés en observation dans les écuries de l'infirmerie ou dans une écurie spéciale, s'il y en a de disponible, et ils ne devront être remis en service que lorsque toutes traces de la maladie et de son traitement auront disparu, c'est-à-dire quand la peau aura repris sa souplesse et que les poils auront partout repoussé.

VII. — Circulaire ministérielle du 6 janvier 1872, portant qu'aucun cheval douteux ou atteint de maladie contagieuse ne doit être mis en route.

Le ministre de la guerre ayant été informé que des corps de cavalerie ont compris dans des convois destinés à d'autres régiments des chevaux atteints de maladies cutanées, a adressé aux chefs de corps une circulaire dans laquelle il fait remarquer que cette manière d'opérer présente les plus graves inconvénients, puisqu'elle aurait pour résultat de répandre la contagion non seulement dans les régiments qui n'ont pas de chevaux malades, mais encore chez les particuliers.

En conséquence, le ministre appelle toute l'attention des chefs de corps sur ce point en les priant de donner les ordres les plus formels pour qu'à l'avenir, lorsqu'un convoi d'animaux devra être mis en route, une visite minutieuse de chaque cheval soit passée par le vétérinaire chef de service ; tout animal reconnu atteint d'une maladie contagieuse quelconque ou même douteux sera conservé au corps et placé immédiatement en observation ou mis en traitement. Toute infraction à ces prescriptions attirerait sur son auteur un blâme sévère, ou toute autre mesure disciplinaire.

### NOTE E.

VIII. — Décision ministérielle du 23 novembre 1833, relative a la vente des dépouilles des chevaux morts de maladies réputées contagieuses.

Vu le rapport fait à l'Académie royale de médecine et celui du conseil de salubrité adressé à M. le préfet de police, rapports desquels il résulte que l'équarrissage des chevaux morts de maladies contagieuses ne peut avoir aucun inconvénient pour la santé publique, et considérant qu'il convient de faire profiter les corps du produit de la vente de ces chevaux, qui avait été interdite jusqu'à ce jour ;

Le ministre secrétaire d'État de la guerre a décidé ce qui suit :

A l'avenir, les dépouilles des chevaux morts ou abattus dans les corps de troupes à cheval, quelle qu'ait été la cause de la mort de ces chevaux, seront vendues et livrées au commerce dans tous les lieux de garnison où il existera des chantiers ou clos d'équarrissage ; dans les lieux où il n'existera pas d'établissements de ce genre, les corps devront, avant de conclure leur marché pour la vente de ces dépouilles, prendre l'attache de l'autorité municipale, afin de ne point contrevenir aux règlements de police locale.

## NOTE F.

IX. — Instruction du 31 janvier 1864, sur le transport et le traitement des chevaux et des mulets a bord des navires.

*Mesures de précaution à prendre avant l'embarquement.*

Art. 1er. — Revue sanitaire sévère, minutieuse, des chevaux à embarquer.

Cette visite a pour but de faire connaître l'état de santé réel des chevaux qui y sont soumis. Elle devra avoir lieu la veille ou l'avant-veille de l'embarquement. Le vétérinaire signalera à l'autorité militaire tous les chevaux qui, pour des motifs sérieux, devraient être retirés du rang. Ces motifs sont particulièrement : les maladies chroniques internes, les affections psoriques et dartreuses, les jetages de mauvaise nature, les engorgements sous-glossiens sans cause connue, les boutons, cordes et engorgements indolents, etc.

Art. 14. — Sans soumettre les chevaux à un pansage régulier et complet, il sera rationnel de faire laver deux fois par jour les yeux, les narines, les parties génitales et les jambes des animaux.

On exigera que les fumiers soient enlevés chaque jour, et on prendra les mesures nécessaires pour entretenir une très grande propreté dans les écuries. Dans les lavages à grande eau, faits le plus ordinairement avec la pompe à incendie, on aura soin de diriger le jet sur les pieds et les membres des chevaux.

Lorsqu'on s'apercevra qu'un animal a moins d'appétit, qu'il est échauffé, que ses crottins sont durs et coiffés, on mettra chaque matin dans son barbotage 80 grammes de sulfate de soude, jusqu'à ce que ces symptômes aient disparu.

Art. 15. — Outre le nettoyage journalier des écuries, il sera nécessaire de les désinfecter tous les deux jours, surtout celles des faux-ponts et de la batterie basse. Pour cela, on fera arroser les intervalles avec de l'eau chlorurée, et on placera au milieu des compartiments, de distance en distance, des vases remplis d'eau de chaux.

Art. 16. — Tous les matins, le vétérinaire passera la revue sanitaire de tous les chevaux, afin d'être toujours à même d'attaquer les maladies à leur début, et surtout afin d'isoler à temps les chevaux atteints de jetage suspect ou d'engorgements sous-glossiens inquiétants. Si le cheval est reconnu malade, on placera au-dessus de sa stalle une étiquette indiquant le nom de sa maladie.

Après la revue sanitaire, le vétérinaire procédera à la visite spéciale des chevaux malades. Ces deux opérations étant terminées, il rendra compte au chef de corps et au commandant du bord des résultats de sa double visite, et il leur fera connaître les modifications hygiéniques et les mesures particulières dont il jugera l'application nécessaire dans l'intérêt des chevaux malades. Enfin, le soir, il passera une autre visite des chevaux malades.

*Précautions à prendre après le débarquement.*

Art. 19. — Au fur et à mesure que les animaux débarqueront, le vétérinaire, qui a dû se rendre le premier à terre, passera une visite de chaque cheval; il fera mettre immédiatement de côté ceux qui lui paraîtront souffrants ; ceux qui, sans être malades, auront besoin de soins spéciaux pour se remettre des fatigues de la traversée ; ceux enfin qui présenteront quelques symptômes suspects de maladies contagieuses ; en d'autres termes, il opérera le classement de ses chevaux en animaux valides, animaux malades, animaux atteints de maladies contagieuses et en animaux qui, sans être malades, ont besoin de soins hygiéniques particuliers. De cette manière, il pourra de suite constituer son infirmerie.

PEUCH. — **Précis de police sanit. vétér.**     20

# CHAPITRE VII



APERÇU GÉNÉRAL SUR LA LÉGISLATION ÉTRANGÈRE

La législation sanitaire des différents États de l'Europe varie pour chacun d'eux. Toutefois, il est des mesures qui sont prescrites par les gouvernements de tous les pays. Telles sont, par exemple, la déclaration, l'isolement, la visite, la désinfection, l'interdiction de vendre les animaux malades ou suspects. Il en est d'autres qui sont spéciales à tel ou tel État. C'est de ces dernières seulement que nous nous occupons, d'une manière sommaire, dans le présent chapitre.

ARTICLE 1ᵉʳ. — ALLEMAGNE.

La législation sanitaire applicable à toute l'Allemagne se compose de plusieurs lois dont les unes concernent spécialement la peste bovine et les autres, diverses maladies contagieuses.

Les premières comprennent les lois des 7 avril 1869 et 21 mai 1878. Les secondes sont constituées par les lois des 25 février 1876 et 24 juin 1880.

1° *Loi du 7 avril* 1869. — Lorsque la peste bovine est signalée, l'importation, la circulation et le commerce de « bêtes bovines, vivantes ou abattues, de bêtes ovines, de chèvres, de peaux, de poils et d'autres matières premières animales, fraîches ou séchées, de fourrages secs, de litières, de chiffons, de vêtements déjà portés, d'ustensiles d'écuries, » sont prohibés.

Cette loi prescrit : 1° la mise en quarantaine des fermes, communes, localités et arrondissements infectés ;

2° L'abatage de bêtes bovines même saines et la destruction de tous objets imprégnés de germes épidémiques ;

3° La désinfection des bâtiments, véhicules et autres objets ainsi que des personnes ayant été en contact avec des animaux atteints ou suspects ;

4° L'expropriation des terrains pour les fosses nécessaires à l'enterrement des animaux abattus et des objets infectés.

La valeur des animaux abattus, des objets détruits, des terrains expropriés par ordre de l'autorité, sera fixée à dire d'experts et remboursée par la caisse fédérale. Toutefois il ne sera point fourni d'indemnité pour les animaux qui.auront succombé dans les dix jours de leur importation par la frontière fédérale.

Le concours de l'autorité militaire sera requis pour la formation de cordons sanitaires, la mise en interdit des communes, etc.

Par un décret du 11 décembre 1871, cette loi a été mise en vigueur dans l'Alsace-Lorraine.

2° *Loi du 21 mai 1878 concernant la peste bovine.* — Cette loi édicte des pénalités très rigoureures contre ceux qui enfreignent les dispositions de la loi précédente. Ainsi, toute tentative d'importation « de ruminants sur pied » quand la peste bovine est signalée, est punie « d'un emprisonnement d'un mois au moins et de deux ans au plus. »

Toute négligence dans l'observation de la loi du 7 avril 1869 entraînera une amende de 600 marks au plus

(750 fr.) ou un emprisonnement qui ne dépassera pas trois mois.

Si, par suite de l'acte délictueux, une contagion s'est produite, le délinquant pourra être condamné à une amende de deux mille marks et même à dix ans de travaux forcés.

3° *Loi concernant les mesures de désinfection à prendre pour le transport du bétail par chemin de fer, du 25 février 1876.* — Cette loi oblige « toutes les administrations de chemin de fer » à désinfecter le matériel qui aura servi au transport des animaux, à quelque espèce qu'ils appartiennent. Cette opération sera effectuée d'après les prescriptions « des autorités locales, qui observeront les règles générales édictées par le conseil général. »

Toute négligence dans la désinfection entraînera « une amende maximum de 1,000 marks. » Cette amende sera triplée et même accompagnée d'emprisonnement, si, par suite de cette négligence, la contagion s'était propagée.

4° *Loi du 23 juin 1880.* — Cette loi s'applique aux maladies contagieuses suivantes :

Le charbon, la rage, la morve, le farcin, la fièvre aphteuse, la péripneumonie, la clavelée, la dourine, l'exanthème coïtal des chevaux et des bêtes bovines, la gale des chevaux, des ânes, des mulets, des bardots et des moutons. Cette nomenclature est susceptible d'être augmentée par le chancelier de l'empire.

Parmi les mesures sanitaires prescrites, nous signalerons : 1° l'abatage des animaux atteints de rage et des chiens suspects, à moins que « l'autorité de police permette la séquestration » dont la durée doit être de trois mois au moins; 2° l'abatage dans le cas de morve confirmée ou même de suspicion permettant de croire à l'existence probable de la maladie; 3° l'abatage des animaux atteints ou suspects de péripneumonie.

L'abatage obligatoire pour cause de morve ou de péripneumonie donne lieu à une indemnité égale aux trois quarts de la valeur pour la première de ces maladies et aux quatre cinquièmes pour la seconde.

La détermination du mode de payement des indemnités « est laissée aux différents États de la confédération. » Toutefois, les gouvernements de ces différents États peuvent décider que les indemnités seront payées « par des cotisations faites par les propriétaires des chevaux et des bêtes bovines. » Ce système constitue une assurance obligatoire entre les propriétaires moyennant « le droit minime de 10 à 15 pfennigs (0$^{\mathrm{fr}}$,12 à 0$^{\mathrm{fr}}$,18) par tête de bétail. » (Zündel.)

Il n'est pas dû d'indemnité « pour les animaux chez lesquels la morve est constatée dans le délai de 90 jours et la péripneumonie dans le délai de 180 jours depuis leur importation sur le territoire de l'empire, à moins qu'il ne soit prouvé que les animaux n'ont été atteints de la maladie contagieuse que depuis leur importation sur le territoire de l'empire. »

La loi allemande prescrit en outre un ensemble de mesures préventives contre l'importatfon des épizooties des pays étrangers; toutefois, sous ce rapport, elle ne présente aucune supériorité sur notre législation.

Cette loi est appliquée « par le gouvernement de chaque État particulier et ses organes », c'est-à-dire « des commissaires spéciaux » assistés de « vétérinaires qui sont nommés par l'État ou dont la nomination a été approuvée par l'Etat (vétérinaires fonctionnaires). »

20.

### ARTICLE II. — ANGLETERRE.

La police sanitaire des animaux est régie par un bill ou acte publié en 1878, qui comprend 88 articles et 7 cédules ou annexes du présent acte.

Les maladies réputées contagieuses sont : le typhus du bétail ou peste bovine, la pleuro-pneumonie ou péripneumo-. nie contagieuse, la fièvre aphteuse, la clavelée, la gale des moutons, la morve ou farcin.

Des indemnités sont allouées pour le typhus et la pleuro-pneumonie, lorsque les animaux atteints ou suspects ont été abattus. Ces indemnités sont réglées comme il suit :

1. Dans le cas de typhus, la moitié de la valeur des animaux, sans excéder vingt livres quand il s'agit de l'abatage des animaux malades et la valeur totale pour les animaux suspects, sans dépasser quarante livres ;

2. Dans le cas de pleuro-pneumonie, les trois quarts de la valeur de l'animal, sans excéder trente livres quand il s'agit de l'abatage d'un sujet malade, et la valeur totale dans le cas d'abatage pour cause de suscipion, sans dépasser quarante livres.

La déclaration d'infection est appliquée dans le système sanitaire anglais. La levée de cette mesure peut avoir lieu pour la péripneumonie, au bout de cinquante-six jours « à compter de la date de la cessation de la maladie, mais pas plus tôt. » Pour la fièvre aphteuse, la durée de l'isolement ne peut être moindre de quatorze jours ni se prolonger au delà de vingt-huit jours après le dernier cas de maladie.

L'inoculation préventive de la péripneumonie ni

celle de la clavelée ne sont prescrites par la législation anglaise.

Des mesures sanitaires sont appliquées par le Conseil privé et par les autorités locales, tantôt d'après l'avis d'un inspecteur, c'est-à-dire d'une personne nommée par l'autorité, tantôt d'après le rapport d'un inspecteur vétérinaire, c'est-à-dire d'un membre du collège royal des médecins vétérinaires.

Les mesures les plus sévères sont ordonnées à la frontière. Ainsi le débarquement des animaux étrangers ne peut être effectué que dans un entrepôt ou partie d'un port spécialement affectée à cet usage. Les animaux débarqués sont soumis « à telle inspection et à tel contrôle que les commissaires des douanes indiquent de temps en temps. Ils ne devront pas être transportés vivants hors de l'entrepôt. » Toutefois, ces dispositions ne sont pas applicables « aux animaux destinés à figurer dans une exposition ou à tout autre objet exceptionnel. » Dans ce cas, ils devront être mis en quarantaine dans des abris, ou autres endroits approuvés par le Conseil privé. « Aucun animal ne pourra sortir de la station de quarantaine, excepté suivant les conditions prescrites par ordre général ou spécial par le Conseil privé. »

Si le Conseil privé estime « qu'en ce qui concerne une contrée étrangère quelconque, » les lois sanitaires de ce pays offrent « une certaine sécurité contre l'importation des animaux malades, il permettra alors, de temps en temps, par ordre général ou spécial, que des animaux ou quelques espèces d'animaux quelconques venant de ce pays, soient débarqués sans être soumis à l'abatage ou à la quarantaine. Mais, tout ordre de cette espèce devra, immédiatement si le Parlement siège, et sinon, dès sa prochaine réunion être soumis à l'approbation des deux Chambres. » (1).

En outre, le Conseil privé peut « de temps en temps édicter tels ordres généraux ou spéciaux qu'il juge utile pour prohiber le débarquement d'animaux de quelques espèces que ce soit venant des contrées étrangères. » (Art. 35, § 1 du bill de 1878.)

C'est ainsi que l'entrée du bétail français en Angleterre a été interdite en 1882.

ARTICLE III. — AUTRICHE.

La législation sanitaire de l'Autriche se compose de divers documents, parmi lesquels nous mentionnerons d'abord les lois de 1868 et de 1873 sur la peste bovine.

1° *Loi du 29 juin 1868, relative aux mesures propres à faire disparaître la peste bovine et ordonnance des ministres de l'intérieur, du commerce et de l'agriculture, du 7 août 1869, pour l'exécution de la loi ci-dessus.*

Cette loi considère la Russie et les principautés danubiennes comme des pays où la peste bovine existe d'une manière endémique. En conséquence, l'entrée du bétail provenant de ces localités ne peut avoir lieu que par certaines parties de la frontière où sont établies des *stations de quarantaine*. La durée de la quarantaine n'est jamais de moins de dix jours ; toutefois, l'autorité peut l'étendre à vingt et un jours.

Lorsque la quarantaine est expirée, le chef de la station délivre un certificat (*passavant*) constatant l'état sanitaire du bétail.

Afin d'empêcher la contrebande du détail, une surveil-

---

(1) *Journal officiel de la République française*, 1879, p. 3851.

lance très rigoureuse est exercée à la frontière « par les gardes de finance auxquels on pourra adjoindre la force armée. » Tout bétail introduit par d'autres points de la frontière que les stations de quarantaine sera considéré « comme étant de bonne prise », confisqué et abattu s'il y a lieu de craindre la peste bovine.

En tout temps, le bétail ne pourra être admis dans un marché ou une exposition qu'autant que le conducteur sera muni d'un certificat de santé en bonne forme (passavant régulier). « Les passavants ne sont valables que pour sept jours au plus à partir du jour où ils ont été délivrés. »

Si la peste bovine vient à se déclarer, les animaux malades et suspects sont abattus et les cadavres enfouis. Toutefois, si le vétérinaire estime que l'animal est parfaitement sain, « la viande en pourra être consommée dans la localité infectée elle-même ou bien être salée et fumée. »

La localité dans laquelle la peste bovine a été signalée, est aussitôt déclarée infectée. En conséquence, elle est entourée d'un cordon sanitaire par la force armée, afin que le bétail soit rigoureusement séquestré et qu'aucun contact, par l'intermédiaire des personnes ou des objets divers, ne puisse avoir lieu entre ce bétail et celui des localités voisines.

Lorsqu'il se sera écoulé vingt et un jours depuis le dernier cas de mort naturelle par la peste bovine ou le dernier abatage opéré sur simple soupçon, que la désinfection aura été exécutée et que le dernier recensement du bétail n'aura offert aucun cas douteux, la commission d'épizootie adressera à l'autorité, un rapport final. Sur le vu de ce rapport, l'autorité déclarera l'épizootie éteinte et lèvera toutes les mesures prohibitives.

*2° Loi du 2 mai 1873 relative à la vente de la viande et des peaux des animaux sains abattus pour prévenir la peste bovine, et ordonnance des ministres de l'intérieur, du commerce et de l'agriculture, du 14 mai 1873, pour l'exécution de ladite loi.*

Cette loi tolère, sous conditions, la vente de la viande et l'utilisation des peaux provenant des animaux sains de la localité infectée ou des bêtes suspectes de peste bovine, reconnues saines après l'abatage. A cet effet, elle décide qu'à l'entrée des frontières limitrophes de Russie et de Moldavie, il pourra être créé des abattoirs surveillés par un vétérinaire de l'État. Dans ces établissements, les animaux des espèces bovine, ovine et caprine seront sacrifiés sans quarantaine préalable, si ce n'est qu'ils seront observés pendant six heures. S'ils présentent « des symptômes irrécusables de peste bovine, ils devront sur-le-champ être emmenés, avec les mesures de précaution voulues, à l'endroit affecté à l'enfouissement des cadavres, y être tués et enfouis conformément aux dispositions de la loi du 29 juin 1868. »

Si l'on constate sur un animal abattu, « les premiers et les plus légers signes de peste bovine, » on doit l'enfouir « sans en détacher aucune partie. »

L'expédition de la viande vers les centres de consommation est règlementée avec le plus grand soin. Ainsi, la viande ne pourra être expédiée avant d'être refroidie. Elle sera empaquetée, transportée par voitures attelées de chevaux, ou en wagons plombés. Le transport sera surveillé « par une escorte policière. »

« La distance entre la localité où a eu lieu l'abatage et le lieu de consommation ou la station la plus rapprodu chemin de fer par lequel la viande sera expédiée plus loin, ne pourra dépasser deux milles (15 kilom. 17) si la viande y doit être transportée par voiture. » Cependant cette distance peut être augmentée et portée à quatre milles, si la viande provient de localités non infectées de peste bovine et si le transport est effectué en voitures couvertes et fermées.

Dans tous les cas, ces voitures doivent être désinfectées après chaque transport, sous la surveillance de l'autorité de la localité destinataire, qui aura été informée de l'arrivée du convoi, par télégramme. Cette dépêche sera adressée par la commission d'épizootie préposée à la surveillance de l'abatage, dès que l'autorité de la localité expéditrice aura délivré le permis nécessaire pour la mise en route.

Les peaux des animaux abattus dans une localité infectée et reconnus sains après l'abatage seront désinfectées par l'immersion « pendant 24 heures dans la lessive de chaux. » Elles seront transportées en voitures fermées ou en wagons plombés. « Chaque transport devra être accompagné d'un agent de police qui en fera la remise à la tannerie désignée. »

A l'exception de la viande et des peaux désinfectées, « aucune des autres parties d'un animal, même reconnu sain après l'abatage, ne pourra faire l'objet d'un envoi ; on devra les enfouir ou les détruire. »

3° *Loi du* 29 *février* 1880 *relative à la préservation et à l'extinction des maladies contagieuses des animaux.* — Les mesures prescrites par cette loi s'appliquent aux maladies énumérées ci-après :

La fièvre aphteuse des bêtes bovines, moutons, chèvres et porcs.

Le charbon chez tous les animaux domestiques.

La péripneumonie contagieuse de l'espèce bovine.

La maladie morvo-farcineuse du cheval, âne et mulet.

La clavelée du mouton.

L'affection chancreuse des chevaux reproducteurs et l'affection pustuleuse des organes génitaux des animaux des
espèces chevaline et bovine.

La gale du cheval et du mouton.

La rage du chien et des autres animaux domestiques.

La loi autrichienne accorde des indemnités pour les
animaux abattus par ordre de l'autorité compétente.
Toutes les maladies réputées contagieuses peuvent donner lieu à l'indemnité, à l'exception de la rage.

Dans le cas d'abatage pour suspicion de morve, le droit
à l'indemnité n'existe qu'autant que l'autopsie ne démontre pas l'existence de la morve.

Le taux de l'indemnité est établi avant l'abatage par
une commission de trois membres. Il est fixé à la valeur moyenne de l'animal.

L'inoculation préventive est au nombre des mesures
à ordonner. Elle ne se fait que dans les cas spécifiés
par la loi et sous la surveillance d'un fonctionnaire vétérinaire.

Pour la péripneumonie, l'inoculation peut être pratiquée sur le désir et au risque du propriétaire. Pour la
clavelée, elle peut être exécutée sur les animaux encore
sains, volontairement ou par ordre, selon les circonstances.

ARTICLE IV. — BELGIQUE.

La législation sanitaire belge se compose de la loi
du 30 décembre 1882 et d'arrêtés royaux des 15 et
20 septembre 1883. Ce dernier porte règlement d'administration générale pour l'exécution de la loi.

Les maladies réputées contagieuses par cette législation sont les suivantes :

1° Chez les solipèdes (cheval, âne, mulet, bardot), la morve et le farcin ;

2° Chez les ruminants, le typhus contagieux et la stomatite aphteuse ;

3° Chez les bêtes bovines, la pleuro-pneumonie contagieuse ;

4° Chez les bêtes ovines, la clavelée, le piétin et la gale ;

5° Chez les bêtes porcines, la stomatite aphteuse ;

6° Chez tous les animaux mammifères, la rage et les maladies charbonneuses.

Le règlement d'administration générale fait connaître avec détails toutes les mesures propres à prévenir le développement des maladies contagieuses. Parmi ces mesures, il en est qui sont applicables à l'intérieur du pays et d'autres à la frontière. Les unes et les autres présentent la plus grande analogie avec celles qui sont prescrites par notre législation. Toutefois, il est à noter que la loi belge impose à tout détenteur d'animaux l'obligation de laisser visiter *en tout temps* « ses animaux et les étables ou autres locaux à leur usage, par des agents régulièrement requis à cet effet. »

En outre, le ministre de l'intérieur et le gouverneur de la province peuvent, s'ils le jugent nécessaire, prescrire la visite des chevaux employés à des services publics tels qu'aux tramways, au halage, au louage, aux messageries.

Ces visites sont faites par un médecin vétérinaire spécialement délégué par le gouvernement.

Tout propriétaire d'un dépôt de chevaux destinés à un service public, qui renferme plus de 50 animaux, est tenu d'y annexer un local isolé, desservi par un personnel spé-

cial, pour y placer les animaux suspects de morve ou de
farcin.

Une indemnité est accordée par l'État dans le cas
d'abatage obligatoire pour cause de l'une dés maladies
contagieuses suivantes : morve, farcin, pleuro-pneumonie contagieuse, clavelée, rage, typhus contagieux.
Le taux de cette indemnité est réglé par arrêté royal,
ainsi que les formalités et les conditions auxquelles le
payement est subordonné.

L'indemnité peut également être allouée pour les
fourrages et objets mobiliers qui ont été détruits, par
ordre de l'autorité, afin de prévenir la contagion.

Dans le cas de suspicion de maladie contagieuse, la
législation belge fixe la durée du délai à l'expiration
duquel la suspicion cesse.

Un animal douteux ou suspect d'être atteint de maladie
contagieuse ne cesse de l'être que lorsque, depuis la disparition de la dernière lésion ou du dernier symptôme, il s'est
écoulé :

*Soixante jours*, en cas de morve, de farcin ou de pleuro-
pneumonie contagieuse.

*Vingt et un jours*, en cas de gale, de clavelée ou de piétin.

*Quinze jours*, en cas de stomatite aphteuse.

*Dix jours*, en cas de rage ou de charbon.

Un animal suspect d'être contaminé cesse de l'être si,
depuis le dernier contact ou la dernière cohabitation avec un
animal malade, il s'est écoulé, sans qu'il se soit produit de
lésions ou de symptômes douteux chez l'animal :

*Quarante-cinq jours*, en cas de morve, de farcin ou de
pleuro-pneumonie contagieuse ;

*Vingt et un jours*, en cas de gale ou de piétin ;

*Quinze jours*, en cas de stomatite aphteuse ;

*Dix jours*, en cas de charbon ou de clavelée.

Bien que la peste bovine soit comprise dans la nomenclature des maladies réputées contagieuses par la loi du 30 décembre 1882, il est à noter que cette maladie doit être, dans l'avenir, l'objet d'un arrêté spécial.

### ARTICLE V. — HOLLANDE.

La législation sanitaire en Hollande se compose de la loi du 20 juillet 1870, qui a une portée générale, et de celle du 26 août 1873 relative à la pleuro-pneumomie contagieuse du gros bétail.

1° *Loi du 20 juillet 1870 portant règlementation de la surveillance de l'État sur la médecine vétérinaire ainsi que de la police sanitaire du bétail.*

La surveillance de l'état sanitaire du bétail et « l'indication des moyens propres à l'améliorer » sont confiées à des vétérinaires de district ou à leurs suppléants. Les uns et les autres sont nommés par l'Etat. A leur entrée en fonctions, ils prêtent serment et ils ont ainsi qualité pour dresser procès-verbal sur les infractions aux lois et règlements sanitaires.

Les vétérinaires de district jouissent d'un traitement fixe sur le Trésor et sont indemnisés de leurs frais de bureau, de voyage et de séjour. Ils ne pratiquent point la médecine vétérinaire.

Les vétérinaires de district suppléants peuvent exercer la médecine vétérinaire. Ils ne reçoivent pas de traitement, mais seulement une indemnité pour frais de voyage et de séjour.

Chaque année, avant le 1er avril, les vétérinaires de district présentent au ministre de l'intérieur un rapport touchant l'exercice de la surveillance de l'État dans leur circonscription durant l'année écoulée.

Ils ont qualité pour pénétrer dans les fermes, pâturages, étables ou autres lieux de séjour du bétail, dans les abattoirs, lieux de débit et magasins de viande et de lard, et de même dans les ménageries, expositions de bétail, établissements d'écorchage, boyauderies et autres établissements analogues. Ils visitent le plus possible les marchés où se fait le commerce du bétail ainsi que les lieux où se tiennent les ventes publiques de bestiaux et ils ordonnent la saisie et la séquestration du bétail qui s'y trouverait attaqué d'affection contagieuse.

La législation hollandaise considère comme maladies contagieuses : la peste bovine, la péripneumonie, la stomatite aphteuse, le piétin, la morve, le farcin, la gale chez le cheval et le mouton, la clavelée, le charbon et la rage.

Lorsque l'autorité a été informée de l'existence « d'une maladie contagieuse », le vétérinaire de district examine l'animal malade ou suspect, et, « si le cas lui paraît être de nature contagieuse, » il fait connaître par écrit au bourgmestre « les mesures à prendre pour combattre la maladie. » Le bourgmestre est obligé de donner suite aux prescriptions sanitaires du vétérinaire, « sous réserve de son recours au ministre de l'intérieur. »

Lorsque l'abatage est nécessaire, il a lieu, en vertu d'un arrêté pris par le bourgmestre, conformément au rapport motivé du vétérinaire de district.

L'abatage entraîne le droit à l'indemnité, il doit être précédé de l'estimation ou « expropriation » du bétail. Cette expropriation se fait suivant une procédure exposée en détail dans les articles 24 à 29 de la loi hollandaise (1).

______

(1) *Journal Officiel de la République française*, 1879, p. 3896.

Le taux de l'indemnité est de la valeur entière pour le bétail suspect et de la moitié de cette valeur pour celui qui est malade.

Les indemnités sont payées par les communes, à moins que le bourgmestre prouve « d'une manière satisfaisante » que la caisse communale ne peut suffire. Dans ce cas, « les fonds nécessaires sont fournis sur bonne comptabilité par le Trésor de l'Etat. »

La désinfection a lieu aux frais de l'Etat d'après les indications et sous la surveillance du vétérinaire de district.

2° *Loi du 26 août 1873 relative à la pleuro-pneumonie contagieuse du gros bétail.*

Cette loi arme le pouvoir royal du droit d'ordonner l'inoculation préventive de la péripneumonie contagieuse et la marque « de tous les animaux de la race bovine se trouvant dans certaines régions du royaume désignées par le ministre chargé de l'exécution de la présente loi.

» En cas de refus du propriétaire ou de l'éleveur de laisser procéder à ces opérations (vaccination ou marque), les animaux sains seront saisis par le bourgmestre de la localité et vaccinés ou marqués par ses soins aux frais du propriétaire.

» Si un animal meurt à la suite de la vaccination, le propriétaire reçoit une indemnité égale à la valeur de l'animal à l'état sain, sur l'attestation du vétérinaire régional ou de son suppléant. »

ARTICLE VI. — PRUSSE.

*Loi du 25 juin 1875 concernant les mesures à prendre pour prévenir et détruire les épizooties.* — Cette loi présente la plus grande analogie avec celle du 23 juin 1880, qui régit l'empire allemand. On peut dire que celle-ci a été calquée sur la loi prussienne.

Les maladies réputées contagieuses par ces deux lois sont les mêmes, seulement une erreur du traducteur désigne, dans la loi prussienne, la péripneumonie contagieuse sous le nom de phthisie pulmonaire. Cette loi accorde des indemnités dans le cas d'abatage pour cause de morve ou de péripneumonie.

Le taux et le mode de paiement de l'indemnité sont fixés de la manière suivante :

1) L'indemnité, y compris la valeur des parties de la bête qui, en vertu des ordres de la police, restent à la disposition du possesseur, ne doit pas, pour les chevaux atteints de la morve, ni descendre au-dessous du quart, ni dépasser la moitié de la valeur commune : pour les bêtes bovines affectées de la phthisie pulmonaire (péripneumonie), elle ne doit ni descendre au-dessous de la moitié, ni dépasser les 4/5 de la valeur commune.

2) Il n'y a lieu à aucune indemnité :

A) Pour les animaux qui, affectés de la morve ou de la phthisie pulmonaire, ont été introduits sur le territoire national, ou chez lesquels, après leur introduction sur le territoire national, la maladie de la morve s'est déclarée dans le délai de trois mois, et la phthisie pulmonaire dans le délai de six mois.

B) Pour les animaux appartenant à l'administration de la guerre où à l'État prussien.

C) Pour les bêtes de boucherie installées dans les abattoirs privés ou publics, et abattues ou tuées par ordre de la police.

3) L'indemnité à payer sera acquittée par l'*union provinciale* ; néanmoins, avec l'assentiment de la représentation provinciale, l'obligation d'indemniser peut être transférée en tout

ou en partie aux *unions* plus petites. Seront assimilées dans l'application de la présente disposition, aux unions provinciales, les unions communales des arrondissements gouvernementaux de Cassel et de Wiesbaden, l'union communale territoriale des pays de Hohenzollern et les cercles urbains de Berlin et de Francfort-sur-le-Mein.

4) Pour faire les fonds de l'indemnité, il sera perçu dans l'intérieur des unions, en raison de l'existence en chevaux et en bestiaux, une contribution proportionnelle (impôt, prime d'assurance, etc.), de façon à ce que l'indemnité pour les chevaux tués atteints de la morve soit à la charge de tous les possesseurs de chevaux, et que l'indemnité pour les bestiaux tués atteints de la phthisie pulmonaire pèse sur tous les possesseurs des bestiaux.

5) Cette contribution ne sera pas perçue pour les animaux appartenant à l'administration de la guerre ou à l'État prussien, ni pour les bêtes de boucherie installées dans les abattoirs privés ou publics.

6) Les prescriptions détaillées sur le montant de l'indemnité à allouer sur le pied de la contribution et sur les principes applicables à la répartition de cette contribution et à la fixation des taux et primes d'assurance, sur l'assiette et la perception des contributions, et sur l'administration des fonds éventuellement formés des excédants de la contribution, seront émises sous forme de règlements pour les unions provinciales et communales et pour l'arrondissement de la ville de Francfort-sur-le-Mein, désignés sous le nombre 3, par les représentations de celles-ci ; et enfin pour le cercle de Berlin, par les autorités de la ville.

Ces règlements auront besoin de l'approbation des ministres de l'intérieur et de l'agriculture.

Avant que lesdits règlements ne soient publiés, les possesseurs des chevaux tués par ordre de la police pour cause de morve n'auront aucun droit à l'indemnité.

Dans la Frise orientale, resteront en vigueur les prescriptions de la loi du 23 août 1855, relatives à l'indemnité pour les bestiaux atteints de la phthisie pulmonaire et tués par ordre de la police.

L'estimation des animaux est faite par une commission composée d'un vétérinaire commissionné et de deux arbitres assermentés.

Il n'est accordé aucune indemnité, lorsque les animaux tués par ordre de la police étaient atteints de la morve ou de la péripneumonie à un tel degré que la maladie était devenue « incurable et absolument mortelle ». Si une contestation s'élevait sur ce point, à l'autopsie de l'animal, entre le vétérinaire commissionné par l'autorité et l'expert que le possesseur de la bête a le droit de faire appeler, elle serait tranchée par « l'avis supérieur de la députation pour le service vétérinaire ».

Les mesures de police sanitaire à appliquer à la frontière sont prescrites par les articles 2 et 3 de la loi du 23 juin 1875. Elles sont analogues à celles qui sont employées dans les autres pays. L'application des diverses mesures prescrites par cette loi incombe « aux autorités de la police territoriale, à celles des cercles et des localités, agissant sous l'inspection suprême du ministre de l'agriculture, et avec coopération des députations pour le service vétérinaire et des médecins vétérinaires commissionnés (vétérinaires d'arrondissement et de cercle). »

ARTICLE VII. — ROUMANIE.

En Roumanie, la législation sanitaire vétérinaire est constituée par la loi du 27 mai 1882. Cette loi considère comme maladies contagieuses :

La peste bovine dans toutes les espèces de ruminants ;
La pleuro-pneumonie contagieuse dans l'espèce bovine ;

La clavelée dans les espèces ovine et caprine ;

La gale dans les espèces chevaline, asine et caprine ;

La fièvre aphteuse dans les espèces bovine, ovine, caprine et porcine ;

Le piétin contagieux dans les espèces ovine et caprine ;

La morve et le farcin dans les espèces chevaline et asine

La maladie vénérienne maligne (dourine) chez les étalons et les juments destinés à la reproduction :

La maladie vénérienne bénigne chez les chevaux et le gros bétail destinés à la reproduction ;

La fièvre typhoïde dans l'espèce porcine ;

La rage et le charbon dans toutes les espèces d'animaux domestiques.

Le service vétérinaire chargé de combattre les maladies contagieuses se divise en service central, attaché au ministre de l'intérieur, et en service d'inspection des districts, des zones préventives, des frontières et des communes urbaines.

Les mesures sanitaires les plus sévères sont appliquées pour prévenir l'introduction de la peste bovine. Ainsi, sur les frontières longeant la Russie et la Bulgarie, les piquets militaires actuellement existants sont renforcés et rapprochés, afin qu'une surveillance rigoureuse et permanente puisse être exercée pour empêcher la contrebande des bêtes à cornes et de leurs produits bruts.

En outre, les animaux malades ou suspects seront séparés et surveillés avec l'aide de la force armée, si nécessité il y a, et la commune sera isolée en totalité ou en partie.

L'inoculation préventive peut être rendue obligatoire pour la pleuro-pneumonie, la clavelée et même la fièvre aphteuse.

21.

Il est alloué à titre d'indemnité :

*A. La valeur intégrale :* 1° des bêtes à cornes, grandes et petites, abattues comme malades ou suspectes de peste bovine ; 2° des animaux abattus, dans le but d'établir le diagnostic d'une maladie contagieuse, excepté pour les animaux abattus pour constater la rage ; 3° des chevaux, mulets et ânes abattus comme suspects de morve ou de farcin et chez lesquels on n'aurait pu, après l'autopsie, constater l'existence de l'une de ces maladies ; 4° des bêtes à cornes qui seront mortes à la suite de l'inoculation du virus de la pleuropneumonie contagieuse et de celles qui auront été abattues comme suspectes, mais chez lesquelles on n'aura trouvé à l'autopsie aucun signe de cette maladie.

*B. Les trois-quarts de la valeur intégrale :* 1° des bêtes à cornes abattues comme atteintes de la pleuro-pneumonie contagieuse ; 2° des bêtes à cornes abattues comme suspectes de pleuro-pneumonie contagieuse et à l'autopsie desquelles on n'a pu constater les lésions produites par cette maladie.

*C. La moitié de la valeur intégrale* des chevaux, mulets et ânes abattus comme malades de la morve ou du farcin. Dans ce cas, l'indemnité ne pourra dépasser la somme de 200 francs.

L'indemnité est également applicable à tous les objets détruits dans le but de rendre la désinfection complète.

Pour subvenir à ces frais, il est perçu chaque année, sur les revenus départementaux et communaux, 1 p. 100, et les fonds ainsi obtenus sont versés à la Caisse des dépôts et consignations. Ils constituent « les fonds pour les épizooties ». Dans le cas où ils ne suffiraient pas, « le gouvernement pourra contracter un emprunt à la Caisse des dépôts et consignations, et ensuite il percevra un second centième sur les revenus départementaux et communaux pour rembourser la somme empruntée. »

Signalons encore, dans la législation sanitaire de la Roumanie, l'inspection des viandes de boucherie, qui est obligatoire non seulement dans les communes urbaines, mais encore dans les communes rurales.

Il serait à désirer qu'une semblable disposition existât dans notre législation afin de prévenir les dangers qui résultent de la consommation de la chair d'animaux tuberculeux et autres dont la vente dans nos campagnes n'est soumise à aucun contrôle, au grand détriment de la santé publique.

ARTICLE VIII. — SUÈDE.

Les mesures à prendre pour prévenir la propagation des maladies contagieuses des animaux sont prescrites par la loi du 27 février 1866.

Les maladies réputées contagieuses par cette loi sont: l'anthrax et le typhus chez tous les animaux domestiques, ainsi que ce que l'on appelle ordinairement la peste bovine, la pneumonie contagieuse virulente des bêtes à cornes, la morve et le farcin parmi les chevaux; la variole ovine et les aphtes épizootiques parmi les moutons, et la rage parmi les chiens.

Cette nomenclature est susceptible d'être augmentée par ordonnance royale.

Dans le cas de peste bovine ou de « pneumonie virulente », les animaux malades sont abattus et l'indemnité est des deux tiers du prix avant la maladie. Cette indemnité est payée « pour une moitié par la caisse de l'État, et pour l'autre moitié par la caisse du bailliage de la ville ou de la commune, si toutefois la commune a une caisse municipale. »

L'abatage peut également être ordonné dans le cas de suspicion de peste bovine, de pneumonie contagieuse, de morve ou de farcin. En pareil cas, si l'autopsie ne montre « aucune trace » de ces maladies, l'indemnité est « de la totalité du prix ». Cette indemnité est payée par la caisse de l'État. Toutefois, « les chevaux qui, lors de l'autopsie, sont reconnus atteints de morve ou de farcin, ne donnent droit à aucune indemnité. »

Il est encore à remarquer que, d'après la législation suédoise, « l'acheteur de tout animal relevant d'une épidémie virulente aura le droit d'exiger du vendeur, l'annulation du marché, même dans le cas où le vendeur aurait ignoré la condition du marché. » On voit donc que le fait seul de vendre un animal atteint ou suspect de maladie contagieuse entraîne de plein droit la nullité de la vente, sans qu'il soit nécessaire de prouver que le vendeur connaissait ou soupçonnait l'existence d'une maladie contagieuse, c'est-à-dire qu'il était de mauvaise foi. Sous ce rapport, cette législation présente un avantage très réel sur la nôtre, car il est bien difficile, en matière de vente d'animaux, d'établir la mauvaise foi du vendeur. Cependant la jurisprudence a constamment décidé que cette condition était indispensable pour la recevabilité de la demande de l'acquéreur.

ARTICLE IX. — SUISSE.

La police sanitaire des animaux est régie en Suisse par la loi fédérale du 8 février 1872.

Aux termes de cette loi, la peste bovine, la péripneumonie contagieuse, la surlangue et claudication (*fièvre aphteuse*), la morve, le farcin et la rage sont réputés maladies contagieuses. En outre, les épizooties qui présentent un danger général peuvent également donner lieu à l'application de cette loi.

Parmi les mesures sanitaires prescrites par la législation sanitaire suisse, il en est qui sont applicables en tout temps. Telles sont, par exemple, celles qui concernent le commerce du bétail. Ainsi, « les bêtes à cornes et les animaux de l'espèce chevaline ne peuvent être admis sur les marchés et aux expositions de bétail sans être accompagnés de certificats de santé. Ces certificats contiendront le nom du propriétaire de l'animal, la date de leur expédition, la durée du temps pendant lequel ils sont valables, ainsi que la signature du préposé, et ils attesteront que les animaux proviennent de localités où il n'a été pris aucune mesure restrictive de police concernant le commerce des animaux et qu'il n'existe pas de motif donnant lieu à des mesures de ce genre.

» Les chemins de fer ne peuvent transporter que les bêtes à cornes accompagnées de certificats de santé. »

La loi fédérale accorde des indemnités aux propriétaires dont les animaux sont abattus pour empêcher la propagation d'une épizootie.

Dans le cas de peste bovine, le taux de l'indemnité est de la valeur entière pour les animaux sains et des trois quarts de la valeur pour ceux qui sont malades au moment de l'abatage. Cette indemnité des trois quarts de la valeur s'étend aux fourrages, pailles, engrais, ustensiles divers, détruits par ordre de la police.

Les frais de désinfection des étables sont également compensés par une indemnité égale aux trois quarts de la dépense, quand il s'agit de la peste bovine.

Dans les autres cas, « les propriétaires auront droit à une indemnité équitable proportionnée au dommage qu'ils ont réellement éprouvé. Ces indemnités seront payées par les cantons que cela concerne. » Toutefois, la caisse fédérale en remboursera la moitié, dans le cas de peste bovine.

L'article 24 de la loi du 8 février 1872 défend de vendre en Suisse « aucune bête à cornes ayant été atteinte de la péripneumonie contagieuse. » En outre, cet article stipule que : « les animaux qui ont été guéris de cette maladie ne peuvent plus rentrer dans le commerce, mais ils peuvent être vendus pour la boucherie. »

L'article 31, qui est relatif à la rage, invite les gouvernements cantonaux à imposer une taxe aux propriétaires de chiens. Il conseille également d'exercer « un contrôle sur les chiens au moyen d'un registre et de marques distinctives. » Il prescrit l'abatage des animaux enragés et des chiens et des chats, « qui auront été mordus par un animal enragé. »

Le conseil fédéral est chargé de l'exécution de la présente loi, qui est applicable dans tous les cantons.


FIN.

# TABLE MÉTHODIQUE DES MATIÈRES

FIN DE LA TABLE MÉTHODIQUE.

# TABLE ALPHABÉTIQUE DES MATIÈRES

Un décret du 22 Juin 1917 ajoute la gale des équidés. La nomenclature des maladies contagieuses

FIN DE LA TABLE ALPHABÉTIQUE

Un décret du 3 Juin 1929 ajoute la fièvre ondulante ou mélitococcie dans les espèces bovines et caprines à la nomenclature des maladies intérieures.

9598-84. — CORBEIL. Typ. et stér. CRÉTÉ.

Périodes d'incubation des maladies contagieuses

| maladies | période minima | moyenne | maxima |
|---|---|---|---|
| Peste bovine | 5 j. | 7 j. | 9 j. |
| Fièvre aphteuse | 2 j. | 4 j. | 10 j. |
| Clavelée | 4 à 6 j | 6 à 8 j. | 8 à 10 j. |
| Fièvre charbonneuse | " | 4 à 5 j. | " |
| Charbon sympt. [illegible] | " | 30 à 40 h par [illegible] | " |
| Rouget | 1 j. | 3 j. | 5 j. |
| Pneumo-entérite | 4 à 7 j. | 5 j. | 3. j. |
| Pasteurellose | " | 15 j. | 30 j. |
| Morve | " | 15 j | 30 j. |
| Gale | 15 j. | " | " |
| Sourdie | 15 à 20 j. [illegible] | " | " |
| Tuberculose | [illegible] | [illegible] | |